MON ANALYSE
AVEC
LE PROFESSEUR FREUD

ANNA G.

MON ANALYSE AVEC LE PROFESSEUR FREUD

Ouvrage édité sous la direction d'Anna Koellreuter

Avec les contributions de Thomas Aichhorn,
Karl Fallend, Ernst Falzeder, John Forrester,
André Haynal, Ulrike May, Juliet Mitchell,
Pierre Passett, August Ruhs

Traduit de l'allemand par Jean-Claude Capèle

Ouvrage traduit avec le concours
du Centre national du livre

AUBIER

L'ouvrage original a paru sous le titre
« Wie benimmt sich der Prof. Freud eigentlich ? »
aux éditions Psychosozial Verlag, Gießen, 2009

ISBN : 978-2-7007-0405-1

INTRODUCTION

Anna Koellreuter

« Comment est-il ce Prof. Freud et comment se comporte-t-il au juste ? » demanda le père à sa fille Anna G. dans une lettre datée du 13 juin 1921. D'avril à juillet de cette année-là, la jeune femme a été en analyse avec Freud à Vienne, et durant cette période, elle ne répondit pratiquement à aucun courrier. En revanche, elle a tenu un journal consacré à ses séances.

L'analysante en question était ma grand-mère, Anna G. Il y a près de vingt ans – six ans après sa mort –, on découvrit à l'improviste une lettre de Freud dans laquelle il lui indiquait ses conditions pour une éventuelle analyse – ses exigences en termes d'honoraires et de durée minimale de la cure –, et il lui signalait qu'elle devait se décider rapidement. Peu après avoir retrouvé cette lettre, on retrouva aussi son journal. Cette découverte m'a profondément bouleversée. Comme les autres membres de ma famille, je savais que ma grand-mère avait fait une analyse avec Freud, bien que les informations qu'elle avait pu nous donner à ce sujet fussent extrêmement maigres.

Au cours de mes études, j'ai vécu chez mes grands-parents pendant quelques années, et j'ai appris un métier proche du sien : je suis devenue psychanalyste. Elle, pour sa part, n'a jamais exercé cette profession. Et bien qu'elle fît preuve d'un grand intérêt pour ma pratique analytique, elle ne m'a jamais parlé de son analyse. Lorsque je lui demandais par exemple comment Freud se comportait pendant les séances, elle répondait de façon évasive que c'était un homme « affable ». Sa seule remarque fut en réponse à une question de ma mère : la présence de Freud dans la même pièce était plus importante que ce qu'il pouvait lui dire. Je n'ai jamais pu en savoir davantage, ni d'ailleurs les autres membres de ma famille qui lui posaient aussi des questions : l'expérience qu'elle avait vécue à Vienne n'était pas anodine, et elle aiguisait légitimement la curiosité de ses proches. Mais elle a toujours refusé de donner davantage de détails. Pendant son séjour viennois, elle avait répondu de façon aussi évasive aux questions que ses parents lui posaient dans leurs lettres, et c'est la raison pour laquelle je me suis souvent demandé si cette analyse avait vraiment eu lieu. Cependant, nous avons souvent discuté de son activité de psychiatre, tant à Paris qu'à Zurich, et elle manifestait pour les études que je poursuivais un intérêt qui ne s'est jamais démenti, s'informant sur les sujets qui étaient à mon programme, sur les séminaires que je suivais, et relisant dans les moindres détails tous les exposés et mémoires que je rédigeais dans le cadre de mon parcours universitaire.

Si elle n'évoquait jamais Freud, elle me parlait en revanche volontiers des conditions dans lesquelles s'était déroulé son séjour à Vienne. Elle avait été très impressionnée par la situation sociale de l'immédiat après-guerre – la famine qui faisait rage, les problèmes de logement et la pauvreté qui frappaient la société autrichienne. Elle se rappelait notamment les invalides de guerre russes qui, depuis la fin de la guerre, étaient coincés là, à Vienne, seuls, à la dérive, sans ressources ni logement. Ils erraient dans la ville et trouvaient parfois refuge dans les cafés lorsque les garçons leur servaient un verre d'eau ou un thé afin qu'ils puissent passer quelques heures au chaud et à l'abri. Comme sa mère lui envoyait régulièrement des colis – elle craignait que sa fille ne dépérisse, vu les conditions extrêmement difficiles qui régnaient dans la capitale autrichienne –, elle distribuait une partie de leur contenu (du jambon, des biscuits, du chocolat et des conserves) aux personnes qu'elle connaissait et qu'elle savait dans le besoin. Elle allait même jusqu'à écrire à sa mère qu'elle avait faim et lui demandait de lui envoyer d'autres colis, sans lui révéler toutefois ce qu'elle en faisait : elle m'a souvent dit à quel point la misère de ces gens lui pesait, voire lui donnait mauvaise conscience – le contraste entre sa propre situation et celle de ces malheureux était pour elle insupportable.

Il est étonnant qu'elle n'ait pratiquement jamais évoqué la situation politique de l'Autriche, assez difficile et tumultueuse en 1921. Elle ne m'a par exemple jamais parlé de l'inflation, pourtant galopante à cette époque et qui atteignit même des sommets deux ou trois ans plus tard, ni des conflits sociaux ou des turbulences politiques qui ont marqué l'après-guerre. Il me semble qu'elle a vécu ces trois mois et demi un peu en marge de la vie et de la société autrichiennes, voire qu'elle s'est un peu ennuyée, même si les événements marquants de la vie culturelle viennoise n'ont pu lui échapper : sa référence à Schnitzler (dont la pièce *La Ronde* a suscité un scandale qu'on aurait du mal à imaginer de nos jours) en témoigne – c'était d'ailleurs l'un de ses auteurs préférés et elle en possédait les œuvres complètes.

La découverte de son journal, après sa mort, a tout à coup donné corps à ce qui était resté pour moi, jusque-là, un peu irréel, mais posait en même temps beaucoup de questions. Pourquoi cette analyse était-elle à ce point taboue pour ma grand-mère qu'elle ne parvenait pas à en parler ? Pensait-elle que la cure avait atteint son objectif ou au contraire qu'elle avait été un échec ? Pourquoi n'était-elle pas devenue analyste, alors qu'elle avait travaillé pendant quelques années en tant que psychiatre au Burghölzli[1] de Zurich et à Paris ? Avait-elle conçu dès le départ d'autres projets ? Toutes ces questions m'ont longtemps préoccupée.

Bizarrement, je ne parvenais pas à me réjouir vraiment de cette merveilleuse découverte. La perplexité et un certain trouble étaient les sentiments qui prédominaient en moi, et ils ne cessèrent de se renforcer au cours de mes lectures. Le caractère intime de ces notes et celui unique du style avaient pour moi quelque chose d'impressionnant. J'avais toutefois conscience de la spécificité de ce document, ce que les réactions de mon entourage vinrent confirmer : lorsque je commençai

1. Après avoir passé son examen d'État (1918), elle occupa son premier poste au Burghölzli, dirigé par Eugen Bleuler, spécialiste de la schizophrénie. En 1920, elle y soutint sa thèse, également sous la direction de Bleuler. Cette clinique universitaire, haut lieu de la psychiatrie européenne a accueilli les pionniers du freudisme.

à parler autour de moi de ce journal, on me pressa de le rendre accessible au public ou tout au moins de le remettre aux archives Freud, à Washington D.C. La pression extérieure est devenue si forte que je préférai laisser reposer les choses. Qui plus est, à l'époque, ma famille n'était pas disposée à approuver une publication.

Ce témoignage a occupé mon esprit des années durant, et je m'y replongeais sans cesse. Puis, un jour, songeant tout de même à l'éventualité d'une publication, je me résolus à le retranscrire. À mes yeux, la question essentielle était la suivante : comment publier le journal d'Anna G. tout en protégeant ma grand-mère ? En février 2007, je décidai de donner une communication lors du colloque « L'histoire de la psychanalyse[2] » à Tübingen. Cette intervention eut un retentissement considérable et remit la publication du journal à l'ordre du jour. Mais ce n'est pas la vie de ma grand-mère qui devait se trouver au centre du projet – il n'était donc pas question pour moi d'écrire sa biographie. Ce qui m'importait, c'était les notes qu'elle avait prises pendant son analyse et qui permettaient de se faire une idée de la façon dont Freud travaillait.

Maintes questions agitaient mon esprit, parmi lesquelles : quelle attitude devais-je adopter en tant qu'analyste dont la grand-mère, psychiatre, avait été en analyse avec l'inventeur de la psychanalyse ? Nombreux étaient ceux qui m'enviaient d'avoir une aïeule qui avait été analysée par Freud. J'étais donc confrontée à un dilemme. Pour les spécialistes, la découverte de ce journal était un événement majeur ; pour moi, impliquée que j'étais

2. Voir l'article d'Anna Koellreuter, p. 19.

en tant que petite-fille de l'auteur, c'était aussi un problème qu'on pourrait résumer par une question, incontournable : pouvait-on dire de cette analyse qu'elle était réussie ? La petite-fille est incapable d'y répondre, tout comme la psychanalyste que je suis. Je ne peux ni ne veux traiter ma grand-mère comme un « cas » – je serais bien trop partiale.

Finalement, j'eus une idée libératrice : m'adresser à d'autres personnes, envoyer le journal à quelques spécialistes de l'histoire de la psychanalyse et les inviter à formuler un avis. Ils pourraient y réfléchir librement, sans avis préconçu puisqu'ils ne connaissaient pas ma grand-mère.

C'est alors que je contactai les auteurs qui ont participé à cet ouvrage. Et voici ce que je leur proposai : ils avaient tous à leur disposition la communication que j'avais donnée à Tübingen[3], la transcription intégrale du journal ainsi qu'un article de l'hebdomadaire *Die Zeit*[4] consacré à ma conférence. Je ne leur imposai aucune question ni aucun thème préalable – ils avaient carte blanche. Et cela incita nombre des auteurs à accepter immédiatement ma proposition, fascinés qu'ils étaient d'avoir accès à ce document inédit. C'est ainsi qu'ont vu le jour les contributions rassemblées ici, qui sont autant de manières d'approcher le journal.

---

3. Publiée sous le titre « Als Patientin bei Freud 1921. Aus dem Tagebuch einer Analysandin », *Werkblatt. Psychoanalyse und Gesellschaftskritik*, 58, 2007, p. 3-23 (voir *infra* p. 19-41).
4. Ernst Falzeder, « Sie streifen so nah am Geheimnis », *Die Zeit*, 2 août 2007, p. 32 : « Véritable petit événement scientifique : le journal, inconnu jusqu'ici, d'une patiente de Freud qui a rédigé un compte rendu de ses séances. »

L'histoire de mon parcours avec ce témoignage précède le document proprement dit, édité par Ernst Falzeder et traduit ici dans son intégralité. Viennent ensuite les neuf contributions que les éditions Aubier ont choisi de publier dans la version française[5].

Dans « Le professeur Freud demande de la tolérance ! », Karl Fallend décrit l'évolution de la psychanalyse sur fond des bouleversements politiques qui ont marqué la Vienne de l'immédiat après-guerre. À partir des premières pages du journal et d'une nouvelle d'Arthur Schnitzler, Karl Fallend dépeint le contexte politique et l'atmosphère qui imprégnaient Vienne lorsque Anna G. y était en analyse. La pièce de théâtre *La Ronde*, critique acerbe de la morale sexuelle bourgeoise, y faisait alors scandale, ainsi que dans toute l'Europe. Freud partageait avec Schnitzler cette vision : « Le remède contre la nervosité résultant du mariage serait plutôt l'infidélité conjugale. »

Thomas Aichhorn étudie tout d'abord la notion de renoncement pulsionnel chez Freud. Il pense que celui-ci tente d'aider sa patiente à accéder à une meilleure compréhension de ses mécanismes de défense afin de lui ouvrir d'autres possibilités que le seul refoulement de ses désirs sexuels infantiles. Le « jugement de condamnation », que l'on connaît grâce à l'analyse du « petit Hans », revêt ici une signification essentielle. Thomas Aichhorn se réfère à *La Théorie générale de la séduction* de Jean Laplanche, lorsqu'il montre que le

5. Dans l'édition originale allemande, on trouve également les contributions de Paul Parin, Anne-Marie Sandler, Bernhard Küchenhoff, Lilli Gast, Rolf Vogt, Rolf Klüwer et Sebastian Krutzenbichler.

dispositif analytique crée les conditions d'un rapprochement avec le traumatisme de la séduction originaire et permet, ce faisant, de déclencher une forme de « détraduction » de celui-ci.

John Forrester consacre son étude aux conditions que Freud a posées à l'analysante et qui ont imprimé à l'analyse le tour qu'elle a pris. Freud a provoqué chez sa patiente une névrose de transfert tumultueuse dont la résolution, au terme de l'analyse, avait été fixée par lui dès le début.

Dans sa contribution, Pierre Passett opère d'une part un rapprochement entre le journal et d'autres textes similaires ; d'autre part, il analyse les notes d'Anna G. en les comparant à un ouvrage rédigé vers la même époque par deux éminents représentants du mouvement psychanalytique : *Objectifs de la psychanalyse. Sur la corrélation entre la théorie et la pratique*, d'Otto Rank et Sándor Ferenczi.

Ernst Falzeder aborde quant à lui le Freud analyste et thérapeute. À partir de ses textes et d'informations recueillies dans son agenda professionnel, mais aussi de Mémoires et d'interviews d'anciens analysants, d'extraits de la littérature critique, Falzeder livre une description des méthodes de travail de Freud, qui apparaît comme un analyste créatif et extrêmement souple, dont le travail relevait aussi de la psychothérapie au sens le plus strict du terme.

Juliett Mitchell se concentre sur le « complexe fraternel » lié au traumatisme provoqué par la naissance d'une sœur ou d'un frère cadet(te). Selon elle, l'analysante éprouvait à l'égard de son frère une haine meurtrière dont le degré le plus profond est nié et qui demeure donc opérante inconsciemment. Juliett Mitchell ne met nullement en doute les interprétations œdipiennes de Freud, mais estime que celles-ci limitent la vision de la problématique fraternelle. À l'aide des notes du journal, elle montre pas à pas comment ledit complexe apparaît dans l'analyse.

Selon André Haynal, l'analyse d'Anna G. présente la méthode de travail qui, plus tard, sera considérée comme classique, et permet d'en déceler les idées fondamentales et les limites. André Haynal se livre à une sorte de supervision à près d'un siècle de distance : Freud lui semble sentencieux dans la position de pouvoir que procure le savoir à celui qui le détient, et c'est en cela que se dessine clairement la problématique qui préoccupait Freud lui-même. Ce texte soulève la particularité de l'analyse de l'inventeur de la psychanalyse : analyse ou auto-analyse ? Il est certain que cela a eu des effets sur le contre-transfert de Freud. De nos jours, la pratique psychanalytique ne pourrait plus ne pas aborder ces questions.

Ulrike May, pour sa part, se sert des notes du journal pour comparer en dix points la pratique de Freud avec la pratique actuelle. Elle constate que l'analysante a certes pu résoudre son problème à la fin de l'analyse, mais qu'il n'est pas possible de savoir si un « changement structurel » est intervenu. Selon elle, il est même plutôt peu probable.

August Ruhs, enfin, compare les comptes rendus de trois femmes ayant fait une analyse avec Freud à un âge similaire et sur une période d'une durée comparable. Il s'agit de la fille de Freud, Anna, puis de celle qu'il étudie dans « Sur la psychogenèse d'un cas d'homosexualité féminine[6] », et enfin de « Anna G. ». L'auteur tente de déterminer s'il y a des trajectoires concordantes ou des contradictions relevant tant des situations de départ que des processus thérapeutiques. Il en résulte avant tout des indications significatives concernant certaines réactions de contre-transfert de la part de Freud. Selon l'auteur, ces réactions, pour être l'expression de situations conflictuelles internes et externes, n'en sont pas moins problématiques.

L'ouvrage tel qu'il paraît aujourd'hui, vingt ans après la découverte du journal, accompagné d'analyses et de commentaires fort différents, correspond parfaitement à mes attentes.

Depuis sa parution en Allemagne, en janvier 2009, le journal a été présenté au cours de nombreuses lectures publiques. Une version scénique a même été jouée à l'automne 2009 dans un petit théâtre de Zurich. C'est là que j'ai entendu pour la première fois la « voix » du journal, la « voix » de ma grand-mère, ce qui n'a pas manqué de raviver les sentiments et le trouble que j'avais éprouvés lors de ma découverte, mais en donnant à tout cela une dimension nouvelle : aujourd'hui seulement je parviens à comprendre les différents états d'âme que sa lecture a fait naître en moi.

Au départ, le problème essentiel auquel j'étais confrontée était que je ne pouvais ni ne voulais analyser moi-même le journal – d'où l'idée de le soumettre à d'autres personnes. Mais, d'une certaine façon, cela signifiait aussi « livrer » ma grand-mère au regard de personnes étrangères.

6. S. Freud, « Sur la psychogenèse d'un cas d'homosexualité féminine » [1920], in *Névrose, Psychose, Perversion*, Paris, PUF, 1973.

Ainsi sont nées des contributions aussi passionnantes que diverses, des contributions que j'avais souhaitées, mais qui ont pu, par certains côtés, me blesser, en donnant de ma grand-mère une image qui ne correspond pas à celle que j'avais d'elle. Elles ont apporté un éclairage nouveau, autre, sur Anna G. et son analyse. D'une certaine façon, elles portent atteinte à la relation que j'ai entretenue avec elle, mais c'était le prix à payer. Je l'ai accepté.

Les lectures publiques de l'ouvrage ont constitué pour moi une deuxième étape. Elles m'ont permis de travailler sur ces blessures, de prendre de la distance par rapport au livre tout en trouvant mon propre regard sur son contenu. J'ai pu me faire mon idée des choses et en arriver à la conclusion que ma grand-mère était déjà la personne émancipée, indépendante et libre que j'ai toujours connue. Car les notes de son journal font apparaître tout ce qui, dans une analyse, n'est pas spécifiquement singulier : le complexe d'Œdipe, la rivalité qui régnait dans la fratrie, les éléments symboliques, etc., qui sont le propre de tous les analysants. Les déclarations d'amour qu'Anna G. adresse à Freud ne tardent pas à devenir conscientes, car l'amour de transfert fait partie de l'analyse. Rien de ce que Freud lui disait ne lui était étranger, puisqu'elle avait lu la majorité de ses œuvres. On pourrait dire qu'elle a transposé dans son journal tout le matériel analytique qui ne lui était pas spécifique. Et ce procédé a probablement contribué à ce qu'elle s'approprie sa singularité et l'a aidée à renforcer sa capacité à aimer et à prendre les bonnes décisions. Mais elle a décidé de garder cela pour elle : les lecteurs de son journal en sont exclus, et moi, sa petite-fille, également.

La troisième et provisoirement ultime étape de mon cheminement a eu lieu grâce à la mise en espace du journal. En entendant la voix de ma grand-mère et celle de Freud – tous deux incarnés par des comédiens extraordinaires –, toutes les réserves que j'avais pu formuler jusqu'à la publication sont passées au second plan. La représentation donne à sentir l'intensité émotionnelle qui circule entre ces deux êtres, la dimension tant érotique que narcissique de leur relation. L'interprétation qu'Anna G. donne de ses rêves, aussi bien dans le journal que sur scène, m'a rappelé que ma grand-mère m'avait offert un jour son exemplaire de *L'Interprétation des rêves* et que, sa vie durant, elle s'était intéressée aux rêves des autres et à leur interprétation. Cette adaptation scénique m'a réconciliée : après l'avoir vue, je me suis dit : « Oui, c'est bien elle, c'est ma grand-mère, avec toute sa vitalité, sa personnalité, sa rationalité et son esprit percutant, mais aussi avec ses faiblesses : c'est tout ce que j'ai aimé en elle, de ma plus tendre enfance jusqu'à sa mort. »

PATIENTE CHEZ FREUD EN 1921
JOURNAL INTIME D'UNE ANALYSANTE[1]

Anna Koellreuter

Le 20 mars 1921, Freud écrit à Pfister :

Cher Docteur,

J'accepterai volontiers une jeune femme-médecin en analyse personnelle, à la condition qu'elle me verse les quarante francs l'heure qui sont maintenant habituels et reste assez longtemps pour que l'analyse ait une chance d'aboutir à quelque chose, c'est-à-dire quatre à six mois ; moins, cela ne vaudrait pas la peine. Je pourrais, sans aucun doute, la prendre à dater du 1er octobre ; je ne puis pas m'engager à le faire plus tôt : cela dépend de la réponse de deux des patients qui se sont annoncés pour le 1er avril et qui doivent me confirmer s'ils arriveront bien au jour prévu.

Dans votre lettre, vous ne me parlez pas du temps que la jeune doctoresse compte consacrer à l'analyse. Je ne saurais dire comment son mariage récent pourra se

1. Il s'agit d'une version augmentée pour la publication de cet ouvrage de ma conférence de Tübingen, présentée à Francfort devant le FPI (Institut psychanalytique de Francfort) et le DPG (Société allemande de psychanalyse) le 14 décembre 2007.

combiner avec une analyse de plusieurs mois. Donc d'autres précisions seraient souhaitables[2].

La jeune consœur n'avait rien d'une jeune mariée : elle était fiancée depuis sept ans avec un camarade d'études. Cette jeune personne est en fait ma grand-mère. D'avril à juillet 1921, elle a suivi une analyse avec Freud à Vienne. Les membres de ma famille savent peu de chose de cet épisode, car elle ne l'a pratiquement jamais évoqué. Pourquoi ? C'est un mystère qu'elle a emporté dans la tombe. Depuis, la chose me préoccupe. Qui plus est, j'ai habité chez elle, à Zurich, pendant plusieurs années et j'ai entretenu avec elle une relation étroite et chaleureuse. Nous avons fréquemment parlé de son travail de psychiatre au Burghölzli, mais jamais de son analyse avec Freud. Après sa mort, je me suis surprise à me dire : « C'est à la portée de n'importe qui d'affirmer : j'ai été en analyse avec Freud... »

Je voudrais tout d'abord évoquer la façon dont la publication de ce journal a finalement vu le jour. Puis j'exposerai quelques réflexions sur la méthode de travail de Freud, notamment son maniement du transfert.

Ma grand-mère est décédée en 1982 à l'âge de quatre-vingt-huit ans. Son analyse avec Freud constituait un pan de sa vie certes intéressant, mais qui demeurait, comme je l'ai dit, quelque peu irréel. Mon grand-père est mort en 1988 à l'âge de quatre-vingt-quatorze ans dans la maison de Zurich où lui, ma grand-mère et

---

2. S. Freud, O. Pfister, *Correspondance avec le pasteur Pfister 1909-1939*, trad. de l'allemand par L. Jumel, Paris, Gallimard, 1966, p. 127-128.

leurs quatre enfants ont vécu à partir de 1939. Après son décès, il fallut plusieurs mois pour vider la maison.

Un jour, je reçus un appel de ma mère, très émue : « Sais-tu ce que j'ai trouvé ? L'original de la lettre que Freud a adressée à ta grand-mère, avec ses conditions pour une analyse, datée du 23 mars 1921 ! »

En voici le contenu :

Chère consœur,

Dans le chaos actuel, je suis ravi que vous remplaciez les deux patients annoncés par Oberholzer et Pfister.

Je vous réponds par retour, afin que nous puissions prendre une décision rapidement. Je ne peux vous accepter avant de savoir si mes honoraires vous conviennent et si votre calendrier m'agrée, points sur lesquels vous ne vous êtes pas prononcée. Je facture quarante francs l'heure, payables dans votre monnaie chaque mois, mais je ne prends personne qui ne puisse rester jusqu'au 15 juillet. Ce dernier point à lui seul est déterminant. Vu le bref délai, je vous prie de m'adresser une réponse télégraphique et je vous répondrai alors éventuellement par le même moyen de façon définitive.

Si tout est en ordre, je tiendrais beaucoup à ce que vous arriviez à Vienne avant le 1er avril.

Avec mes salutations collégiales,
Bien à vous,
Dr Freud

Peu de temps après, je reçus un autre appel de ma mère : « Tu ne vas jamais deviner ce que j'ai découvert cette fois ! Deux cahiers qui sont le journal d'analyse de ta grand-mère ! »

Lorsque j'ai eu ces cahiers en main, je les ai lus d'une traite. Mais de longues années durant, je n'ai pas été capable de m'y plonger véritablement – probablement à cause du caractère intime de ces notes –, et je les ai donc mises provisoirement de côté.

Quelques années plus tard, j'ai ressorti les cahiers, pensant que mes résistances s'étaient dissipées. Mais il n'en était rien. Lorsque je commençai à travailler sur les notes du journal et à réfléchir à leur contenu, de nouvelles résistances se firent jour qui me donnèrent bien du fil à retordre. Des questions m'assaillaient : Pourquoi décide-t-on d'écrire un journal ? Ma grand-mère a-t-elle écrit le sien pour la postérité ? ou seulement pour elle-même ? Et si tel était le cas, pourquoi ne l'a-t-elle pas jeté, une fois l'analyse achevée, au lieu de le conserver ? J'ai moi-même tenu un journal au cours de mon analyse, comme bien d'autres de mes confrères avec lesquels j'ai pu échanger sur la question. Il me servait à prendre conscience de certaines choses. Une fois son office rempli, je l'ai détruit. Est-ce à cause de Freud que ma grand-mère n'a pu se résoudre à détruire son journal ? Souhaitait-elle le conserver comme un document historique ? Je n'en sais rien. C'est pourquoi je me suis demandé si elle aurait été d'accord pour que je lise le journal de son analyse.

Repères biographiques

Ma grand-mère a grandi à Zurich avec ses deux frères cadets. L'un est devenu éditeur, l'autre peintre. Elle-même a d'abord entrepris des études de lettres, puis fut l'une des rares femmes de son époque à suivre des études de médecine et de psychiatrie.

Elle avait vingt-sept ans quand elle entra en analyse. Elle avait terminé ses études de médecine et achevé à l'hôpital psychiatrique du Burghölzli, sous la direction d'Eugen Bleuler, ses premières années d'assistanat. Elle vivait alors une relation assez ambiguë avec son fiancé, et ce depuis de nombreuses années. Le mariage, déjà organisé dans les moindres détails, était prévu pour l'automne 1921. Ma grand-mère, qui nourrissait des doutes de plus en plus forts quant à son avenir, ne trouvait pas la force de rompre cette relation, et c'est précisément ce qui motiva sa décision d'entreprendre une cure. Elle m'en a souvent parlé sans toutefois jamais évoquer l'analyse elle-même.

Après avoir reçu la lettre de Freud, elle prit sa décision – définitive – en l'espace de deux jours (c'est grâce à la réponse adressée par Freud le 23 mars que l'on connaît la date exacte) : elle irait à Vienne et abandonnerait tout derrière elle pendant quatre mois. En débarrassant sa maison, ma mère découvrit des montagnes de lettres, entre autres celles que ma grand-mère avait reçues pendant son séjour autrichien. La majorité de ces missives étaient de la main de son père, quelques-unes de sa mère et de son fiancé ; enfin, deux d'entre elles lui avaient été adressées par mon futur grand-père dont elle avait fait la connaissance peu avant son départ.

À la lecture de cette correspondance, on comprend qu'elle n'ait pas répondu à ces lettres ou qu'elle l'ait fait au mieux de façon assez superficielle et détachée. Le ton qu'elle employait était à peu près celui-ci : « Mes très chers, comment allez-vous ? Moi, je vais bien. J'espère qu'il en est de même pour vous… » Il n'est pas possible de savoir si elle respectait par là une consigne de Freud. Le journal montre qu'il lui en donnait bien d'autres. Cette abstinence de rapports avec les proches faisait peut-être partie intégrante de la cure parce qu'« on » faisait comme cela selon les préceptes de Freud. Ainsi, au terme des deux premières semaines, son père lui écrit : « Au fond, je t'en veux beaucoup, mais cela ne durera pas, on n'y peut rien. Tu aurais dû écrire. » Puis, vers la fin de sa lettre, il ajoute : « Arme-toi de courage, c'est-à-dire de toute ta force, de ton plaisir et aussi de ta souffrance, écris ce que tu as envie d'écrire et dis-nous si ce Freud te procure aussi de la joie (*Freude*[3]) » (17 avril 1921). Dans une autre lettre, son père remarque non sans ironie : « À l'instant, nous avons reçu ta lettre substantielle. Freud ne pourrait-il pas te guérir de ton manque d'envie d'écrire ? » (18 mai 1921). Plus loin encore : « Comment est-il, ce Prof. Freud, et comment se comporte-t-il au juste ? » (13 juin 1921)[4].

Le *setting* analytique s'est déroulé comme prévu, et il correspond en tout point aux recherches effectuées à ce sujet par Ulrike May sur l'agenda professionnel de Freud entre 1910 et 1920[5] : les séances débutèrent le 1er avril 1921, une heure par jour, samedis inclus,

3. Jeu de mots : *Freude* désigne en allemand la joie, le bonheur [NdT].
4. Le contenu des lettres a été transcrit fidèlement, mot pour mot.
5. U. May, « Neunzehn Patienten in Analyse bei Freud (1910-1920), Teil I : Zur Dauer von Freuds Analysen », *Psyche – Z Psychoanal.*, 61 (6), 2006, p. 590-625.

comme c'était l'usage à l'époque. On peut le vérifier à partir des factures que mon arrière-grand-père a réglées[6]. La dernière séance eut lieu probablement le 14 juillet, un jeudi, car Freud devait partir en vacances le 15, à Bad Gastein, en compagnie de sa belle-sœur Minna[7]. C'est dans une lettre à Pfister datée du 29 juillet 1921 et envoyée de Bad Gastein que Freud fit une ultime allusion à ma grand-mère. L'une des conditions qu'il posait était précisément qu'elle restât obligatoirement jusqu'au 15 juillet. L'une des lettres que mon arrière-grand-mère lui a adressées laisse supposer qu'elle aurait souhaité que sa fille poursuive son analyse :

> Je me suis demandé aussi si le Prof. Freud ne pourrait pas t'accorder une heure par jour pendant ses vacances ; une interruption aussi longue n'est évidemment pas propice, puisque dans son livre il parle même avec insistance de séances dominicales qui seraient analysées le lundi. Tu pourrais bien te rendre dans la même villégiature, ou alors dis-moi comment tu vois les choses. Et d'ailleurs, combien de temps durent les congés de Freud ? Six semaines ? Ou davantage ? Tout cela est bien difficile.

Un peu plus bas, elle poursuit : « Tu sais, dans son livre, Freud écrit qu'il existe des patients qui sont en traitement pendant un an et plus » (17 juin 1921).

---

6. Deux des factures mensuelles sont attestées.
7. Je remercie Ernst Falzeder pour cette information (E. Jones, *La Vie et l'Œuvre de Sigmund Freud*, tome III [1961], trad. de l'anglais par A. Berman, Paris, PUF, 1992, p. 89). Par ailleurs, Anna Freud écrit à Freud le 14 juillet 1921 : « Bon voyage, demain, et bonne installation à Bad Gastein » (S. Freud, A. Freud, *Briefwechsel 1904-1938*, I. Meyer-Palmedo [éd.], Frankfurt am Main, Fischer Verlag, 2006).

Le journal

Je ne sais pas trop ce que j'attendais de ce journal. Mais une chose est sûre : ce que j'ai découvert, à savoir une accumulation de notes, des fragments de réflexions comme consignées sur le vif, était totalement différent de ce que j'avais pu imaginer. Ma grand-mère évoquait ce qui lui paraissait important, notamment les réactions de Freud à tout ce qu'elle lui disait. Pourtant, ces notes ne permettent pas de reconstituer le déroulement intégral d'une séance.

Le témoignage d'Anna G. se présente sous une forme assez différente de ceux que nous connaissons. Dans son essai, Pierre Passett évoque les psychanalystes célèbres qui ont relaté leur analyse avec Freud.

Abram Kardiner (1891-1981), par exemple, a commencé son analyse avec Freud en octobre 1921, c'est-à-dire trois mois après que celle de ma grand-mère eut pris fin. Mais il n'a publié ses notes[8] que cinquante-cinq ans plus tard, en 1976 : on y trouve certes quelques brefs dialogues entre Freud et lui, mais il s'agit avant tout de ses souvenirs viennois. En outre, son témoignage se veut un hommage à Freud.

Hilda Doolittle [H. D.] a publié *Visage de Freud* vingt ans après la fin de son analyse. Entre le 1er mars et le 15 juin 1933, ce sont environ quatre-vingts séances qui ont eu lieu, puis vingt-cinq séances en 1934. Comme l'indique le titre original, il s'agit là encore d'un hommage à Freud, à la faveur duquel elle décrit entre autres

8. A. Kardiner, *Mon analyse avec Freud*, trad. de l'américain par A. Lyotard-May, Paris, Belfond, 1978.

choses sa pratique non orthodoxe, notamment sa façon de manier le transfert. Une phrase de Freud citée par Doolittle est restée célèbre : « L'ennui, c'est que je suis un homme âgé. *Vous ne pensez pas qu'il vaut la peine de m'aimer*[9]. »

Par ailleurs, nous disposons depuis 2006 du journal d'Ernst Blum[10], qui était médecin et suisse lui aussi . en 1922, c'est-à-dire un an après la cure d'Anna G., il a entrepris une analyse avec Freud qui a duré quatre mois. Le journal intime de ma grand-mère et celui d'Ernst Blum n'ont rien de commun. Ce dernier se considérait comme un disciple et un élève de Freud, et souhaitait devenir psychanalyste. Pour ma grand-mère, en revanche, le but de l'analyse était de parvenir à savoir si elle voulait vraiment que ses sept ans de fiançailles aboutissent au mariage prévu à l'automne ou si elle préférait y renoncer – ce qu'elle m'a confirmé à plusieurs reprises. Ses parents ne se sont jamais opposés à la rupture de ses fiançailles – leurs lettres en témoignent –, mais ils ne lui ont prodigué aucun conseil. Elle m'a confié qu'elle s'était retrouvée seule face à son problème et qu'à cette époque rompre des fiançailles n'était pas chose courante.

Trois aspects distinguent donc ce journal de tous les autres témoignages connus. D'abord, sa forme : les notes ne constituent pas une description exhaustive des séances ; il s'agit sans doute de réflexions et de bribes

9. H. D. [H. Doolittle], *Visage de Freud…* [1956], trad par F. de Gruson, avec en appendice « Lettres de S. Freud à H. Doolittle » (trad. de l'allemand et de l'anglais), Paris, Denoël, 1977, p. 130.
10. M. Pohlen, *Freud Analyse. Die Sitzungsprotokolle Ernst Blum*, Reinbeck bei Hamburg, Rowohlt Verlag, 2006.

de rêves choisies au hasard et que ma grand-mère a probablement transcrites mot à mot, immédiatement après les séances. Elles permettent cependant d'appréhender bien des aspects de la méthode de travail mise en œuvre par Freud. Ensuite, son analyse : il s'est agi de la cure d'une patiente, ce qui la différencie radicalement d'une analyse didactique, donc de la plupart des témoignages publiés. Enfin, elle s'est déroulée avant que le cancer de Freud ne se soit déclaré : ce n'est pas le moindre mérite du journal d'Anna G. que de nous faire découvrir un Freud assez disert, alors que l'image d'un analyste pratiquement muet pendant les séances est relativement répandue. Certains ont expliqué ce mutisme par les douleurs qui accablèrent Freud après le début de son cancer de la mâchoire.

Le journal a été rédigé sur deux cahiers d'écolier, de façon irrégulière. Sa première séance eut lieu le 1er avril, toutefois, les premières notes ne sont pas datées. Anna G. s'est contentée de consigner des réflexions qui, apparemment, ne reflètent pas le déroulement chronologique des séances. C'est seulement à la septième page du journal qu'une date est indiquée pour la première fois : 15 avril. Les dernières mentions du deuxième cahier sont du 16 juin. Entre-temps, il lui arrivait de prendre des notes quotidiennement, surtout au mois d'avril ; deux mentions concernent le mois de mai et quatre le mois de juin. L'analyse s'acheva le 14 juillet 1921, ce qui correspond au total à près de quatre-vingts séances.

À partir du début du mois de mai, les notes commencent à être plus sporadiques. Elle reçoit plusieurs lettres de son père, de sa mère et de son fiancé auxquelles elle ne répond pas. Comme si elle se sentait de plus en plus sous pression, contrainte par l'événement extérieur que représente le mariage, ce qui, dès lors, semble provoquer des perturbations dans l'écriture de son journal. Comme si elle ne parvenait plus à se parler à elle-même, ce qui était pourtant l'objectif de ses notes ; le dialogue avec Freud semble s'interrompre, l'analyse prend soudain un cours différent, proche souvent du monologue.

Mais tout cela ne l'empêche pas de rester elle-même : elle ne cède pas aux pressions de son entourage pour faire ce qu'on attend d'elle – par exemple, répondre aux lettres qu'elle reçoit –, et préserve ainsi son intimité et sa liberté.

À ce sujet, Freud remarquera : « Vous êtes sous l'emprise de votre défi à vos parents. »

Si l'on en croit ce que ses proches lui écrivent, elle se sent de plus en plus acculée à une décision – son analyse, en effet, tire sur sa fin. Nous sommes en juin. Elle note de moins en moins de choses, plus aucune date n'est précisée, et entre ses différentes notes, elle laisse des pages blanches, comme si elle avait eu l'intention de combler ces lacunes *a posteriori*.

Son père lui écrit par exemple au début du mois de juin : « Quant à ta relation avec R. [son fiancé], tu vas bien sûr devoir prendre bientôt une décision. C'est bien le moins que R. puisse attendre de ta part. Mets-toi à sa place. »

Mi-juin, il lui écrit une lettre longue de cinq pages dont voici quelques courts extraits :

Ma chère Anna !

Je vais accéder à ton vœu de recevoir à nouveau une longue missive, même si je ne suis pas gâté par les lettres que tu m'envoies. Tu as indiqué à Maman qu'écrire te répugne, et tu t'excuses en affirmant qu'il y a d'autres personnes auxquelles tu ne réponds pas du tout. Nous le savons, il en est hélas ainsi, sauf que c'est tout sauf une excuse. Cela signifie en réalité : je ne fais que ce qui me plaît et je m'abstiens de tout ce qui ne me plaît pas, je ne me soucie pas de savoir si cela heurte les autres et cela m'est égal qu'ils se détournent de moi. Voilà comment ton comportement est interprété. Cette distance que Maman a évoquée n'est pas un vain mot, et pas seulement pour nous. [...] Personne ne peut faire exclusivement ce qu'il a envie de faire et ce qui lui procure du plaisir. [...] Il n'est donc pas dans l'intérêt général ni dans le tien de t'isoler. Tu cours le risque de perdre finalement tous ceux qui s'intéressent à toi. [...] Je t'assure que tu blesses les gens et que tu risques de perdre tes amis. Il fallait que je te le dise et que je te demande de réfléchir sérieusement à tout cela.

Quelques jours plus tard, le 20 juin, le sculpteur de Brienz[11] – qui séjourne alors à Paris – lui écrit, résigné, à la fin d'une missive : « N'as-tu donc pas reçu ma lettre du 20 avril ? Pourquoi ne m'écris-tu pas quelques lignes, de temps à autre, cela me ferait énormément plaisir. Je ne dis à personne que je t'écris. Et puis de toute façon, tu détruiras ces lettres ; c'est mieux ainsi. Je t'adresse mes pensées affectueuses, Arnold. »

11. C'est en mars 1921, à Zurich, qu'Anna G. a fait la connaissance du sculpteur de Brienz (qui apparaît plusieurs fois dans les rêves qu'elle évoque au cours de son analyse). C'était un ami de son frère Walter. Brienz est une commune du canton de Berne.

Et le 2 juillet – alors qu'il lui reste dix à douze jours d'analyse –, sa mère lui annonce : « Mlle K. épouse le Pr. C. Elle a déjà été fiancée à quatre reprises – la connais tu, par hasard ? Aujourd'hui, l'annonce de ton mariage avec R. est parue dans le journal, de même que celui de M. [il s'agit de sa cousine, le gros nourrisson qu'elle tourmentait et qu'elle évoque dans le premier paragraphe du journal] ; le mariage de M. est définitivement fixé au 2 août. Votre mariage pourrait avoir lieu fin août. »

Le 3 juillet, son fiancé lui écrit :

> Dommage que la lettre que tu m'as envoyée pendant mon service militaire ne me soit pas parvenue, je ne l'ai vraiment pas reçue. [...] Dis-moi : penses-tu aussi à moi ou ne penses-tu tout le temps qu'à la psychiatrie, à l'analyse et à ce genre de choses ? [...]
>
> Z. et M. vont se marier début août, c'est-à-dire un peu plus tôt que nous. Je trouve que nos longues fiançailles n'ont pas été du tout un malheur, nous avions besoin de travailler sur nous-mêmes et de nous former. [...] Dis-moi, tu crois que tu en as terminé avec Freud ? Je préfère ne pas te poser de questions à son sujet, tu auras le temps de tout me raconter. [...]

À la fin de la dernière lettre dont nous disposons, datée du 9 juillet 1921, son père lui demande : « Quand rentres-tu et qu'as-tu décidé concernant R. ? Voilà ce que te demande ton papa en t'adressant ses pensées affectueuses. »

Il ne devait pas attendre longtemps la réponse de sa fille : l'analyse d'Anna G. s'acheva quelques jours plus tard, le 14 juillet. Elle ne s'attarda pas dans la capitale autrichienne et rentra à Zurich.

Réflexions théoriques

Ce qui saute aux yeux dès le début du journal, c'est la bonne grâce avec laquelle ma grand-mère a évoqué dès le début sa sexualité – tout comme Ernst Blum, d'ailleurs –, comme si elle voulait apporter à Freud ce qu'il souhaitait entendre. Dans sa bibliothèque se trouvaient en effet la plupart des écrits publiés par Freud jusqu'en 1920, quelques œuvres de Rank, Stekel et Pfister, et bien d'autres encore. Elle possédait même « Au-delà du principe de plaisir » (1920), ainsi que *Trois Essais sur la théorie sexuelle* (1905) en double exemplaire – dans un état si défraîchi qu'ils tombent presque en lambeaux. Cela signifie qu'elle avait étudié de façon intensive des pans entiers de la théorie freudienne. On peut donc en conclure qu'elle a commencé sa cure avec un certain bagage analytique.

J'en arrive à présent à mes réflexions sur la *méthode de travail de Freud*, sur les trois aspects qui m'ont particulièrement frappée. Premièrement, les interprétations de Freud sont suggestives, deuxièmement, elles sont symboliques, et troisièmement, ses interprétations du transfert se placent dans une perspective à la fois reconstructive et constructive : elles touchent aux affects infantiles et tiennent compte de ce que la patiente vient questionner de ses projets. Ce qui transparaît dans les notes, c'est la conviction de Freud que le complexe d'Œdipe est partout à l'œuvre.

1 – À propos des *interprétations suggestives*, Freud dit : « Il est certain qu'on a exagéré sans mesure le danger d'égarer le patient par la suggestion, en lui "mettant dans la tête" des choses auxquelles on croit soi-même mais qu'il

ne devrait pas accepter. Il faudrait que l'analyste se soit comporté d'une façon très incorrecte pour qu'un pareil malheur lui arrive ; il aurait avant tout à se reprocher de ne pas avoir laissé parler le patient à son aise. Sans me vanter, je puis affirmer que jamais un tel abus de la "suggestion" ne s'est produit dans ma pratique analytique[12]. »

Dans l'un des rêves qu'elle rapporte, Anna G. est horrifiée par des taches répugnantes où gigotent de petits vers et elle appelle son papa qui arrive. À ce sujet, Freud lui dira : « Vous vous réfugiez auprès de votre père. Votre inconscient donne ainsi la première confirmation de mon affirmation selon laquelle votre père a été votre premier amant. Avez-vous lu "Fragment d'une analyse d'hystérie : Dora" ? » Oui, elle l'a lue, mais elle n'en a plus aucun souvenir, et Freud insiste : « Votre rêve reproduit complètement celui de Dora. Vous vous mettez donc à la place de Dora, dont on sait qu'elle est amoureuse de son père. »

2 – À propos de l'interprétation symbolique, c'est Freud lui-même qui écrit dans *L'Interprétation des rêves* : « Si nous essayons d'interpréter les rêves d'après les idées qui viennent librement à l'esprit du rêveur, nous ne parviendrons le plus souvent à aucune explication des symboles[13] [...]. » Et il ajoute : « C'est pourquoi nous serons amenés à combiner deux techniques : nous nous appuierons sur les associations d'idées du rêveur, nous suppléerons à ce qui manquera par la

12. S. Freud, « Constructions dans l'analyse » [1937], trad. de l'allemand par E. R. Hawelka, U. Huber, J. Laplanche, in *Résultats, Idées, Problèmes II, 1921-1938*, Paris, PUF, 1985, p. 274.
13. S. Freud, *L'Interprétation des rêves* [1900], trad. de l'allemand par I. Meyerson, révisée par D. Berger, Paris, PUF, 1967, p. 303.

connaissance des symboles de l'interprétateur[14]. » Pour Freud, le recours à la symbolique « interviendra comme le plus précieux auxiliaire de l'interprétation précisément là où les idées incidentes du rêveur seront défaillantes ou insuffisantes[15] ».

D'après le journal, il semble manier de façon assez libérale les interprétations de symboles. Dans son essai « La psychanalyse comme anti-herméneutique », Jean Laplanche évoque le symbolisme de Freud : « [...] *lorsque le symbolisme parle, les associations se taisent*[16] ».

On peut se demander si Freud, avec ses interprétations de symboles, a mis un coup d'arrêt aux associations d'Anna G. ou si, au contraire, il les a ainsi déclenchées. Ou encore a-t-il obtenu les réponses ou les associations qu'il attendait grâce précisément à ses capacités suggestives ?

3 – Il fait remonter les manifestations du transfert, de façon presque exclusivement reconstructive, au niveau de la sexualité infantile. On trouve également ce type de manifestations du transfert dans divers autres journaux intimes, comme par exemple ceux de Wortis, Doolittle, Kardiner, Blum et de bien d'autres encore, de même que dans ses propres écrits théoriques[17].

---

14. *Ibid.*
15. S. Freud, *Sur le rêve* [1901], trad. de l'allemand par C. Heim, Paris, Gallimard, 1988, p. 138.
16. J. Laplanche, *La Révolution copernicienne inachevée. Travaux 1965-1992*, Paris, PUF, 2008, p. 249.
17. Voir entre autres J. Cremerius, « Freud bei der Arbeit über die Schulter geschaut », in *Vom Handwerk des Psychoanalytikers : Das Werkzeug der psychoanalytischen Technik*, Stuttgart, Frommann-Holzboog, 1984, p. 326-363.

Ce qui m'a le plus préoccupée, à la lecture de ce journal, c'est la question suivante : comment Freud maniait-il *vraiment* le transfert dans la situation analytique ?

Il établit une différence entre reconstruction et interprétation et remarque : « Le terme d'interprétation se rapporte à la façon dont on s'occupe d'un élément isolé du matériel, une idée incidente, un acte manqué, etc. Mais on peut parler de construction quand on présente à l'analysant une période oubliée de sa préhistoire[18] [...]. » Il se demande aussi dans quelle mesure il est possible de vérifier si une construction ou une reconstruction est exacte ou pas, et il évoque le principe « "*Heads I win, tails you lose*". C'est-à-dire : s'il est d'accord avec l'interprétation, c'est bien, mais s'il y contredit ce n'est là qu'un signe de sa résistance et il nous donne encore raison[19] ». Dans cet essai, il analyse la signification de l'approbation et/ou du rejet d'une interprétation reconstructive de la part du patient.

En 1924, dans leur ouvrage *Perspectives de la psychanalyse. Sur l'indépendance de la théorie et de la pratique*, Ferenczi et Rank ont repris, entre autres, ce point de vue assez confus[20]. Ils y affirment que Freud n'a pas publié d'ouvrage consacré à la technique depuis dix ans et que cela pourrait expliquer le fait

18. S. Freud, *Constructions dans l'analyse* [1937], *op. cit.*, p. 273.

19. *Ibid.*, p. 269.

20. Je ne peux développer ici l'histoire de la dissolution du « comité secret », intervenue après la publication de l'ouvrage de Ferenczi et Rank.

que les analystes se soient attachés à ces anciennes règles techniques[21]. On pourrait objecter que Ferenczi et Rank proposent eux aussi dans leurs objectifs un grand nombre de règles. Ils se réfèrent au dernier essai théorique publié par Freud à cette époque, *Remémoration, Répétition et Perlaboration* (1914). Freud y définit la répétition comme une résistance au souvenir. À l'opposé, Ferenczi et Rank pensent que la volonté de revivre quelque chose et sa répétition, donc l'agir, ne peuvent être simplement considérés comme une résistance qu'il conviendrait d'éviter. Au contraire, ils soulignent :

> Sous l'angle de la compulsion de répétition, il est pourtant absolument inévitable que dans la cure le patient répète des fragments entiers de son évolution et, comme l'expérience l'a montré, précisément des fragments inaccessibles sous forme de remémoration ; de sorte que le patient ne peut faire autrement que de les reproduire et l'analyste de les considérer comme le matériel *inconscient véritable*[22].

Plus loin, les deux auteurs ajoutent : « Finalement, *dans la technique analytique le rôle principal* paraît donc revenir *à la répétition et non à la remémoration*[23]. » Leur critique centrale concerne deux aspects de la pratique : celle du bagage analytique du patient et celle de la

21. O. Rank, S. Ferenczi, *Perspectives de la psychanalyse. Sur l'indépendance de la théorie et de la pratique* [1924], trad. de l'allemand par M. Pollak-Cornillot, J. Dupont et M. Viliker, Paris, Payot, 1994, p. 10.
22. *Ibid.*, p. 12 (ce sont Rank et Ferenczi qui soulignent).
23. *Ibid.*, p. 12-13 (ce sont Rank et Ferenczi qui soulignent).

remémoration, sans compter la relation qui existe entre les deux[24] :

> L'élimination des *résistances intellectuelles*, notamment, est devenue de plus en plus nécessaire depuis que la psychanalyse a commencé à pénétrer la conscience de personnes issues de milieux moins restreints, qui viennent ensuite à la cure en ayant déjà ce savoir comme moyen de résistance[25].

Et ils ajoutent que ce « trop grand savoir » peut concerner non seulement l'analysant, mais aussi l'analyste, et qu'il arrive très fréquemment « [...] que les associations du patient soient orientées ou centrées mal à propos sur le *sexuel* quand il [vient] en analyse, cas fréquent, avec l'idée qu'il [doit] constamment et uniquement parler de sa vie sexuelle, actuelle ou infantile[26] ».

Récapitulons : ce dont il est question, c'est ce « vouloir revivre » dans le transfert qui ne peut pas toujours être résolu puis transformé en connaissance à l'aide d'interprétations. En conséquence, il y aurait « deux types de savoirs, un savoir intellectuel et un savoir fondé sur une "conviction" profonde[27] », ce qui équivaut peu ou prou à dire : il n'existe pas d'analyse sans confrontation avec un reliquat ininterprétable, un reliquat que ni l'analysant ni l'analyste ne comprennent et

24. *Ibid.*, édition allemande, *Entwicklungsziele der Psychoanalyse. Zur Wechselbeziehung von Theorie und Praxis*, postface de M. Turnheim, Wien, Thuria + Kant, p. 87.
25. *Ibid.*, édition française, p. 91 (c'est moi qui souligne).
26. *Ibid.*, p. 51 (ce sont Rank et Ferenczi qui soulignent).
27. *Ibid.*, p. 65.

qu'ils ne peuvent donc résorber par le biais de l'interprétation.

La façon dont Ferenczi et Rank abordent le problème du transfert revêt pour moi une importance particulière. Ce dont ils déplorent l'absence, dans la technique d'interprétation freudienne, c'est la signification, voire la signification primordiale, que prend « *la situation analytique du patient comme telle*[28] ». Car selon eux, l'effet thérapeutique dépend du lien adéquat entre l'affectivité et la sphère intellectuelle, autrement dit le savoir inconscient. La reconnaissance de la signification fondamentale du transfert pour la thérapie est une chose. Mais ils poursuivent : « *Un excès de savoir de la part du patient devrait être remplacé par un plus grand savoir de la part de l'analyste*[29]. » Cela signifie que l'analyste doit faire place dans la situation analytique à ce qui relève de la libido et ne révéler au patient que ce dont celui-ci a besoin pour sa propre expérience et sa propre compréhension[30]. Ce « plus grand savoir » implique que l'analyste sait qu'il ne sait rien : il accepte de ne pas savoir comment l'analysant a fait face à ses expériences traumatisantes. Évoquant cet espace laissé pour que quelque chose d'inattendu, d'imprévu émerge dans la relation d'objet analytique, Laplanche parle de « transfert en creux[31] ». C'est le lieu du transfert dans lequel les interprétations de quelque nature que ce soit

28. *Ibid.*, p. 47.
29. *Ibid.*, p. 89.
30. *Ibid.*
31. J. Laplanche, *Nouveaux Fondements pour la psychanalyse*, Paris, PUF, 1994.

sont possibles. Et dans ce lieu du transfert, il y a toujours un reliquat qui n'est compris par aucune des deux parties et qui de ce fait ne peut être interprété.

Que peut-on dire, en définitive, de la technique du transfert mise en œuvre par Freud telle qu'elle apparaît dans le journal ? On sait que Freud considérait que dans le transfert il s'agissait de remonter à la sexualité ou aux affects infantiles qui se reproduisent à plusieurs reprises dans la situation analytique. Or il ne s'intéresse absolument pas à la situation analytique elle-même, à ce qui se déroule entre lui et l'analysante[32]. C'est également ce que remarque Blum dans son journal : « La séparation d'avec Freud n'a pas pu poser de difficulté puisque Freud, pendant tout le déroulement de l'analyse, ne s'est jamais "proposé" comme un objet de transfert, mais se présentait comme un interlocuteur analytique digne de confiance qui permettait de se placer sans détour sur le même plan que lui[33]. » Ou, comme le relève Cremerius, Freud ignore les propositions de transfert, comme par exemple celles de « l'homme aux rats » qui l'informe au début d'une séance qu'il a faim[34].

C'est globalement de cette manière qu'il a travaillé pendant l'analyse de ma grand-mère. Cependant, il y a dans le journal un passage où Freud interprète – de façon assez rude – la situation analytique du moment :

32. J. Cremerius, « Freud bei der Arbeit über die Schulter geschaut », *op. cit.*, p. 342.
33. M. Pohlen, *Freuds Analyse. Die Sitzungsprotokolle Ernst Blums*, Reinbek bei Hamburg, Rowohlt Verlag, 2006, p. 283.
34. J. Cremerius, « Freud bei der Arbeit über die Schulter geschaut », *op. cit.*, p. 343.

« Quand vous vous dépréciez, vous le faites pour me dégoûter de l'amour, comme par exemple la dame aux hémorroïdes. »

Malgré tout, on peut dire que Freud se proposait comme objet de transfert, même avec ma grand-mère. Roazen pense que « le simple fait de parler à Freud avait eu plus d'effet thérapeutique que tout ce qu'il avait pu dire[35] ». Ma mère se souvient que ma grand-mère lui a dit un jour que c'était surtout la présence de Freud dans la même pièce qui avait un effet, que les mots étaient secondaires.

Il était tout à la fois suggestif et séducteur, très actif tout en maintenant une certaine distance – c'est ainsi que la plupart des analysants l'ont ressenti[36]. Or, sans approfondir la question de la situation transférentielle actuelle, il a tout de même pu créer un lieu du transfert ou, pour paraphraser Laplanche, ce « transfert en creux » dans lequel il était en mesure d'interpréter de façon reconstructive le transfert infantile sexuel.

J'en arrive au terme de l'histoire, et je voudrais remercier Ernst Falzeder d'avoir mis à ma disposition une lettre inédite de Freud, dans laquelle il évoque la fin de l'analyse de ma grand-mère. Il se trouve encore à Bad Gastein et c'est à Pfister qu'il écrit, le 29 juillet 1921 : « La petite G. est devenue totalement transparente et en fait, elle en a terminé : mais je ne peux pas

35. P. Roazen, *Dernières Séances freudiennes. Des patients de Freud racontent*, trad. de l'américain par Roland Havas, Paris, Seuil, 2005, p. 60.
36. Sauf J. Wortis (*Psychanalyse à Vienne. Notes sur mon analyse avec Freud*, trad. de l'américain par P. Rousseau, Paris, Denoël, 1974) qui appelait de ses vœux la fin de l'analyse.

savoir ce que la vie va faire d'elle désormais[37]. » Prenant un instant mes désirs pour des réalités, j'ai fait un véritable acte manqué et me suis dit : Ma grand-mère a compris de quoi il retourne ! Elle a compris les événements. Mais Ulrike May m'a fait remarquer que c'était une phrase habituelle chez Freud, une expression qu'il utilise sans cesse dans sa correspondance. Elle signifie simplement que Freud a compris de quoi il retourne, mais qu'il ne peut pas savoir si *Anna G.* l'a compris.

Quel sort la vie a-t-elle réservé à ma grand-mère ?

De retour à Zurich, elle a fait ses valises, annulé le mariage prévu et s'est rendue sur-le-champ à Paris, chez son frère. Elle a accepté un poste dans une clinique psychiatrique et, revoyant le sculpteur de Brienz qui séjournait dans la capitale française, elle est rapidement tombée amoureuse de lui. Ils se sont mariés en 1923 et ont vécu à Paris avec leurs quatre enfants jusqu'au début de la guerre, en 1939, puis se sont installés à Zurich. Ils sont restés unis jusqu'à la mort de ma grand-mère – pendant soixante ans.

Aujourd'hui, une question demeure pour moi sans réponse : Pourquoi n'est-t-elle pas devenue psychanalyste ?

37. LOC [Library of Congress], Freud à Pfister, 29 juillet 1921.

LE JOURNAL

Édité par Ernst Falzeder

Note de l'éditeur français

Nous avons choisi de reproduire le plus fidèlement possible les cahiers manuscrits d'Anna G : mots et phrases soulignés, barrés, abréviations (notamment « Fr » pour Freud), présence ou absence de tirets, passages à la ligne, traits de séparation…

Néanmoins, pour faciliter la lecture du journal, tous les propos de Freud ont été composés en italique.

PREMIER CAHIER

Lorsque j'avais 4 ans, à Strasbourg, il y avait ma petite cousine, un gros nourrisson. Je la pinçais et la tourmentais toujours quand j'étais seule, jusqu'à ce qu'elle se mette à crier.

Un jour, j'ai arraché sur le balcon toutes les jeunes plantes que je considérais comme des mauvaises herbes. C'est par hasard que je découvris alors la masturbation, en me pressant contre une balustrade.

Fr : Voilà un souvenir excellent. — Est-ce que vous tourmentiez aussi votre petit frère ?

— Je le couchais par exemple sur le dos afin qu'il ne puisse pas se relever.

— Vous avez commencé la masturbation au moment où vous vous êtes sentie esseulée. On ne vous aimait plus comme lorsque vous étiez encore seule. C'est pourquoi vous vous êtes aussi vengée sur le petit enfant et sur le symbole, les jeunes plantes.

— Lorsque mon frère Walter est né, j'ai demandé, quand je l'ai vu : pourquoi ne crie-t-il pas ?

Fr : Donc, vous auriez préféré le voir de nouveau en train de crier, comme votre cousine !

On voit distinctement 3 niveaux dans votre vie :
L'étage supérieur, c'est votre conflit actuel avec Richard, etc.
l'étage intermédiaire concerne votre relation avec votre frère,
l'étage inférieur, qui est en rapport avec vos parents, est encore totalement inconscient pour vous, et c'est le plus important. Il en découle la relation avec votre frère

---

Plus tard. Je raconte que, lorsque j'allais au lycée, je me disais que je souhaitais être amoureuse d'un garçon qui serait infiniment triste, et grâce à moi, la vie redeviendrait possible pour lui, et alors, il serait heureux lui aussi.

Fr : Donc un peu comme avec votre frère.

— Plus tard, je me suis dit que je voulais avoir 7 enfants, je ne m'imaginais pas le père.

Fr : En fait, 7 hommes. 7 ?

Adam a eu 7 fils[1]. Tapedöne[2] pend ses sept fils. Hungerueli Isegrind[3] dévore ses 7 enfants. Je croyais que les matous sauvages dévoraient leurs petits.

Fr : Vous frôlez de si près le secret de l'étage inférieur que je puis vous le révéler :

---

1. Dans le récit biblique, Adam engendre trois fils avec Ève, après avoir été chassé du paradis : Caïn, Abel et Seth. Le livre de la Genèse (5, 4) évoque en outre des filles qui ne sont pas citées nommément, ainsi que d'autres fils. Il est à noter cependant que « Adam avait sept fils » est une comptine célèbre en Suisse.
2. Le mot est difficile à déchiffrer. Allusion non éclaircie.
3. Il s'agit d'un personnage évoqué dans une comptine suisse.

vous aimiez votre père et ne lui avez jamais pardonné sa trahison avec votre mère. Vous vouliez être la mère de l'enfant, et donc, vous souhaitiez la mort de votre mère qui ~~se~~ vous avait pris votre amant. Peu à peu, vous allez en apporter des preuves, et l'énigme – pourquoi vous ne parvenez pas à vous détacher de votre frère – sera résolue.

On distingue clairement 3 strates dans votre vie : la strate actuelle, celle qui concerne vos frères et la plus profonde, enfin, qui est en rapport avec vos parents.
Ce qui est pathologique, c'est votre longue valse-hésitation pour vous décider à épouser ou non Richard ; le fait qu'aucune décision n'intervienne prouve qu'il doit y avoir autre chose à l'arrière-plan qui, comme vous vous en rendez compte vous-même, est en rapport avec vos frères et vos parents.

— À Paris, j'aimais ~~tant~~ Walter, il me semblait être tout à coup l'idéal, mais plus Adolf. — *Vous glissez de l'un à l'autre comme avec vos amants. Vos amants sont des substituts de vos frères, c'est pourquoi ils ont tous le même âge, alors qu'en fait ils sont moins mûrs.*

Je voudrais me rendre en Russie, je voudrais partir comme ces fils et ces filles de l'aristocratie qui ont quitté leur famille pendant la dernière révolution et quitter ce milieu où je n'ai pas ma place.
Je pense à cette pièce de Schnitzler *Der Flötenton* [*Le Son de la flûte*[4]].

— *C'est exactement votre conflit.*

---

4. L'allusion concerne probablement le récit de Schnitzler intitulé *Die Hirtenflöte* (*La Flûte du pâtre* [1911], in *L'Appel des ténèbres*, trad. par S. Clauser, Paris, Stock, 1932).

15 avril 21

2 rêves me sont venus :
il y avait un schizophrène, et ma mère et ma grand-mère, et c'était désagréable.
Puis il y a eu un autre rêve :
un bas de brocart, brodé de bleu et d'or, mais la broderie était grossière, c'était un brocart bon marché, les fils dépassaient de partout.

[Ici, une tache d'encre.]

Que vous vient-il à l'esprit en relation avec le schizophrène ?

Un jour, alors que nous nous promenions dans un pré et que Richard s'est mis soudain, au beau milieu d'une conversation importante, à regarder les chevaux qui passaient, j'ai cru qu'il était schizophrène, je me suis dit : maintenant, il est bloqué[5].
Hans Peter[6] ~~était~~ est vraiment schizophrène. Immer[7] également. Je croyais aussi que la famille du sculpteur était schizoïde, car l'un de ses frères est professeur et

5. Des « blocages » subits étaient considérés comme des symptômes schizophréniques. « Extérieurement, le "vol de la pensée" se présente sous la forme du *barrage*. Tout d'un coup une question du médecin reste sans réponse. Peut-être le malade indique-t-il par là qu'il ne peut pas répondre, que ses pensées lui ont été "volées" » (C.G. Jung, *Sur la psychologie de la démence précoce* [1907], in *Psychogenèse des maladies mentales*, trad. de l'allemand par J. Rigal, Paris, A. Michel, 2001, p. 107).
6. Nom d'un ami.
7. Nom d'un ami.

refuse de se marier, et l'une de ses sœurs, âgée de plus de 30 ans, n'est pas mariée non plus.
Quand Adolf a fait sa névrose, je me suis dit que j'étudierais la psychanalyse, pour peu qu'il tienne le coup encore quelques années ; je l'aime tant que mes aptitudes seront supérieures à celles de toute autre personne. Ensuite, pour ce qui est de Richard, je me suis dit de nouveau que je voulais tout apprendre pour parvenir à tout comprendre.
À présent, j'apprends pour moi-même.

Bas ? Je crois qu'on appelle les préservatifs des « bas parisiens ». C'était une broderie grossière, du brocart bon marché comme celui d'un petit sac à main que je comptais offrir à ma cousine pour Noël. À la lumière [d'une lampe], elle était assez belle, mais de jour, elle avait l'air bon marché. Je l'ai alors échangée contre une autre, plus jolie.

Le symbole masculin est donc remplacé par un autre, féminin – un sac à main.

Un jour, j'ai été jalouse de cette cousine. Elle aussi avait l'intention d'aller à Genève, et j'ai songé à la possibilité que Richard puisse tomber amoureux d'elle. Je me suis dit : elle doit mourir, et j'ai pensé qu'il était possible de la tuer rien qu'en le souhaitant.

Bleu et or ? Le sac dont mon frère a fait cadeau à Helen était bleu et or.

Il lui a donné aussi un bas rempli de cadeaux. Tous les matins, il lui offrait quelque chose d'autre. Une fois, c'était un coffret, la fois suivante, une pomme de cire. Ce sont les coffrets qui me font le plus plaisir, j'en possède toute une collection. En fait, celui que Dölf a donné à

Helen n'était pas si joli ; à Paris, j'en ai trouvé un très beau que je comptais offrir à Helen. Mais je n'ai pas osé.

Pensiez-vous qu'il ne lui porterait pas bonheur ? Oui.

Un jour, j'ai cru que ma mère était une sorcière ; j'avais à peu près 18 ans et, une nuit, je me suis mise à crier, elle est venue en chemise de nuit à mon chevet. [Ce n'était] pas une sorcière habituelle.
Un jour, lorsque j'étais enfant, il m'est venu en rêve que mon arrière-grand-mère était en cire. Elle l'était, et elle tournait sur elle-même. C'est cela le plus épouvantable.
Une fois, j'étais allée à une foire avec mon autre grand-mère et je regardais par une lunette. J'ai vu alors un homme debout sur le marchepied d'une calèche. Il était en train d'assassiner quelqu'un. S'appelait-il Dreifuss ? C'était épouvantable. Aussi évocateur que la cire.

Freud : La dernière fois, nous avons vu que vous vous ennuyez, que vous souhaiteriez aimer quelqu'un. Il y a 2 voies possibles dans l'analyse :
Certaines personnes doivent tout <u>faire</u> ; les autres, ceux chez qui il y a assez de matériel psychique, affrontent tout dans le psychisme.
Si c'est possible, laissez tomber les aventures. Souffrez, supportez la privation, de sorte que tout apparaisse d'autant plus clairement pendant la séance.

18 avril 21

1. Rêve :
J'étais dans mon lit, le soir, la lumière était allumée. C'est alors que j'ai vu à gauche de ma tête sur le drap des taches

brunâtres et répugnantes. Dans ce liquide (elles étaient encore humides) gigotaient de petits vers dégoûtants. J'étais horrifiée, j'ai appelé Papa, il est arrivé et s'est contenté de rire un peu, il n'avait pas peur. C'était comme lorsque j'étais enfant et que j'avais peur et qu'il venait.

2. Rêve :

Helen portait une robe brodée et elle me demandait : te plaît-elle ?
J'ai répondu : Oui, elle est superbe ! Mais elle n'était pas si jolie que cela, je faisais semblant. En fait, avec sa question, Helen voulait savoir si un tapis, brodé lui aussi, me plaisait. Il était certes plus beau que la robe et justifiait davantage ma réponse, mais la broderie était elle aussi assez grossière, elle avait l'air un peu bulgare[8], elle n'était pas neuve.

Freud : Il vaut mieux commencer par le 2e rêve, plus récent. Il contient à nouveau un discours. Un discours est habituellement tiré d'un discours réel[9].

À Noël, l'an passé, ma cousine avait brodé un mouchoir pour ma mère et, bien qu'il ne me plût pas, j'ai dit ces mots : il est vraiment joli. Par la suite, mon frère me dit : tu as bien progressé dans l'hypocrisie.
À l'époque où Helen a séjourné à Paris, j'ai aussi fait semblant, quand elle m'a demandé si son manteau me plaisait. Sur le moment, il ne m'avait pas autant plu que je l'ai dit.

---

8. Le terme est assez obscur, à entendre peut-être dans un sens dépréciatif ou péjoratif [NdT].
9. « Quand dans le rêve apparaissent des discours reconnus comme tels et nettement distincts des pensées, on peut toujours considérer que ce sont des souvenirs de discours réels » (S. Freud, *L'Interprétation des rêves* [1900], trad. de l'allemand par I. Meyerson, révisée par D. Berger, Paris, PUF, 1967, p. 263).

Fr : Le mouchoir brodé et le manteau se sont donc condensés en une robe brodée.

À Paris, je me suis réjouie, à ma grande douleur, qu'Helen ne fût pas aussi élégante que moi. À la maison, quand j'ai présenté mes jupes, Dölf et Richard ont été pris de tristesse, et moi aussi, car mes mauvaises intentions avaient atteint leur objectif : inciter Dölf à m'admirer et intimider Richard.
Tapis : le tapis de Smyrne[10] dans l'avancée de la pièce a des taches brunâtres, du café que Dölf et ses amis ont bu là-bas.

Fr : Donc vous faites le lien avec le premier rêve, les taches brunâtres.

Lorsque je me rendis dans un café, vêtue de ma nouvelle robe, en compagnie du sculpteur, un jeune artiste renversa du café dessus. J'ai souri et dit : Cela ne fait rien.
Un jour, le sculpteur m'a embrassée. Après, j'ai eu des taches sur ma robe, mais ce n'était pas la même. Il était horrifié, mais je lui ai dit : Cela ne fait rien du tout.

Fr : Donc, dans votre rêve, vous appelez votre père à l'aide contre les agressions des jeunes hommes. Vous vous réfugiez auprès de votre père. Votre inconscient donne ainsi la première confirmation de mon affirmation selon laquelle votre père a été votre premier amant. Avez-vous lu « Fragment d'une analyse d'une hystérie : Dora[11] » ?

(Oui, mais je n'en ai aucun souvenir.)

---

10. Les tapis fabriqués dans cette ville aujourd'hui située en Turquie étaient très appréciés en Europe au XIXe siècle.
11. S. Freud, « Fragment d'une analyse d'hystérie (Dora) » [1905], in *Cinq Psychanalyses*, trad. de l'allemand par M. Bonaparte et R. M. Loewenstein, Paris, PUF, 1954.

Votre rêve est une copie intégrale de celui de Dora. Vous vous mettez donc à la place de Dora, dont on sait bien qu'elle est amoureuse de son père.
Il y a tout d'abord la disponibilité intellectuelle, on accepte les preuves de l'inconscient, et c'est après seulement qu'on l'admet aussi sur le plan émotionnel, et enfin, en conclusion, viennent s'ajouter encore des souvenirs directs.
L'amour pour votre frère – un amour bien conscient, lui – n'est pas la strate la plus profonde, et c'est pourquoi la conscience de son existence ne sert à rien, vous ne pouvez pas vous en libérer, car il est conditionné à un niveau plus profond.

19 avril 21

Concernant le « tapis », je pense à un tapis de fleurs. Quand je me trouvais à Teufen[12], il m'est venu en rêve que je tombais dans un précipice, et quand je me suis retrouvée au fond, j'étais allongée sur d'innombrables myosotis[13] (+ le rêve de la vieille femme). À Teufen, j'avais envie de rentrer à la maison, c'était affreux. Alors que j'avais à peine 4 ans, ma mère m'emmenait souvent chez mes grands-parents, à Aussersihl[14]. Nous empruntions

12. Ville du canton d'Appenzell-Ausserrhoden où Anna G. avait été envoyée pendant son enfance. Elle était de constitution délicate, toussait beaucoup, et était sujette à des affections pulmonaires que le climat de Teufen était censé endiguer.
13. *Vergissmeinnicht*, le nom allemand du myosotis, signifie littéralement : « Ne m'oublie pas » [NdT].
14. C'est-à-dire dans leur maison située dans un quartier rattaché à la ville de Zurich en 1893.

une allée bordée de marronniers (la Gessnerallee[15]), et elle poussait le landau d'Adolfli. J'entendais siffler les trains, j'avais envie de rentrer chez moi, j'étais seule.

Freud : Votre père partait-il souvent en voyage ? Vous souffriez donc de son absence.

À la colonie de vacances de Enge[16], j'avais tellement envie de rentrer à la maison, il me rendait visite le dimanche ; je pleurais toute la journée parce qu'après il repartait.

Un jour, j'étais une enfant de 10 ans environ, je me suis imaginé comment ce serait de dormir avec lui, mais ce n'était qu'un jeu dépourvu de désir. ~~Ce qui m'étonne tout de même, c'est que~~[17]

Soudain, mon arrière-grand-mère était en cire. Il y a un chant, dans le *Faust*, qui m'a toujours semblé si familier, effrayant : « Ma mère est assise sur une pierre et branle de la tête[18]. » C'est comparable.

---

15. Rue de Zurich, sur les berges de la Sihl, à proximité de la Bahnhofstrasse.

16. Il s'agit d'une colonie de vacances créée en 1906 à Knolligen, commune d'Engi, dans laquelle on envoyait Anna G. pendant les vacances scolaires lorsqu'elle avait six ou sept ans. Ses deux frères s'y trouvaient également. L'établissement proposait aussi des cures contre les bronchites et les affections pulmonaires.

17. Passage fermement barré, mots difficilement déchiffrables.

18. Goethe, *Faust I*, « Un cachot » (vers 4565-4573) : « Marguerite. — Ô si seulement nous avions passé la montagne !/Là ma mère est assise sur une pierre./ Une main froide me saisit aux cheveux !/ Là ma mère est assise sur une pierre/Et branle de la tête ;/ Elle ne fait pas signe, elle ne hoche pas, sa tête est si lourde,/ Elle a si longtemps dormi, elle ne se réveillera plus./ Elle a dormi, pour que nous eussions du plaisir./ C'étaient des temps heureux. » (Goethe, *Faust*, traduit par H. Lichtenberger, Paris, Aubier-Flammarion, 1976, p. 154).

À côté de cela, il y a : J'ai assassiné ma mère, j'ai noyé mon enfant.

Fr : *La « transformation en cire », c'est-à-dire la mort de votre arrière-grand-mère, est un substitut de la mort de votre mère, que vous appelez de vos vœux.*

Lorsque je me suis fait une entorse au genou, je me suis dit : c'est comme pour mon frère qui s'est foulé le pied après son baccalauréat alors qu'il voulait s'amuser ; mais c'est sûrement une punition, parce que j'avais souhaité que la sœur de Richard se bloque le genou. Elle s'était opposée à mon amour, c'est-à-dire à mes fiançailles.

Fr : *L'inconscient lui a donné raison* a posteriori *et a dit : comme je n'aime plus Richard, je l'ai ensorcelée en pure perte.*

Moi : Elle s'était aussi comportée ainsi vis-à-vis de Richard : lorsqu'il a été exclu de son association d'étudiants, elle a refusé de continuer à le fréquenter. Il voulait se suicider ; il était assis sur une pierre au bord de la Aare[19]. C'est alors qu'est arrivé un monsieur d'un certain âge qui l'a réconforté, on eût dit qu'il savait tout.

Fr : *Votre fiancé, donc, est assis lui aussi sur une pierre, pour mourir. Vous reliez donc à présent les désirs de mort à cette situation.*

Je pense tour à tour que c'est lui qui doit mourir ou moi.

19. Affluent suisse du Rhin.

21.IV.21

Rêve :
Des amis d'Adolf et de Walti étaient présents, mais ils étaient tous un peu plus jeunes. Ils ont nagé vers le large, dans le lac, et le soleil brillait. ~~Après~~ Oesch était là, et il était très petit ; je l'ai aidé à franchir le mur car il n'y parvenait pas tout seul, et de l'autre côté, dans le jardin, il s'est soudain jeté sur moi et m'a embrassée. J'étais un peu surprise qu'un garçonnet comme lui ose une chose pareille, et cela ne me plaisait guère à cause des gens qui nous regardaient. Après, j'ai eu un petit coffret très mignon. J'ai dit : le couvercle avait l'air d'un échiquier, mais quand il s'est ouvert, il ne ressemblait plus du tout à un échiquier. Il renfermait les objets les plus charmants, par exemple une petite noce, avec d'innombrables figurines découpées dans du papier. Je voulais en donner quelques-unes à Margrit, mais cela me faisait mal au cœur.

Fr : Ces nombreux amis…

Ils étaient tous petits, presque comme des enfants, Oesch était particulièrement petit. Je l'ai aidé à franchir le mur, c'est-à-dire que je l'ai séduit.

Fr : Faisons intervenir les symboles que nous savons grâce à nos connaissances[20].

Échiquier : Mon père a dit récemment qu'il jouait aux échecs avec ma mère avant leurs fiançailles, et ensuite, il lui a demandé si elle acceptait de devenir sa reine.

20. En marge, une accolade suivie d'une flèche lie cette intervention à l'intervention suivante de Freud.

Fr : Vous pouvez aussi faire intervenir vous-même les symboles pour retrouver un lien si vous êtes bloquée dans vos associations. ~~Wall~~ Mur, c'est le mur qu'il faut franchir pour vous embrasser.

C'est l'hymen. Le petit coffret, c'est le génital féminin.

Fr : Ce rêve montre fort bien ~~comment~~ les tendances provenant du passé. L'écrin est comme un échiquier, c'est-à-dire que vous vous mettez à la place de votre mère, mais après, finalement, ce n'en est pas un, cela signifie que vous vous détournez de votre père. Les amis, les « petits » qui nagent, là, sont des symboles du membre viril.
Vous l'aidez à franchir le mur, c'est-à-dire que vous souhaitez une vraie défloration qui conduise ensuite au mariage (petite noce dans le coffret).
Vous ne souhaitez pas à votre cousine Margrit le bonheur du mariage…
Le soleil représente toujours le père[21].

Le soleil brillait de la même façon dans 2 autres rêves :

I. J'étais couchée dans mon lit, le matin, et la lumière du soleil pénétrait, splendide, par la porte de la véranda. Sont entrés alors les amis d'Adolf, de même que Walti, qui a déposé un livre sur la couverture. Je leur ai dit qu'ils devaient quitter la chambre maintenant à cause de ma mère.

II. Rêve au temps du lycée :

J'étais assise sur la table de la cuisine, le soleil entrait magnifiquement par la fenêtre, je tenais à la main une

21. « Le soleil […] ne saurait être […] qu'un symbole sublimé du père » (S. Freud, « Remarques psychanalytiques sur un cas de paranoïa [*dementia paranoides*] décrit sous forme autobiographique [Le président Schreber] » [1911], in *Cinq Psychanalyses*, *op. cit.*, p. 301).

petite branche de lilas aux jeunes feuilles d'un vert tendre. Elle n'avait pas encore de fleurs.
La table, c'est ma mère. Je pense qu'à Mardi gras ma mère préparait des petits gâteaux sur la table recouverte de farine blanche. « Aujourd'hui, c'est Mardi gras, ma mère fait des petits gâteaux et mon père tourne autour et lui prend ses petits gâteaux[22]. »

Fr : Vous êtes assise sur la table : comme un petit gâteau, les petits gâteaux, ce sont les enfants qui sont faits par votre mère.

Moi : Le père dévore les petits gâteaux comme Hungerueli Isegrind dévore ses 7 enfants.

<u>Branche</u> – Un jour, un chien m'a poursuivie, j'étais constamment obligée de lui jeter les branches d'un bouquet afin qu'il ne me morde pas. C'était comme l'histoire des loups en Russie qui poursuivent le traîneau, et on leur jette des couvertures, etc.
Un jour, j'avais environ 9 ans, je rentrais de l'école, et un garçon était en train de battre notre fox-terrier avec une baguette. Je l'ai giflé. Ensuite, lui et sa mère sont venus à la maison pour me dénoncer. Seule ma grand-mère était présente. Elle voulait me traîner sur la petite véranda pour que je demande pardon au petit garçon face à tous les gens qui s'étaient rassemblés là, devant le jardin ; je n'en fis rien, mais elle me traîna tout de même à l'extérieur avec la bonne.

---

22. Vieux dicton suisse de Mardi gras où des petits gâteaux particuliers étaient préparés.

22.IV.21

C'est une baguette divinatoire (la petite branche de lilas du rêve précédent). Une baguette comme celle des sourciers.

Fr : Ne vous rappelez-vous pas que, pendant que vous vous masturbiez, vous vous êtes imaginé un jour des enfants qu'on battait[23] *?*

Je m'imaginais que j'étais moi-même battue par cet homme imaginaire. Une fois, mais une seule fois, lorsque Papa a menacé Adolf de le frapper quand nous serions rentrés à la maison, j'ai éprouvé un sentiment d'horreur associé à un peu d'intérêt, mais ce ne fut plus le cas dès que cette menace a été mise à exécution. Ce fut la seule menace.

Fr : C'est le désir d'être battue vous-même par votre père, car cela signifie pour une jeune fille (enfant) d'être aimée sexuellement. Désir provenant de l'amour + mauvaise conscience. Plus tard, cela prend la forme de la seule volonté d'être réprimandé. Dans l'analyse, quand arrivent les résistances, vous vous comportez de façon similaire,

---

23. Il s'agit là d'un sujet qui préoccupait Freud à cette époque. Deux ans auparavant, il avait publié une étude consacrée à ce thème (« Un enfant est battu » [1919], in *Névrose, Psychose, Perversion*, trad. de l'allemand sous la direction de J. Laplanche, Paris, PUF, 1973) ; l'un des cas décrits semble concerner sa fille Anna (voir E. Young-Bruehl, *Anna Freud*, trad. de l'anglais par J.-P. Ricard, Paris, Payot, 1991), dont l'analyse coïncidait avec celle d'Anna G. (d'octobre 1918 au printemps 1922 ; une deuxième tranche se déroula de mai 1924 jusqu'à l'été 1925 ; voir E. Young-Bruehl, *Anna Freud*, *op. cit.*, ainsi que P. Roazen, *Animal mon frère, toi. L'histoire de Freud et Tausk*, trad. de l'anglais par Th. [Dr Marie-Thérèse] Neyraut-Sutterman, Paris, Payot, 1971).

puisque je représente le père. Par exemple, l'idée que la cure ne sert à rien, etc., en forme déjà les prémices.
La crainte que vous deviez par la suite contracter un autre mariage, encore plus bête, parce que vous n'en pouvez plus est totalement absurde, car c'est précisément le but de la cure que de vous apprendre à maîtriser cette pulsion et donc que vous puissiez vous marier librement, par choix, et non pas par peur de la pulsion. Cette objection rappelle l'histoire du gardeur d'oies et du gardien de chevaux qui s'imaginaient ce qu'ils feraient s'ils gagnaient le gros lot[24]*. Le gardien de chevaux a décrit le palais dans lequel il vivrait alors, les domestiques, etc. Le gardeur d'oies a dit qu'à l'avenir il garderait toujours ses oies assis sur le dos d'un cheval.*
L'idée selon laquelle vous seriez trop âgée pour commencer une autre vie est d'autant plus injustifiée que, de par vos études, vous avez considérablement prolongé votre puberté et que vous n'avez pas encore vécu grand-chose.

Au Burghölzli, il y avait une fille qui était très intelligente et très psychologue, elle s'appelait Anna[25]. Elle voulait apprendre la sténographie, mais elle n'est pas allée au-delà de la première page, elle ne parvenait pas du tout à se concentrer.
Moi non plus, je n'arrive plus à me concentrer.
Fr : Tiens, tiens, un diagnostic national helvétique !

[Les pages 31 à 33 sont vierges.]

24. Source non identifiée.
25. Mot difficilement déchiffrable.

25 avril

Alors qu'il était aussi déjà passablement âgé, Goethe voulut épouser une jeune fille[26]. Avant, je pensais que, bien sûr, elle n'avait pas voulu, mais à présent je comprends fort bien qu'on puisse épouser quelqu'un de plus âgé. Cela signifie donc que je voudrais éventuellement vous épouser, je vous aime déjà beaucoup.

Fr : Il s'agit là du transfert sur moi de l'ancien amour et du sentiment amoureux que vous éprouviez autrefois à l'égard de votre père. La déception, la jalousie douloureuse, etc. viendront alors elles aussi.

26 avril 21

Dans la salle d'attente, j'ai entendu le patient devant moi, le jeune homme, qui prononçait le mot « chlorophylle ». Je me suis dit qu'une telle association ne me viendrait jamais à l'esprit. Je manque si affreusement de culture. En effet, la culture humaniste me fait totalement défaut et la culture scientifique a elle aussi glissé sur moi sans laisser de traces.

Fr : Vous voulez donc vous déprécier sur le plan intellectuel. Chez d'autres femmes, c'est généralement le cas sur le

26. À soixante-douze ans, en 1821, au cours d'une cure à Marienbad, Goethe tomba amoureux d'Ulrike von Levetzow, âgée d'à peine dix-sept ans. Mais deux ans plus tard, elle refusait sa demande en mariage. Goethe exprima sa douleur dans son *Élégie de Marienbad.*

plan physique. Elles racontent par exemple qu'elles ont des hémorroïdes, etc.

— Pause, rien ne me vient à l'esprit.

Fr : Il s'agit donc d'une résistance particulière qui est en relation avec le transfert.

Je vous aime d'une façon si indescriptible, comme jamais auparavant je n'ai aimé quelqu'un, me semble-t-il.

Fr : Cet amour pour votre père était si démesuré que tout ce qui a suivi n'en était qu'un pâle reflet. On n'a pas idée de l'intensité de l'amour des enfants, il n'existe que de façon potentielle, il ne se réalise pas.

Enfant, je me disais toujours : pourvu que je ne doive jamais vivre un amour malheureux, je ne le supporterais pas, car mon amour est plus grand que celui d'autres personnes.

Fr : Vous n'avez pu penser tout cela que parce que vous aviez déjà vécu une déception que vous ne vous rappeliez plus ~~consciemment~~.
Quand vous vous dépréciez, vous le faites pour me dégoûter de l'amour, comme par exemple la dame aux hémorroïdes.

Mais pourquoi donc cette névrose apparaît-elle chez moi, alors que tout le monde vit cette déception.
Fr : D'une part, la passion prend une intensité différente selon les gens. Il existe une intensité de la passion que l'enfant ne peut plus maîtriser ; deuxièmement, le comportement de l'autre partie en est responsable.

26 avril 21

Rêve : il est en 3 parties.

1. Je suis assise sur le siège des cabinets et il y a beaucoup de monde. Je ne parviens pas à uriner, et finalement, je me lève, car je n'apprécie pas vraiment qu'autant de gens me regardent.
2. Je suis assise sur le siège des cabinets et un homme, peut-être un Espagnol, est planté dans l'embrasure de la porte, il tente de s'introduire. Je lui coince le doigt en claquant la porte.
3. L'oncle Arthur dit de Richard : il a vraiment bon caractère et [n'est] pas très intelligent. (Du coup, les 2 parties de la phrase ne collent pas bien. Il faudrait dire : certes[27].)

Ad. 2 : L'Espagnol passe un doigt par la porte entrouverte et je le coince : Richard a évoqué un jour 2 amants qui sont morts de froid par une nuit d'hiver glaciale parce que l'homme n'arrivait plus à retirer son membre.

Cabinets : Le jour de mon examen, j'ai eu un cas : une jeune fille a avorté ; au 7e mois environ, l'enfant prématuré est tombé dans la cuvette.

Fr : Naissance prématurée = Abort. Les cabinets sont donc la représentation figurée de l'abortus [avortement][28].

---

27. C'est-à-dire : « Il a certes bon caractère, mais », etc.
28. En allemand, le terme *Abort* désigne d'une part l'avortement (cf. le français *abortif,* du latin *abortare*) ou la fausse couche, et d'autre part les W-C, d'où le rapprochement opéré par Freud entre les cabinets et l'avortement [NdT].

Le fiancé de Margrit a été mêlé à une histoire d'avortement où il a joué un rôle douteux. Richard aussi, dans l'autre avortement, où il a fait la preuve de son manque de fiabilité.
Espagnol ou Hongrois. Hier, je suis allée dans un café avec un Hongrois qui a quitté ma pension aujourd'hui.

~~Fr :~~

Au sujet du rêve 1 : quand il était un petit garçon, Dölf avait peur du bruit de la chasse d'eau aux cabinets, moi pas. Il croyait qu'une naïade se trouvait à l'intérieur.

Fr : Le bruit de la chasse d'eau lui rappelait celui que sa mère faisait en urinant, à l'époque où, encore en bas âge, il l'accompagnait. Naïade = symbole maternel, femme nue dans l'eau.
Vous, pour des raisons compréhensibles, vous n'avez nul besoin d'avoir peur.
Le premier rêve correspond tout simplement à une représentation de vous-même en tant que femme. Vous êtes en train d'uriner. La gêne est en arrière-plan. Ensuite, le fait que vous pensiez subitement à la peur de votre frère quand la chasse d'eau était tirée l'indique clairement.
La 2e partie ressemble à une description dans un roman. Dans ce rêve, le Hongrois est devenu le héros d'une scène d'amour. Vous voulez le retenir.
La 3e partie fait clairement partie de l'étage supérieur

Association de la gêne à cause des cabinets : Papa était toujours très embarrassé quand nous passions rapidement dans la chambre à coucher alors qu'il était par exemple en train de se changer. À l'inverse, il n'aurait pas été gêné de venir dans ma chambre quand je me déshabillais le soir. Pendant ma puberté, cela m'irritait beaucoup. Je me disais qu'il éprouvait à mon encontre [sic] des sentiments ~~sexu~~ érotiques.

Rêve :
L'un des petits camarades de Walter était un peu amoureux de moi, il m'a probablement embrassée.

Ensuite, je me suis retrouvée avec Papa sur une route toute droite. Je me demandai si je devais ou non accrocher mon manteau dans un placard étroit. Finalement, j'ai rangé mon manteau, un parapluie et un autre petit objet dans ce placard et suis partie me promener avec Papa, sans vêtements, au soleil, sur cette route rectiligne. Arrivèrent alors des gens, et j'eus honte à cause de ma nudité et aussi parce que quelque chose chez moi n'était pas comme il aurait dû l'être, je crois que j'avais des épaules hautes, laides, quelque chose de disgracieux. Je me trouvais dans un hôtel à la tombée de la nuit. Il y avait une facture que je devais régler, et ma cousine Margrit était là elle aussi.
Le petit [camarade de Walter] représente le membre, c'est-à-dire que j'ai des rapports avec mon père.
~~Je fer~~ Le placard était situé dans le service d'anatomie ; à cette époque, je retrouvais toujours Richard près de cette armoire. J'y rangeais effectivement mon manteau, mon parapluie et mon cahier. Un jour, il crut que j'avais égaré son cahier, et il me fit une scène, mais [on

sut] par la suite que ce n'était pas vrai, c'est lui-même qui l'avait égaré. Il s'est mal comporté dans cette affaire.

Fr : Votre père et Richard se confondent donc en une seule et même personne dans ce rêve. Vous en voulez à Richard.

J'ai ~~une~~ des épaules (très) hautes : à Paris, mon amie Hedwig n'était pas belle à regarder. Je l'ai vue alors qu'elle était malade, et j'ai pensé qu'il me serait impossible de l'aimer. De même, je me suis dit qu'un corps aussi disgracieux ne pouvait être le fruit du hasard. Moi-même, j'ai de belles épaules qui tombent joliment. Dans ce rêve, je suis un peu méchante.

Route – Dans le rêve de la route, que j'ai fait étant enfant, c'était la même route toute droite. De part et d'autre, il y avait un marécage et d'innombrables mains voulaient m'y attirer. J'ai pensé qu'il y avait un rapport avec ma masturbation.
L'hôtel est un bordel. En me masturbant, je me suis imaginé que je me trouvais dans une maison avec d'autres filles comme moi. Un homme inconnu m'a frappée et a eu un rapport avec moi.

Fr : Qui pouvait bien être cet inconnu ?

— Mon père.
Quand nous nous sommes installés dans la maison où nous sommes actuellement, [je] me suis dit : comme c'est agréable, c'est comme un hôtel. Adolf a eu la même idée que moi dans l'autre maison : le couloir nous semblait ressembler à celui d'un bordel, alors que nous n'en avions encore jamais vu.

Sa maîtresse, qui était très érotique, est devenue prostituée par la suite. Je me dis que si j'étais comme elle, c'est-à-dire si j'avais ses succès et en même temps mon sérieux, alors j'aurais tout.
Ma cousine Margrit est seulement belle ; mais moi, j'ai meilleur caractère, une plus grande énergie, me disais-je.

Fr : Le manteau et le parapluie sont des symboles. — Je sais. — *Fr : Cela signifie donc que vous abandonnez votre masculinité et que vous êtes fière d'être une femme mais qu'après, vous avez honte de l'être.*
Vous avez un complexe de masculinité prononcé.
Peut-être regrettiez-vous d'être une fille lorsque votre frère est né, vous dites bien que votre père l'aimait beaucoup, et qu'en fait c'est lui qu'il aimait le plus.

31 [sic] avril 21

C'est vraisemblablement un homme au mauvais caractère, un don Juan. À son sujet, j'ai dit à ma cousine Margrit ou à Anni Scheidegger : au fond, le cœur de tous les hommes est comme une feuille de lilas. Je veux dire par là qu'il y a quelque chose de bon dans chaque être humain.
Adolf a offert à Helen une bague de jade dont la pierre était en forme de feuille ou de cœur.

— *Fr : Le Don Juan, c'est vous.*

Rêve : Je me trouve dans une mine. Une jeune femme médecin me parle de sa sœur qui est également médecin, elle me dit qu'elle est mariée et qu'elle a 7 garçons

intelligents et une petite fille indolente. Je ne m'en étonne pas. « Avec votre intelligence, il faut s'attendre à cela », dis-je.
Sur le chemin du retour, Papa ou Maman me dit : Tu ne devrais pas raconter à tous les gens que Richard et toi êtes si pauvres que vous ne pouvez même plus manger des noix. Je dis : Mais dans la cure, je dis tout et, de toute façon, je me suis désormais débarrassée de ces préjugés.

Un avis de recherche est lancé contre un voyou, et 2 agents sont à sa poursuite. Il se déguise tantôt en femme, tantôt en homme. Finalement, on met la main sur lui, et la description de l'avis de recherche correspond bien. On peut y lire aussi qu'il louche. Et il louche effectivement. L'agent lui demande : Vous louchez vers la gauche ou vers la droite ? Le voyou louche alors constamment dans la direction opposée, si bien que cet agent stupide ne peut pas mettre la main sur lui.

Maman, j'ai eu une excellente idée en croyant que j'aimais ce Merian[29] !

Analyse :

La mine est le sous-sol du psychisme, l'inconscient. La femme médecin et sa sœur sont moi aussi. J'ai souhaité avoir 7 garçons, et j'ai pensé que je devrais tout de

29. Un camarade d'études.

même aussi avoir une fille. Ces derniers temps, j'ai décidé que je ne voulais pas m'imaginer mes futurs enfants pour ne pas être déçue par la suite. J'aurai probablement ce que je n'aime pas : une fille silencieuse, assise sur une chaise, en train de faire du raccommodage et qui ne manifeste pas le moindre intérêt pour le monde. Qui est donc indolente.
Le voyou, c'est la résistance. Il se déguise tantôt en femme, tantôt en homme, selon ce qu'il est convenu d'appeler le complexe de masculinité. Il louche vers la droite ou vers la gauche : Riklin[30] m'a dit que je devais me séparer de ma mère, et vous, de mon père. Vous et R., vous êtes les fonctionnaires stupides. ~~Quand vous […] de la séparati~~ Le voyou esquive donc en louchant ensuite de l'autre côté ; en ce moment même, il louche en direction de ma mère, puisque vous cherchez tout le temps à dévoiler mes relations amoureuses avec mon père.

[À cet endroit se trouvent quelques caractères barrés illisibles.]

Je n'aimais pas ce Merian, pas le moins du monde. Surtout lorsqu'il m'a envoyé une lettre dans laquelle il ne parlait que de la pluie et du beau temps et de façon très bête.

---

30. Il est possible qu'il s'agisse du psychiatre suisse Franz Riklin (1878-1938). Il a collaboré aux études de Jung sur les associations. Premier secrétaire de l'Association internationale de psychanalyse (IPV), il a été l'éditeur, avec Jung, du *Korrespondenzblatt.* Il a suivi Jung après sa rupture avec Freud. Voir A. Wieser, « Zur frühen Psychoanalyse in Zürich 1900-1914 », *Med. Diss.*, Zürich, 2001, p. 36, 172-175. Une relation entre Anna G. et Franz Riklin n'est pas attestée.

Le sculpteur aussi m'a écrit une lettre stupide qui m'a désenchantée.

Fr : Donc, les hommes ne font pas bonne figure dans ce rêve. Il annonce peut-être que vous voulez désormais laisser revivre la composante homosexuelle.

Autre rêve :

Je vais voir Gertrud Birnstiel[31], je me trouve dans une ville inconnue et je lui raconte que mon médecin, à l'hôpital, m'a conseillé de me faire enfin opérer du ménisque. L'opération a lieu demain. J'ai très peur que mon genou ne s'infecte et ne reste bloqué. Pour l'amour du Ciel, dans ce cas, je ne pourrais plus danser. G. Birnstiel me dit qu'il s'agit là d'une mauvaise décision qui devrait être annulée et qu'il me faudra sûrement rester hospitalisée pendant 2 mois. « Je ne le supporterai pas », mais je sais qu'il est déjà trop tard, puisque tout est déjà décidé.

Analyse :

Je crains qu'il n'y en ait plus beaucoup qui tombent amoureux de moi après l'analyse ; danser et aimer, c'est la même chose. Même maintenant, c'est insupportable sans un être qui m'aime. Selon mes calculs, l'analyse ne va plus durer que 2 mois environ (mi-juillet). Il me semble que j'ai eu une idée folle en venant ici. C'est à grand-peine que je me rappelle que je ne pouvais de toute façon pas faire autrement.

---

31. Une camarade d'études qui fut son amie toute sa vie.

4 mai

Rêve :
Sur le visage, j'avais une tache rouge enflée. Une amie m'a demandé : Cette tache vient-elle des baisers de ton amant ? J'ai répondu : Non, elle vient de la vermine. Je me suis mise à la triturer, et peu à peu en est sorti quelque chose de gris. Je me suis dit : pourvu que je n'en sois pas définitivement défigurée.
Analyse : En réalité, j'ai des taches rouges et des boutons à cause des punaises, et hier, je me suis dit : je suis comme les prisonniers dans *Résurrection*[32] : de la nourriture pour les poux.

32. Allusion au roman de Tolstoï, *Résurrection* (1899).

DEUXIÈME CAHIER

4 mai

Je suis moi aussi emprisonnée, toute seule. Au lieu d'être dévorée par mon amant à force d'amour, je le suis par la vermine.
Une jeune fille est venue au Burghölzli avant mon départ. Cette fille dont Bleuler[1] a établi le diagnostic : prostituée butée. Elle souffrait d'une infection gonorrhéique unilatérale au genou, et Bl. a dit : si seulement les gonocoques pouvaient dévorer entièrement une femme comme elle ! Dans mon rêve, je souhaite une punition pour mes péchés : si seulement la vermine pouvait me dévorer entièrement !
Fr[2] *: En outre, ce rêve a aussi une signification plus profonde. Quand vous pressez la grosseur rouge, cela vous rappelle quelque chose.*

1. Il s'agit d'Eugen Bleuler, le directeur de la clinique psychiatrique du Burghölzli.
2. La mention, dans le manuscrit, est raturée : il est impossible de savoir s'il faut lire « Fr. » ou « Bl. ».

— Mitesser, point noir[3]. La vermine symbolise les enfants.

Freud : Point noir, c'est un terme tout aussi adéquat pour cela, et on en a souvent. D'abord, on le nourrit avec ce qu'on mange, et en plus les enfants, c'est-à-dire tout ce qu'on possède, finissent par nous dévorer. La peur d'être défigurée est justifiée quand les enfants sont nombreux.

Moi : Ce matin, je me suis piqué le doigt, une goutte de sang est apparue et je me suis dit : cela signifie que je souhaite avoir un enfant, la mère de Blanche-Neige s'est piqué le doigt en cousant, et elle souhaitait avoir un enfant !

Fr : Étant donné que la libido s'accumule, puisqu'elle ne peut aller vers l'homme, tous ces désirs se manifestent plus explicitement. C'est aussi le sens de l'abstinence.

5 mai

En rêve, j'aime un homme. Je pense qu'il a beaucoup de points communs avec le sculpteur, et je demande d'où il vient. Il me dit : de Brienz[4], et je me dis : manifestement, les gens de Brienz me plaisent particulièrement. Mais je sais qu'au fond c'est Richard que j'aime, et cela ne me convient pas tout à fait.

---

3. L'allemand *Mitesser*, qui désigne un « point noir », signifie littéralement « celui qui mange avec », sorte de pique-assiette, si l'on veut : cela éclaire les références à la nourriture qui suivent dans le texte et que le français ne peut rendre [NdT].

4. Il s'agit d'une commune dans le district d'Interlaken, canton de Berne.

Analyse : J'aime particulièrement des gens originaires de certaines régions : par exemple du Luxembourg. Je connaissais un assistant au Burghölzli, mais hélas, il était déjà marié, et le jeune prêtre catholique à Londres. Et puis, après, les Norvégiens : à l'âge de 19 ans, pendant un cours de ski, j'ai fait la connaissance d'un Norvégien qui me plaisait beaucoup, et ensuite celle d'un Suédois à Paris, qui lui ressemblait.

J'aime aussi les Bâlois, en fait, plus trop désormais. (Liste des différents individus.) Un jour, il m'a semblé que les Hollandais me plaisaient bien. Pourtant, il me semble qu'ils sont certes fiables et fidèles, mais limités. Je n'aimerais pas épouser un Français.

Freud : Il s'agit là d'un véritable air de Leporello, dans Don Juan. *C'est l'air du catalogue. Mon idée selon laquelle vous vous présentez dans un rêve comme le pendant de Don Juan était donc bien exacte.*

Je crois que c'est pour cela que j'ai peur des chats : je me souviens qu'un jour un enfant m'a touché les parties génitales avec un pelage de chat, sorte de masturbation. Ensuite, lorsque j'ai pris le chat sur mes genoux, je l'ai serré subitement contre moi. Je savais quelle intention était à l'origine de cela, et je me suis dit : et s'il me comprenait finalement ? et j'ai eu peur en le regardant dans les yeux.

Quand Adolf s'est séparé de Ruth, il m'a demandé un jour : tu crois aussi que c'est nécessaire ? J'ai répondu :

oui, j'en suis tout à fait sûre. Ce jour-là, il le lui a dit, et je l'ai entendu pleurer dans sa chambre. Cela me fendit le cœur d'une manière affreuse. La nuit suivante, j'ai fait un rêve : Grand-Papa (en réalité, il était mort six mois plus tôt environ) était allongé sur son lit, tout jaune, tel un mourant. Je me suis approchée du lit et je l'ai étranglé. Il s'est rendu compte de mon intention et m'a regardée avec ses yeux, terribles, mais je l'ai fait malgré tout.

Quand je me suis réveillée, je n'ai pu m'empêcher de pleurer et j'ai pensé que cela signifiait que j'avais donné le coup de grâce à l'amour agonisant d'Adolf. Ses yeux étaient affreux. C'était une peur similaire à celle que j'ai ressentie face au regard du chat, quand j'ai eu peur aussi qu'il me comprenne.

Fr : Ce rêve me semble particulièrement important.

[Le reste de la page est vide, et les huit pages suivantes sont blanches. La mention ci-après figure seule au bas d'une page.]

Je me retire de F.

Rêve : Je me rends à une conférence sur les autochistes

Combinaison { masochiste / autiste, éventuellement auto-érotiste

Aujourd'hui, j'ai dansé devant la glace, comme lorsque j'étais enfant, puisque désormais je suis à nouveau seule.

Fr : Vous aviez pitié de votre frère qui a été battu par son père (donc, à proprement parler, le désir d'être à sa place). Tous ces objets, ces mutilés sont en partie des substituts. ~~Mais~~ Maintenant que vous retirez votre libido de Fr., cette pitié se reporte sur vous-même (automasochiste). À l'origine, votre immense pitié se portait sur vous-même. Ainsi, la pitié démesurée à l'égard des autres peut désormais être maîtrisée, car au fond, elle provient du moi. Vous étiez la défavorisée. C'est votre mère qui a eu un enfant, au lieu que ce soit vous. Ensuite, vous avez voulu tout de même[5] *être comme votre frère. Soit [être] une femme et avoir un enfant, soit être un homme doté d'un pénis. Dans la strate ~~prof~~ encore plus profonde, ce qui est petit est bel et bien la même chose :*

{ enfant
{ pénis[6].

Vous étiez raccourcie, au sens propre comme au figuré, d'où la pitié à l'égard de tous les mutilés, particulièrement les châtrés, c'est-à-dire ~~seulement~~ par exemple les aveugles, comme Fr., les borgnes (déesse à qui il manque un bras[7]*). Le désir énorme d'être un homme, c'est-à-dire de posséder un pénis, se manifeste dans cette obsession d'être amoureuse.*

Le matériau est comme ce tuf dont sont faits les merveilleux bâtiments romains, de la lave figée dont on peut faire tout ce qu'on veut. Simplement, il se produit souvent une éruption, puisque c'est un volcan. Des passions énormes, mais aussi un calme extraordinaire. Clair comme de l'eau de source…

---

5. Graphie incertaine : *doch* (tout de même) ou *noch* (encore, en outre).
6. Voir S. Freud, *L'Interprétation des rêves* [1900], trad. de l'allemand par I. Meyerson, révisée par D. Berger, PUF, 1967. p. 307.
7. Allusion à la *Vénus de Milo*, au musée du Louvre qu'Anna G. a souvent visité.

Rêve : 10 juin :
France[8] me donne de la saccharine. Je lui dis : Merci, je renonce.

Rêve du 11 juin.
Je suis assise dans un train express qui entre dans une grande gare, dans une ville inconnue. Les gens crient : *Boche, sale boche*[9] ! Je me dis : c'est la première fois que cela m'arrive. Puis je me retrouve avec Adolf à la douane, au milieu d'une cohue. Un homme aveugle, relativement âgé, est assis derrière moi et me presse contre lui. Je suis mal à l'aise, et je crois qu'Adolf dit : quand il ouvre grand les yeux, qu'il les écarquille, on ne voit pas qu'il est aveugle (il fait cela exprès, pour simuler). Ensuite, nous nous retrouvons près d'une fonctionnaire des douanes, et nous cherchons mon manteau qui est égaré. J'y tiens beaucoup, mais nous ne le retrouvons pas. Adolf, me semble-t-il, est un peu maladroit.
Ensuite, nous sommes à la maison, vraisemblablement dans l'appartement au n° 1 de la Weinbergstrasse[10] ~~ou éventuellement un peu plus tôt~~, et Berta nous aide à chercher le manteau. Je suis contente de lui dire tu, mais le manteau reste introuvable.

1. Je renonce donc à l'ersatz de sucre, c'est-à-dire aux caresses qui ne sont qu'un succédané.

8. Un ami viennois.
9. En français dans le texte [NdT].
10. Une rue de Zurich où se trouve l'appartement de la famille d'Anna G.

2. Les gens crient *sale boche* ! C'est-à-dire : ce qui déplaît à ces Slovènes[11], ils considèrent cette part de résistance ou de maîtrise de soi comme une qualité typiquement *boche*, un esprit pratique incapable de s'élever un tant soit peu. *Sale* – France m'a fait comprendre que ses camarades me prennent pour la maîtresse de S. [sic] ou pour la sienne.
L'homme assis derrière moi, c'est mon père, manifestement châtré pour le punir du baiser. Quand il ouvre grand les yeux, on ne voit pas qu'il est aveugle. En réalité, mon père est incapable d'ouvrir grand les yeux.
Je cherche mon manteau, c'est-à-dire ma virilité, éventuellement ~~la~~ un homme. Berta aimait mon frère davantage, car c'était un garçon.
Comment se fait-il qu'elle m'aide ?

Par la suite, il m'est venu un rêve, il y avait une grande blatte noire au plafond, très haut au-dessus de moi, et j'avais peur qu'elle ne me tombe dessus. J'étais dans mon lit. Freud était là lui aussi.
La blatte est un enfant, à savoir « Je viens à vous du haut des cieux[12] », un enfant Jésus, reçu de Dieu.
Quand je lui fais part de mes craintes, France me dit que le liquide séminal pourrait traverser l'étoffe, ce serait comme s'il avait été conçu par le Saint-Esprit. Donc, la blatte est en même temps de lui. D'ailleurs,

11. Terme peu clair, à entendre peut-être dans un sens péjoratif [NdT].
12. Cantique *Vom Himmel hoch, da komm' ich her*, de Martin Luther (1539), annonçant la naissance du Christ [NdT].

elle est tellement grande. Ou alors, le cafard est grand parce qu'il est surnaturel, comme un enfant du Saint-Esprit.
C'est aussi l'enfant de mon père, car Fr., en tant que substitut du père, est présent dans la pièce.

14 juin

Rêve :
2 petits garçons sautillaient dans un jardin sur une pente ~~dans~~. Il y avait là un genre de grottes avec des stalactites. J'avais peur qu'ils ne dérapent.
Une dame m'a demandé où j'habitais, elle était juvénile, blonde, légèrement maquillée. Je lui ai parlé de la pension Döbling[13]. Ensuite, ~~je vis~~ j'ai appris que c'était la patronne de la pension en personne, qui est bien plus âgée. J'étais indignée par cette comédie et étonnée de ne pas l'avoir tout de même reconnue. Mais ma grand-mère elle-même ne l'avait pas reconnue. (Elle vivait dans mon rêve.)
Ensuite, j'ai regardé la dame, j'ai ôté mon pince-nez et l'ai considérée par la lorgnette.
Les 2 petits garçons sont le membre viril.
Fr : Il y en a deux, souvent pour exprimer une castration.
J'ai peur que le membre de France ne glisse à l'intérieur de mon vagin. Pour le punir, il sera châtré. La dame ressemble

13. Il s'agit d'une pension de famille sise au numéro 27 de la Hofzeile, dans le XIXe arrondissement de Vienne, où descendaient aussi d'autres analysants de Freud.

à Minka[14], blonde, légèrement maquillée. Comme la sœur de Richard qui jouait beaucoup la comédie.

Fr : En réalité, c'est vous-même qui vous êtes mal comportée vis-à-vis de Minka.

Dans le rêve j'inverse cela. La patronne de la pension est ma mère qui se présente là comme une rivale. ~~La~~
« Ma grand-mère non plus n'a pas vu la (ma) comédie » : un jour que j'étais chez elle, à l'âge de 5 ans environ, j'étais dans le jardin d'Ernst Israel[15]. Le soir, avant d'aller dormir. Dans sa remise, il a soulevé ma robe et m'a touchée. Quand je suis remontée, Grand-Mère m'a dit : Qu'est-ce que tu as fait ? Je voyais qu'elle était au courant de tout, même si je n'arrivais pas à m'expliquer comment, du haut de la véranda, elle pouvait regarder à l'intérieur de la remise. Hier, France m'a embrassée dans l'escalier devant la pension qui est couverte de feuilles de vigne elle aussi.
« Ma grand-mère aurait donc déjà percé à jour ~~le~~ mon comportement », qui est inversé dans mon rêve, de la même manière que la comédie est reportée sur l'autre partie de ma personne.
~~Hier~~ Aujourd'hui une scène d'amour a de nouveau eu lieu entre Fr. et moi.

Rêve 1. 16 juin

J'ai raconté mot pour mot à quelqu'un ce que la danseuse m'a dit hier : par exemple qu'elle prenait Minka pour ma mère.

14. Non identifiée.
15. Non identifié.

Mme Lüchinger[16] répond : un petit singe que l'on enlève au climat méridional de son pays pour le ramener ici prend un tout autre visage (malheureux, ratatiné de façon un peu maladive, dit-elle).

— Explication : La danseuse m'a raconté, par exemple, qu'elle prenait Minka pour ma mère.

Fr : Les gens sont extraordinairement inventifs quand ils s'abandonnent à leur inconscient.

Mme Lüchinger répond : c'est la seule femme qui constitue une certaine concurrence pour sa fille.

Fr : Elle recourt donc à la patronne de la pension – la mère du rêve d'hier –, qui était elle aussi une concurrence.

Additif : au sujet du rêve d'hier : j'ai observé la patronne de la pension par la lorgnette, pour la contrarier. Clairement un signe de défi. Le petit singe : Minka, me dis-je, était tout à fait charmante dans son pays. Ici, dans cet environnement étranger, elle a déraillé et elle est devenue triste. Ce matin, France a fait des projets quant à ce que nous allions faire, à la façon dont nous souhaitions vivre ensemble en Sibérie. Je m'imagine la Sibérie très froide, si bien qu'on pourrait considérer la Suisse comme une patrie méridionale. « L'envie de rire me passerait alors sûrement. »

Le petit singe me rappelle aussi celui qui se trouvait sur le bureau de ma grand-mère. Je me demandais

16. Une connaissance des parents d'Anna G. ; son mari était un partenaire d'affaires de son père.

constamment : que pense le petit singe de moi, à présent ? Il pourrait être triste, maintenant.

Rêve : Un animal affreux, une sorte de cafard ~~avec des ailes~~ dans l'air, et il veut me piquer. Il a le corps d'une crevette et 2 cornes, comme un escargot. Je me dis « cerf-volant ». De même qu'un cerf languit après l'eau, mon âme est assoiffée de Dieu[17]. Je n'ai encore jamais entendu une biche languir après l'amour [X] [cette croix renvoie au paragraphe suivant]. L'animal vole comme le ver luisant du conte chinois qui avait été un dieu et s'est engouffré dans la bouche d'une femme qu'il a fécondée[18]. Il a 2 cornes – castration. Un corps comme celui d'un petit crabe – les crabes se déplacent à reculons. Le membre monte contre la pesanteur et donc contre la nature.

[X] Carbonate d'ammonium[19] : laxatif ou vomitif, et donc abortif. Hier, débat au sujet de l'avortement « Contre la nature » s'y rapporte.

— Alors que j'avais 4 ans, j'ai appelé Papa, une nuit, je sentais quelque chose de dur au-dessous de moi. Il est venu, c'était une crotte. J'étais fière et n'avais pas honte du tout, malgré mon âge, ce qui m'a étonnée plus tard. Ce cadeau était manifestement un enfant.

---

17. Psaume 42, 1 : « Comme languit une biche/après les eaux vives,/Ainsi languit mon âme/vers toi, mon Dieu » (La Bible de Jérusalem, Paris, Cerf, 2000, p. 915).
18. Source non identifiée.
19. Le terme allemand désignant le carbonate d'ammonium est *Hirschhornsalz*, littéralement : sel de corne de cerf, à rapprocher donc du cerf-volant et des cornes de l'escargot [NdT].

Rêve : Je suis assise dans un train en compagnie de Minka et d'un jeune homme (France ou Tag[20]). ~~Il m'achète~~ Traversée du Rhin vers l'Allemagne. Le paysage est d'une beauté indescriptible, de grands arbres sombres, tout revêt un profond éclat car il pleut, une pluie étrangement chatoyante. Le jeune homme m'achète un journal, une sorte de journal humoristique qui est très bête. À l'intérieur se trouve une histoire illustrée :
« De la manière de retenir un amant impétueux. » Tout cela était idiot. ~~On~~ C'était un procédé très compliqué. On lui donne une sorte de sarbacane (Busch)[21] dont il sort du feu. (En tout cas, il est alors incapable d'embrasser.)
Dans mon rêve, je raconte cela à Freud et, quand il me demande pourquoi donc je l'ai laissé m'acheter ce journal, je dis : Que voulez-vous, je manque tellement d'autonomie.
Le rêve est une façon de tourner en dérision les conseils de F~~r~~, qui sont qualifiés d'idiots.
Je fais précisément tout le contraire, en effet, je pars même avec Fr. en voyage de noces, car la présence de Minka est une preuve supplémentaire, étant donné que les personnes qui constituent l'obstacle sont présentes dans le rêve pour masquer[22] l'événement.
R. voulait partir en voyage de noces avec moi en Allemagne. Ce beau paysage avec cette pluie fécondante est vu à travers la lumière étrange d'une passion.

F : Vous êtes sous l'emprise du défi à vos parents.

20. Non identifié.
21. Probablement une allusion au récit de Wilhelm Busch *Das Pusterohr* (« *La Sarbacane* »). Anna G. connaissait pratiquement par cœur les œuvres de Busch.
22. Éventuellement : « marquer ».

(Il croit que cet amour peut s'expliquer en majeure partie par là, mais ce n'est pas vrai, ô mon Dieu. Comme je l'aime.)

19. Rêve :
Fr. a commis un vol, nous sommes dans la rue et devons fuir pour cette raison. Nous voulons prendre un tram, mais je dis qu'une voiture c'est mieux, elle est plus rapide. Ensuite nous nous trouvons dans une maison, et je veux enfiler d'autres vêtements par-dessus ou sous les miens pour qu'on ne me reconnaisse pas. Mais une fois que je l'ai fait, j'ai trop chaud, je ne le supporte pas.
[X] Un policier nous poursuit[23].

23. Les notes du journal s'interrompent à cet endroit, au beau milieu d'une page.

« LE PROFESSEUR FREUD DEMANDE DE LA TOLÉRANCE ! » ET : DES POINTS DE SUSPENSION QUI ONT AGITÉ LE DIVAN ET LA POLITIQUE[1]

Karl Fallend

Durant la Première Guerre mondiale, la psychanalyse a pratiquement connu une phase de stagnation. De nombreux analystes étaient sous les drapeaux ou vivaient dans des pays désormais ennemis. Ce qui empêchait les échanges intellectuels et les travaux scientifiques fructueux, c'était avant tout les pénuries diverses dont souffrait l'Autriche. Pourtant, vers la fin de la guerre, et de façon assez étonnante, la psychanalyse sembla être assurée de trouver une première reconnaissance dans cette société postmonarchique. En effet, Freud et ses partisans obtenaient de meilleurs résultats que la psychiatrie classique dans le traitement des névroses de guerre. Les administrations des armées allemande, autrichienne et hongroise commencèrent donc à « envisager sérieusement la création de leurs propres services psychanalytiques au sein de leurs armées respectives, et seule la fin de la guerre les a empêchées de

1. Comme toujours, mais cette fois de façon très particulière, j'adresse tous mes remerciements à ma compagne Gabriella Hauch pour ses critiques féministes et pour son soutien.

mettre ce projet à exécution [...]. En tout cas, l'expérience de la guerre a grandement contribué à la diffusion de la psychanalyse et à l'intérêt qu'elle suscitait[2] ». Cependant, un engagement sous le patronage des militaires fut finalement épargné aux psychanalystes. Mais l'engouement mondial pour la psychanalyse a modifié son destin : le petit cercle regroupant des scientifiques un peu bizarres s'est progressivement transformé en mouvement international.

Au cours de la seule année 1921, des Sud-Africains, des Australiens, des Bulgares, des Brésiliens ou des Indiens manifestèrent leur intérêt pour la psychanalyse. Le nombre d'étrangers venant participer aux sessions de l'Association psychanalytique de Vienne était si important qu'il fallut procéder, le 13 juin 1922, à une modification de ses statuts. En effet, en tant qu'institution, la psychanalyse connut après la Première Guerre mondiale le développement le plus rapide de son histoire. Le riche industriel hongrois Anton von Freund fit don d'une partie de sa fortune au mouvement psychanalytique, et permit ainsi à Freud de réaliser l'un de ses rêves les plus chers : la création, en 1919, d'une maison d'édition dédiée à la psychanalyse. Les élections municipales de Vienne, le 4 mai 1919, qui virent les sociaux-démocrates obtenir la majorité absolue, marquèrent le début de la mise en œuvre de la politique sociale austromarxiste : sous le nom de « Vienne rouge », ce projet devait connaître une renommée mondiale grâce à son imposant programme de construction d'habitat social.

2. S. Ferenczi, *Internationale Zeitschrift für Psychoanalyse*, 1920, p. 382.

La réforme de la santé et de l'assistance sociale engagée par le conseiller municipal social-démocrate Julius Tandler conduisit rapidement à la création, dans la ville de Vienne, de bureaux de consultations conjugales, de cliniques dentaires scolaires, de consultations pour problèmes d'alcoolisme, maladies vénériennes, etc. Les psychanalystes figuraient aussi dans cette liste : suivant l'exemple de leurs collègues berlinois, ils projetèrent au début de 1920 la création d'une consultation psychanalytique ambulatoire qui fut inaugurée en 1922. Sur le plan professionnel, le « psychanalyste » se forgeait ainsi une nouvelle image. Dans le même temps s'est posée la question de sa formation : qui est autorisé à se déclarer psychanalyste ? Selon quels critères doit-on procéder au recrutement de nouveaux membres ? Les démarches visant à une institutionnalisation du mouvement étaient ardemment discutées, comme ce fut le cas lors du congrès international de Psychanalyse à La Haye, en 1920. L'internationalisation, l'institutionnalisation, la professionnalisation : tel était le triptyque qui définissait l'engagement boulimique des psychanalystes après les années de vaches maigres de la guerre. Ils luttaient apparemment avec obstination contre la situation sociale, économique et politique plus qu'incertaine de l'après-guerre, marquée par la peur du chaos et de l'anarchie.

Lorsque Anna G. quitta Zurich pour Vienne, à la fin du mois de mars 1921, elle se doutait sûrement, grâce à sa propre expérience, de ce qui l'attendait dans la métropole de l'ancienne monarchie austro-hongroise. La Suisse avait en effet connu divers mouvements de protestation durant la guerre. Ainsi, en novembre 1917, des manifestations monstres avaient eu lieu à Zurich pour exiger la libération du pacifiste Max Dätwyler. La violente répression policière se solda par plusieurs morts[3]. Même la Suisse neutre des années de guerre dut organiser des soupes populaires pour remédier aux pénuries alimentaires. Le mécontentement croissant de la population se traduisit, en octobre et novembre 1918, par une impressionnante manifestation à Zurich et par une grève générale qui toucha l'ensemble du pays. L'armée y mit un terme au bout de quelques jours. En 1919, le parti social-démocrate devint la deuxième force politique du Conseil national[4].

À Zurich, Anna G. assista sûrement à ces manifestations de rue. Le mouvement, parti de Russie, avait étendu ses ramifications dans toute l'Europe et trouva un écho particulier dans l'État minuscule qu'était devenue l'Autriche après 1918.

La victoire de la révolution russe de 1917 encouragea les soulèvements populaires à Munich, Brême et Berlin. La révolution spartakiste fut réprimée, Karl Liebknecht et Rosa Luxemburg furent assassinés. À Budapest, en 1919, les socialistes et les communistes dirigés par Béla Kun prirent brièvement le pouvoir grâce à des conseils ouvriers. La monarchie habsbourgeoise s'était effondrée. Après plus de six décennies passées au pouvoir, la figure paternelle de François-Joseph, symbole de stabilité, appartenait désormais à l'histoire et n'avait pas trouvé de remplaçant.

---

3. E. Teslin, *Massenpsychologie und Selbsterkenntnis*, Olten (Verlag), 1919, p. 1-26.
4. Il s'agit de la chambre basse du Parlement helvétique [NdT].

La situation de l'Autriche, au bord de la faillite, n'était pas loin de ressembler à celle de ce que nous appelons aujourd'hui le tiers-monde. La famine, la tuberculose et les épidémies faisaient rage. La pénurie de charbon empêchait de chauffer les logements. Entre 1914 et 1921, le coût de la vie avait été multiplié par cent cinquante, alors que les salaires l'avaient été seulement par quarante. L'inflation galopait, les banques ne parvenaient pas à imprimer des quantités suffisantes de billets, et il n'était pas rare que les membres de la bourgeoisie viennoise, autrefois si puissante, fussent contraints de vendre bijoux et tableaux de maîtres pour survivre[5]. Sigmund Freud aussi avait perdu toute sa fortune. C'est seulement grâce à ses patients étrangers – et à leurs devises – qu'il parvint à survivre et à reconstituer peu à peu son épargne. Mais ce sont surtout des confrères américains comme Horace Frink ou Monroe Meyer qui ont aidé Freud à recouvrer un tiers de sa fortune d'avant guerre, comme le précise Otto Rank dans une circulaire du comité, le 1er mars 1921[6].

Après « les derniers jours de l'humanité » (Karl Kraus, 1919), les hordes des perdants de la guerre

---

5. Voir A. Pfoser, K. Pfoser-Schewig, G. Renner, *Schnitzlers « Reigen »*, tome I, *Der Skandal*, Frankfurt am Main, Fischer Verlag, 1993, p. 82 *sqq*.
6. 1er mars 1921, Otto Rank Collection, Columbia University, New York.
Le franc Suisse, monnaie forte, explique certainement pour une part pourquoi Freud a accepté l'analyse d'Anna G. Il me semble aussi que la relation intense avec cette jeune consœur lui a comme permis de se rapprocher de l'univers de sa fille bien-aimée, Sophie, décédée un an plus tôt, le 26 janvier 1920, à l'âge de vingt-six ans.

étaient à présent victimes de la pauvreté et de la faim, incertains de l'avenir et de ce qui succéderait à la monarchie qui avait présidé aux destinées du pays pendant des siècles. Rares étaient ceux qui croyaient que ce nouvel État réduit à une peau de chagrin serait viable. Lors de certains référendums, comme au Tyrol (avril 1921) ou à Salzbourg (mai 1921)[7], la population se prononça à plus de quatre-vingt-dix pour cent pour un rattachement du pays à l'Allemagne.

Dans quel monde vivons-nous désormais ? Telle était la question centrale qui se posait en Autriche dans les années suivant la fin de la Première Guerre mondiale. La réponse fut donnée par des grèves, des manifestations et des mouvements de masse, des phénomènes sociaux dont la violence et la fréquence suscitèrent chez beaucoup de citoyens l'enthousiasme et l'espoir, mais aussi des sentiments d'insécurité et de peur que Freud et ses élèves analysèrent avec leur arsenal théorique.

En mars 1919, à un moment où la phase de la révolution sociale était en passe d'atteindre son apogée, Paul Federn fut le premier à publier dans le journal économique *Österreichischer Volkswirt* (« L'économiste autrichien ») une analyse psychologique de l'organisation en conseils ouvriers. Cette analyse s'intitule « Sur la psychologie de la Révolution. La société sans père ». Pour Federn, la relation père-enfant était la base affective

7. Voir l'*Arbeiter-Zeitung* du 25 avril 1921 (« Le référendum du Tyrol : oui au rattachement. Immense participation – près de quatre-vingt-dix-neuf pour cent se prononcent pour l'Allemagne ») et du 30 mai 1921 (« Le référendum à Salzbourg. C'est un oui presque unanime »).

de toute relation d'autorité et se reflétait de façon virulente dans les mouvements politiques. Même après la chute du véritable père, François-Joseph, le désir de bénéficier de la protection, du pouvoir et de la grandeur paternels demeurait le critère déterminant pour se choisir une nouvelle figure tutélaire. Federn voyait une possibilité de changement dans la nouvelle forme d'organisation des conseils révolutionnaires : celle-ci procède de la base dont elle reçoit ses impulsions, et son système psychologique inconscient est celui des rapports fraternels – le véritable problème psychologique à résoudre étant de parvenir à instaurer un ordre social non patriarcal[8]. Mais Federn avait conscience que le temps de l'histoire s'inscrit dans le long terme. Il l'exprima grâce à une simple observation : un vieux camarade qu'il avait entendu, au cours d'une intervention enlevée, énoncer avec force et conviction les exigences les plus radicales, trébucha une vingtaine de fois en quelques phrases le jour où l'Empereur abdiqua. « L'enfant fidèle à l'Empereur qui était en lui a laissé sans voix – comme on dit vulgairement – l'homme social-démocrate[9]. » Paul Federn, lui-même militant de gauche, considérait que la social-démocratie avait évolué dans le bon sens parce qu'elle avait satisfait son besoin d'un père idéal en la personne de Victor Adler, le fondateur du parti, pour les membres duquel son fils Fritz Adler était un héros : l'attentat qu'il avait perpétré

8. P. Federn, « Zur Psychologie der Revolution : Die vaterlose Gesellschaft », *in* H. Dahmer (éd.), *Analytische Sozialpsychologie*, tome I, Frankfurt am Main, Suhrkamp, 1980, p. 76.
9. *Ibid.*, p. 72.

contre le comte Stürgkh, le chef du gouvernement, était à leurs yeux l'expression de leur opposition véhémente au vieil État autoritariste[10].

Après la parution de cette analyse de la révolution, Freud a très probablement commencé à envisager de consacrer une étude à la psychologie des foules. Le 12 mai 1919, il écrivait à son ami Sándor Ferenczi qu'il avait pensé à « une idée simple qui servirait de fondement psychanalytique à la psychologie collective[11] ». Il en résulta un essai qui, malgré quelques longues interruptions, devait s'étoffer peu à peu et devenir un livre – pendant la même période, en effet, il travaillait à « Au-delà du principe de plaisir ». L'ouvrage parut finalement en août 1921[12] : on peut donc en déduire que Freud y a travaillé pendant l'analyse d'Anna G.

Freud débute son étude en rejetant radicalement la dichotomisation de l'individu et de la masse : « L'opposition entre la psychologie sociale, ou psychologie des foules, qui peut bien à première vue nous paraître très importante, perd beaucoup de son acuité si on l'examine

10. *Ibid.*, p. 75.
11. E. Jones, *La Vie et l'Œuvre de Sigmund Freud*, tome III [1961], trad. de l'anglais par A. Berman, Paris, PUF, 1992, p. 47.
12. La diffusion du travail de Freud traduit également l'intérêt que l'on portait à cette époque au phénomène des masses. Une deuxième édition de « Psychologie des foules et analyse du moi » parut dès 1924, ce qui porta le nombre d'exemplaires à dix mille. En 1922 fut publiée la traduction anglaise. En 1923, l'édition russe était « en préparation », mais elle ne vit jamais le jour : l'influence de Staline se faisait déjà sentir, notamment par la distance radicale qu'il avait prise par rapport à la psychanalyse si chère à Léon Trotski. L'année 1924 vit la publication des versions française, espagnole et néerlandaise, et enfin, en 1929, de la version japonaise.

à fond. [...] et de ce fait la psychologie individuelle est aussi, d'emblée et simultanément, une psychologie sociale[13]. » Il explique que des relations érotiques qu'il qualifie de « libido inhibée quant à son but » relient les individus d'un groupe tant horizontalement que verticalement. Prenant l'exemple de deux « foules artificielles » – l'Église et l'armée[14], Freud analyse la dynamique psychologique du « règne d'une illusion », à savoir qu'un chef aime tout le monde de la même manière. Chaque individu est lié de façon libidinale d'une part au chef – le Christ ou le général –, et d'autre part à tous les autres individus inclus dans la masse. Selon Freud, la menace d'une dissolution de ce lien érotique conduit à des craintes et des sentiments de panique absurdes, au sens d'une peur collective, qui paraît analogue à l'angoisse névrotique de l'individu lors de la rupture d'un lien sentimental. La défense vis-à-vis de cette peur contribue au renforcement du lien et dirige les impulsions hostiles vers l'extérieur : « [...] c'est pourquoi il faut qu'une religion, même si elle s'appelle la religion d'amour, soit dure et sans amour envers ceux qui ne lui appartiennent pas[15] ».

---

13. S. Freud, « Psychologie des foules et analyse du moi » [1921], in *Essais de psychanalyse*, trad. de l'allemand sous la responsabilité d'A. Bourguignon, Paris, Payot, 1981, p. 137.
14. Comme le montre Mario Erdheim (*Die gesellschaftliche Produktion von Unbewusstheit. Eine Einführung in den ethnopsychoanalytischen Prozeß*, Frankfurt am Main, Suhrkamp, 1982), la « psychologie des foules » de Freud doit être entendue avant tout comme une psychologie des institutions, c'est-à-dire comme une critique des institutions. Il étudie certes l'Église et l'armée, mais pas le phénomène des partis politiques, pourtant constamment présent en filigrane.
15. S. Freud, « Psychologie des foules et analyse du moi » [1921], in *Essais de psychanalyse*, *op. cit.*, p. 179.

Ici, Freud apparaît comme un contempteur absolu des religions et, quand on considère les évolutions du stalinisme en Russie, son analyse prend carrément des accents prophétiques lorsqu'il poursuit :

> Au fond, chaque religion est bien une telle religion d'amour pour tous ceux qu'elle englobe et chacune tend vers la cruauté et l'intolérance à l'encontre de ceux qui ne lui appartiennent pas. [...] Que cette intolérance ne se manifeste plus aujourd'hui avec autant de violence et de cruauté qu'aux siècles antérieurs autorise à peine à conclure à un adoucissement des mœurs des hommes. La cause en est à rechercher bien plutôt dans l'indéniable affaiblissement des sentiments religieux et des liens libidinaux qui en dépendent. Si un autre lien à la foule prend la place du lien religieux, ce à quoi le lien socialiste semble actuellement parvenir, il en résultera la même intolérance envers ceux de l'extérieur qu'au temps des guerres de religion[16] [...].

Avec ses réflexions sur la « Psychologie des foules », Freud prenait le pouls de son époque, tant il est vrai que les phénomènes et les processus psychiques étaient au centre de ses préoccupations et de ses observations quotidiennes de la vie politique. La montée en puissance de certains partis et leur transformation en organisations de masse, l'ampleur de leur action dans la vie publique, parfois par-delà les frontières, étaient des phénomènes sociaux totalement nouveaux sous cette forme. Après la fin de la guerre, Freud et la plupart de ses collègues avaient dépassé le zénith de leur vie et demeuraient intellectuellement liés au monde d'hier – celui

16. *Ibid.*

évoqué dans l'œuvre éponyme de Stefan Zweig. L'arrivée de jeunes étudiants, et surtout d'étudiantes, dans les débats organisés régulièrement par l'Association viennoise de psychanalyse ne signifiait pas uniquement un changement de génération : c'était l'intrusion d'idées nouvelles qui devaient changer radicalement le monde. Et ces voix – celles de la jeunesse et des femmes – n'avaient pas été entendues pendant des siècles : on pouvait noter dans la répression que ces deux groupes avaient subie des analogies que le chef du mouvement radical de la jeunesse viennoise et futur psychanalyste Siegfried Bernfeld avait déjà constatées dans une brochure de 1914[17] : « Les idées de la nouvelle jeunesse et celles des femmes modernes se rencontraient et se déterminaient mutuellement[18]. » La liberté, l'émancipation et l'autodétermination dans tous les aspects de la vie englobaient les idéaux d'une avant-garde surtout urbaine qui mesurait la nouvelle République à l'aune de ses revendications. Freud et ses collègues ont dû se confronter à eux. Un an à peine avant qu'Anna G. débute son analyse avec Freud, le compagnon d'armes de Bernfeld – l'étudiant en médecine Otto Fenichel – fit un exposé, le 2 juin 1920, devant l'Association viennoise de psychanalyse sur les « questions sexuelles dans le mouvement de la jeunesse ». Au cours du débat, Freud se montra certes irrité, mais il fit preuve de

17. K. Fallend, « Von der Jugendbewegung zur Psychoanalyse », *in* J. Reichmayr (éd.), *Siegfried Bernfeld oder die Grenzen der Psychoanalyse*, Frankfurt am Main, Stroemfeld, 1992, p. 48-69.

18. S. Bernfeld, *Die neue Jugend und die Frauen*, Wien, Leipzig, Kamoenenverlag, 1914, p. 34.

tolérance et d'ouverture d'esprit. Dans le procès-verbal de cette réunion, on peut lire : « Le professeur Freud se sent à l'écart des problèmes de notre époque. Il considère que, dans l'ordre social actuel, il n'existe aucun remède : l'abstinence, certes, mais en protestant ! Exigez la tolérance ! », et un peu plus loin dans ce procès-verbal, on lit : « Effet de l'ascèse des jeunes : elle produit des hommes énergiques, les effets se font sentir dans la déformation des caractères, pas dans les névroses, par exemple en Suisse. C'est la conséquence de la grande restriction sexuelle[19]. » Il est difficile de situer cette remarque stéréotypée. Elle repose certainement sur des expériences qu'il a connues de cette « morale sexuelle culturelle » répressive, qu'il a aussi pu constater un peu plus tard chez ses confrères psychanalystes helvétiques.

Georg Groddeck, médecin, réformateur social et écrivain originaire de Baden-Baden en Allemagne, était l'un de ces « originaux, de ces rêveurs et de ces êtres sensibles[20] » parmi les psychanalystes pour lesquels Freud avait une sympathie particulière. Il avait fait scandale avec un roman, *Der Seelensucher* (*Le Chercheur d'âmes*), paru au début de 1921 au Internationaler psychoanalytischer Verlag ; un roman tout à fait du goût de Freud, notamment lorsque le héros Thomas Weltlein s'écrie : « Regarde comme la terre est vaste et

19. K. Fallend, *Sonderlinge, Träumer, Sensitive : Psychoanalyse auf dem Weg zur Institution und Profession*, Protokolle der Wiener Psychoanalytischen Vereinigung und biographische Studien, Wien, Jugend & Volk, 1995, p. 200 *sqq.*
20. S. Freud, A. Freud, *Briefwechsel 1904-1938*, I. Meyer-Palmedo (éd.), Frankfurt am Main, Fischer Verlag, 2006.

comme sont minuscules les petites choses qui te semblent si importantes ; regarde autour de toi : le petit plaisir que te fait la sexualité, tu peux le trouver partout. Le monde en regorge[21]. » Freud s'amusait de la pudibonderie de ses collègues analystes que ce livre scandalisait parce qu'ils voulaient en quelque sorte préserver l'image de leur profession. Le 23 janvier 1921, il écrit à Eitingon : « Je m'amuse beaucoup du "secouement de tête" général que suscite le roman de Groddeck auprès des analystes, même dans notre cercle restreint. Cela ne m'étonne pas des Suisses, ces hypocrites, ou de l'anagogue Silberer, mais pour le reste je ne peux me départir de mon impression : c'est un régal, même si c'est du caviar pour le peuple, l'œuvre d'un esprit se situant au niveau de Rabelais[22]. »

De telles louanges n'étaient pas quotidiennes, ni d'ailleurs les raisons pour lesquelles l'amusement de Freud ne tarda pas à se transformer en irritation. Après une séance de protestation de l'Association suisse de psychanalyse, une missive assez sèche arriva aux bureaux de Pyschoanalytischer Verlag à Vienne qui était sans précédent dans l'histoire de la psychanalyse. Pour la première fois, anticipant la censure officielle, un groupe régional se prononçait officiellement pour l'interdiction d'une œuvre psychanalytique, en l'occurrence celle du *Chercheur*

21. G. Groddeck, *Der Seelensucher. Ein psychoanalytischer Roman* [1921], Wiesbaden, München, Limes Verlag, 1983 (nous n'avons pas retrouvé le passage dans la traduction française : *Le Chercheur d'âmes*, trad. de l'allemand par R. Lewinter, Paris, Gallimard, 1982).
22. S. Freud, M. Eitingon, *Correspondance, 1906-1939*, trad. de l'allemand par O. Mannoni, Paris, Hachette, 2009.

d'âmes de Groddeck. Voilà qui dépassait les bornes. Le 28 février 1921, Freud et Otto Rank rédigèrent au nom de l'éditeur une lettre de dix pages qui fut adressée à l'Association suisse de psychanalyse : elle était sans équivoque et devait rester sans réponse. On pouvait y lire de façon on ne peut plus claire que Freud et Rank seraient vraiment désolés s'ils devaient considérer « que [leurs] collègues suisses n'[avaient] accepté [leur] psychanalyse que dans le but de réserver à son contenu sexuel un enterrement de première classe par leur silence solennel, et ils [espéraient] que tel n'[était] pas le cas[23] ».

Ce ne sont pas les différences d'appréciation morales ou éthiques, voire littéraires qui étaient en jeu. Les confrères helvétiques avaient eu le front de s'en prendre aux fondements mêmes de la psychanalyse. En outre, il ne semble pas aberrant de supposer qu'Anna G. s'était rendue à Vienne parce qu'elle s'attendait à y trouver davantage de tolérance, de compréhension et d'ouverture d'esprit – et non pas simplement à cause de la notoriété de Freud.

Anna G. était alors dans le sillage des grands mouvements sociaux ouvriers et de la jeunesse, mais surtout du mouvement féministe international[24], qui connaissait une ère nouvelle depuis la fin de la Première Guerre mondiale et dont les répercussions étaient particulièrement sensibles dans la « Vienne rouge », où les

23. Sigmund Freud Archiv. Manuscript Division, Library of Congress, Washington D.C.

24. Anna G. s'est identifiée sa vie durant au mouvement de libération des femmes, et à la fin des années vingt, elle a elle-même publié des articles féministes (merci à Anna Koellreuter pour cette information).

sociaux-démocrates détenaient la majorité absolue. Avec la proclamation de la République, les femmes étaient devenues pour la première fois des citoyennes à part entière : elles avaient obtenu le droit de vote actif et passif[25] ainsi que celui de s'organiser en formations politiques. Et non seulement ces droits étaient garantis par la Constitution, mais les femmes les revendiquaient vigoureusement et en faisaient usage. Dès la première élection pour l'Assemblée constituante, le 16 février 1919, 82,1 % des femmes en âge de voter profitèrent de ce nouveau droit qu'elles avaient conquis. Au cours de la première législature, de 1920 à 1923, douze députées étaient présentes au Conseil national – un chiffre qui ne serait atteint de nouveau qu'en 1978[26].

L'égalité des droits sociaux et politiques pour les femmes était une exigence primordiale. Mais l'enjeu était plus important : il s'agissait de considérer les femmes comme des individus à part entière et de leur reconnaître le droit à l'autodétermination. L'image victorienne de la femme avait été forgée par des siècles d'histoire et, quelques années plus tôt, elle avait encore cours sans restriction dans les couches moyennes et supérieures de la société. Elle devait désormais être rangée au magasin des accessoires du « monde d'hier », si bien décrit par l'écrivain autrichien Stefan Zweig :

> C'est pourquoi, à l'époque préfreudienne, on admettait d'un commun accord comme un axiome qu'une

25. En Suisse, ce droit de vote n'a été introduit pour les femmes au niveau fédéral qu'en 1971.
26. G. Hauch, *Vom Frauenstandpunkt aus : Frauen im Parlament 1919-1933*, Wien, Verlag für Gesellschaftskritik, 1995, p. 92 *sqq.*

femme n'éprouvait pas de désir physique tant qu'elle n'avait pas été éveillée par l'homme, mais cela, bien entendu, n'était officiellement autorisé que dans le mariage. Cependant, comme l'air – surtout à Vienne – était infecté, même en ces temps de moralité, par de dangereux miasmes érotiques, une fille de bonne famille, depuis sa naissance jusqu'au jour où elle quitterait l'autel en compagnie de son mari, devait vivre dans une atmosphère parfaitement stérilisée. Pour protéger les jeunes filles, on ne les laissait pas un instant seules[27].

Sigmund Freud n'a pas été le seul à contribuer à la modification de cette image, comme le souligne Anna G. dans un passage particulièrement marquant de son journal :

> Je voudrais me rendre en Russie, je voudrais partir comme ces fils et ces filles de l'aristocratie qui ont quitté leur famille pendant la dernière révolution et quitter ce milieu où je n'ai pas ma place. Je pense à cette pièce de Schnitzler *Der Flötenton* [*Le Son de la flûte*].
>
> — *C'est exactement votre conflit*[28].

Le rayonnement de la révolution russe – caractérisée par le désir de supprimer les barrières sociales et le « népotisme » générationnel – était intact en 1921, notamment pour les jeunes. On était informé des évolutions les plus récentes, comme la révolte des marins de Kronstadt qui avaient fait prisonniers les membres du soviet local en février de cette année-là et avaient

---

27. Stefan Zweig, *Le Monde d'hier. Souvenirs d'un Européen*, trad. par S. Niémetz, Belfond, 1995, p. 104-105.
28. Première entrée du journal.

pris le pouvoir dans la ville[29], mais il était encore difficile de les interpréter. Dans ces conditions, et si l'on en croit les notes d'Anna G., il n'est guère étonnant que Freud ne l'ait entendue citer que le nom d'Arthur Schnitzler comme représentant des intellectuels de l'époque – c'était un écrivain pour lequel elle avait une grande admiration[30]. Un an plus tard, le 14 mai 1922, à l'occasion du soixantième anniversaire de l'écrivain, Freud appela le poète, l'écrivain et le médecin Schnitzler son « sosie », « l'explorateur de la profondeur humaine » qui sait tout ce qu'il a découvert chez d'autres hommes au prix d'un travail pénible « grâce à la finesse de sa perception de soi ». Freud écrivit à Schnitzler : « Votre déterminisme comme votre scepticisme – que les gens appellent pessimisme –, votre sensibilité aux vérités de l'inconscient, de la nature pulsionnelle de l'homme, votre dissection de nos certitudes culturelles conventionnelles, l'arrêt de vos pensées sur la polarité de l'amour et de la mort, tout cela éveillait en moi un étrange sentiment de familiarité[31]… »

Les deux hommes partageaient une critique semblable de la morale sexuelle bourgeoise tout comme de l'institution du mariage sur laquelle Freud s'était déjà exprimé en 1908 : « Le remède contre la nervosité résultant du mariage serait plutôt l'infidélité conjugale. » Sans doute étaient-ils au plus près de ce que pensait

29. « La mutinerie des marins de Kronstadt », *Neue Freie Presse*, 14 février 1921, p. 1.
30. Selon les informations qu'Anna Koellreuter m'a communiquées.
31. E. Jones, *La Vie et l'Œuvre de Sigmund Freud*, tome III, *op. cit.*, p. 500-501.

Anna G. Arthur Schnitzler était l'un des dramaturges les plus appréciés de l'aire germanophone, et c'est précisément à cette époque que l'une de ses pièces a défrayé la chronique. Les journaux l'ont abondamment commentée, le scandale était sur toutes les lèvres, et déclencha même une véritable crise politique. C'est peut-être la raison pour laquelle Anna G. parle dans son journal d'une pièce de théâtre alors qu'il s'agit en réalité d'une nouvelle qui, de surcroît, n'est pas intitulée *Der Flötenton*, mais *Die Hirtenflöte* (*La Flûte du pâtre*[32]).

Ce n'est pas « l'objet symbolique, typique du genre littéraire », comme le dit Konstanze Fliedl, que se rappelle Anna G., mais le doux son de la séduction (« Le son de cette flûte est le symbole de la tentation. Peut-être restera-t-elle seule de son espèce, peut-être es-tu destinée à céder à bien d'autres séductions[33] »). C'est le vieil Érasme du récit qui, faisant preuve d'une libéralité par trop rationnelle, redonne sa liberté à sa jeune épouse Dionyse et lui suggère les tentations auxquelles elle pourra succomber : « Ils [ces sons] proviennent de la flûte du pâtre. Vois-tu, sans que tu veuilles en convenir, sans même que tu t'en sois rendu compte, tu brûles de la curiosité de savoir quelles sont les lèvres qui font naître cette musique, alors qu'il y a une seconde à peine, tu ne songeais qu'à mourir[34]. » L'« air de Leporello » d'Anna G. – c'est ainsi que Freud a qualifié le désir

32. Merci à Konstanze Fliedl pour les précieuses indications qu'elle m'a transmises à ce sujet.
33. A. Schnitzler, *La Flûte du pâtre* [1911], in *L'Appel des ténèbres*, trad. par S. Clauser, Paris, Stock, 1932, p. 125.
34. *Ibid.*, p. 124-125.

d'hommes de son analysante –, Dionyse en fait l'expérience dans une « série de rôles féminins qui vont de l'épouse à la maîtresse d'un comte et d'un prince, en passant par la compagne d'un pâtre puis d'un industriel et la prostituée pour ouvriers[35] », sans jamais pouvoir trouver le bonheur. Dionyse quitte donc aussi son mari parce qu'elle est horrifiée par « la face grimaçante de [son] implacable sagesse[36] » et la pseudo-compréhension que son époux prétend avoir de ses besoins érotiques, qui ne fait que la réifier à nouveau sans la considérer vraiment comme une personne à part entière[37]. C'est exactement cette démarche que la littérature de Schnitzler et la pensée de Freud ont encouragé la jeune Suissesse à entreprendre.

Tandis que le voyage d'aventure (*Erlebnisreise*) de Dionyse se situe encore dans des « zones oniriques » qui relèvent d'un univers fabuleux, la critique ouverte de la « morale sexuelle culturelle » hypocrite dans *La Ronde*[38] de Schnitzler, tragi-comédie en dix dialogues, est d'un réalisme acéré. Cette pièce s'attaquait aux fondations déjà ébranlées de la société et elle déclencha l'un des plus grands scandales de l'histoire du théâtre. Arthur Schnitzler l'avait écrite dès 1897 et éditée à compte d'auteur à deux cents exemplaires en 1900, pensant qu'il n'était pas envisageable de la monter. C'est seulement en 1903 que le texte en fut

35. K. Fliedl, *Arthur Schnitzler*, Stuttgart, Reclam Verlag, 2005, p. 163.
36. A. Schnitzler, *La Flûte du pâtre* [1911], *op. cit.*, p. 161.
37. Voir K. Fliedl, *Arthur Schnitzler*, *op. cit.*, p. 164.
38. A. Schnitzler, *La Ronde. Dix dialogues* [1903], trad. par M. Rémon, W. Bauer et S. Clauser, Paris, Stock, 1984.

publié officiellement : il connut un immense succès, avec dix réimpressions et quatorze mille exemplaires vendus en l'espace de huit mois. Mais ce n'est qu'après la fin de la guerre que l'auteur se décida à la faire représenter. La première eut lieu à Berlin le 23 décembre 1920, au Kleines Schauspielhaus. La première viennoise suivit le 1er février 1921 au Wiener Kammerspiele.

Ce sont dix dialogues entre un homme et une femme, répartis entre un avant et un après, avec, au milieu du texte, les points de suspension probablement les plus lourds de conséquences de l'histoire de la littérature : « ....[39] ». Sur scène, ils étaient matérialisés par l'extinction des lumières ou par un tomber de rideau, ce qui, dans l'imaginaire des spectateurs, évoquait l'image muette, mais ô combien suggestive, d'un acte sexuel. La rencontre de diverses classes sociales dans les dialogues (prostituée – soldat / soldat – femme de chambre / femme de chambre – jeune monsieur / jeune monsieur – jeune dame / jeune dame – homme marié / homme marié – jolie fille / jolie fille – poète / poète – actrice / actrice – comte / comte – prostituée) permet à Schnitzler de boucler la ronde. Au milieu, mais pas au centre de la pièce, se trouve le lit matrimonial des bourgeois : il attire l'attention sur l'hypocrisie de la morale sexuelle dominante : « Le

39. Ce sont précisément ces points de suspension qui sont signalés dans le rapport de censure : « Notamment les scènes qui, dans le manuscrit, sont remplacées par des points de suspension doivent être assez limitées pour que l'on épargne au spectateur la perception de l'acte charnel qu'ils évoquent » (« Les rapports de censure sur *La Ronde* », *Arbeiter-Zeitung*, 24 avril 1921).

mari : Je n'ai aimé qu'une seule femme… C'est toi… On aime quand on trouve la pureté et la vérité[40]. »

La première à Berlin annonçait déjà les réactions paroxystiques du public viennois. On assista à des protestations violentes contre l'« ouvrage ignoble de ce juif viennois » qui se soldèrent même par des actions en justice[41]. L'annulation de l'ordonnance de référé, le 6 janvier 1921, ne mit pas un terme aux protestations berlinoises. Elles ne faisaient que préfigurer l'éclat viennois et annonçaient d'une certaine façon la catastrophe politique à venir. À Berlin, une association de soldats nationalistes et une organisation antisémite mirent fin aux représentations de la pièce. Lorsqu'ils furent arrêtés par la police, les membres de ces associations entonnèrent le « *Deutschland über alles* » et scandèrent « À bas les juifs ! »[42].

À Vienne, la presse conservatrice, nationaliste et raciste avait entretenu contre l'auteur un climat antisémite en le qualifiant de « pornographe » ou de « cochon de littérateur juif ». Au cours d'un rassemblement catholique, le député chrétien-social et futur chancelier Ignaz Seipel sut récupérer politiquement cette hostilité ambiante en affirmant « que la social-démocratie ne peut s'empêcher d'intervenir et de déclencher des manifestations violentes chaque fois qu'il s'agit de défendre une quelconque machination

40. A. Schnitzler, *La Ronde. Dix dialogues* [1903], *op. cit.*, p. 95.
41. Voir A. Pfoser, K. Pfoser-Schewig, G. Renner, *Schnitzlers « Reigen »*, tome II, *Die Prozesse*, Frankfurt am Main, Fischer, 1993.
42. « Die "Reigen"-Skandale in Berlin » (« Les scandales autour de *La Ronde* à Berlin »), *Neue Freie Presse*, 23 février 1921, p. 5.

juive[43] ». Après cette déclaration, si l'on en croit les notes du journal de Schnitzler, plus de trois cents personnes se précipitèrent au théâtre : elles « insultent les spectateurs qui arrivent, hurlent "On déshonore nos femmes ! À bas la *Ronde* ! À bas les sociaux-démocrates[44]" ». Après d'autres manifestations visant à perturber les représentations, la pièce fut déprogrammée le 16 février 1921, chose que, selon la *Neue Freie Presse*, l'« on pouvait prévoir avec une précision mathématique[45] ». Les événements étaient inouïs : « Les perturbations commencèrent dès les premiers dialogues lorsqu'une odeur pénétrante, nauséabonde, provoquée par des bombes puantes se répandit dans la salle. » Pendant la représentation, des manifestants firent irruption dans le théâtre, « de nombreux spectateurs, hommes et femmes, furent molestés et tirés par les cheveux. [..] Soudain, un jet d'eau se déversa dans la salle après que l'un des manifestants eut ouvert la bouche d'incendie située près de la scène. [...] Les gardiens furent frappés avec des cannes et des matraques. [...] Des hommes qui voulaient protéger leurs épouses menacées ont été battus, nombre d'entre eux ont été

43. « Abgeordneter Professor Dr. Seipel über die "Reigen"-Affäre » (« Le député Seipel à propos de l'affaire de *La Ronde* »), *Neue Freie Presse*, 14 février 1921.
44. A. Schnitzler, *Reigen. Zehn Dialoge*, Wien, Burgtheater, Programmheft, 2006, p. 43.
45. « Sprengung der heutigen Vorstellung des "Reigen", Stinkbomben und Prügelszenen im Zuschauerraum – Unterbleiben der Nachtvorstellung » (« Interruption de la représentation de *La Ronde* ce jour. Bombes puantes et bagarres dans la salle – La représentation du soir est annulée »), *Neue Freie Presse*, 17 février 1921, p. 6.

blessés par des coups de bâton et de poing, des spectatrices tombées à terre ont été traînées par les cheveux[46] ».

Des manifestations et des scènes de violence similaires se produisirent aussi peu après à Munich, Hambourg, Francfort, Hanovre, Eisenach, Prague, etc., mais nulle part ailleurs le tumulte provoqué par la pièce ne fut aussi violent et lourd de conséquences qu'à Vienne. Après que la police eut interdit toutes les représentations programmées, le conflit dégénéra dans les mois suivants en véritable « combat pour la culture » (*Kulturkampf*) entre la « Vienne rouge » et le gouvernement dominé par les chrétiens-sociaux, jusqu'à devenir une affaire d'État qui déboucha sur une crise institutionnelle. Au Conseil national et au Conseil régional de Vienne, les scènes houleuses étaient quotidiennes. Les conflits de compétence qui éclatèrent à propos de l'interdiction de la pièce entre le ministère de l'Intérieur (« noir ») et l'administration municipale de Vienne (« rouge ») faisaient déjà apparaître les tensions qui coupaient le pays en deux et qui, entre juillet 1927 et la guerre civile de 1934, devaient connaître une escalade dramatique[47].

Ainsi le premier semestre 1921, durant lequel Anna G. a séjourné à Vienne, fut une période mouvementée socialement et politiquement. Dans cette

46. Toutes les citations sont empruntées à la *Neue Freie Presse* du 17 février 1921, p. 7.
47. Après cette série de scandales, Schnitzler décida d'interdire toute représentation de sa pièce, une interdiction qui ne fut levée par son fils, Heinrich Schnitzler, que le 1er janvier 1982.

métropole européenne de deux millions d'habitants, elle n'a pas seulement vécu la fin d'une société et d'un régime, la monarchie, vieux de plusieurs siècles, mais aussi les conflits du mouvement ouvrier, de la jeunesse et des femmes, des conflits qui préfiguraient l'avenir. Anna G. a été confrontée à la pauvreté, à la faim[48] et à la pénurie de logements, mais aussi aux premières expérimentations sociales de l'administration municipale austromarxiste. Elle a été témoin d'un antisémitisme déclaré, assumé et sans complexe, et de l'affrontement de deux idéologies antagonistes politiquement organisées qui faisaient planer sans cesse la menace d'une guerre civile.

Au centre de sa vie personnelle, il y avait deux hommes – Sigmund Freud et Arthur Schnitzler – qui, chacun à leur manière, ont exprimé le rapport qui existait entre l'hypocrisie d'une « morale sexuelle culturelle » et « la nervosité moderne ». Leur critique a ouvert, notamment aux femmes, des perspectives plus vastes pour projeter et organiser leur existence.

48. Ce sont de telles expériences qui conduisirent le médecin américain Isador H. Coriat à entreprendre un travail analytique (1921).

« J'ÉTAIS DANS MON LIT. FREUD ÉTAIT LÀ AUSSI. » QUELQUES REMARQUES SUR LE JOURNAL D'ANNA G.

Thomas Aichhorn

Ils ont été retrouvés après bien des années et sont désormais publiés : deux cahiers d'écolier couverts de notes prises par une jeune femme durant son analyse avec Freud. Au printemps 1921, elle quitta la Suisse pour aller consulter celui-ci à Vienne parce qu'elle ne parvenait pas à se décider à épouser l'homme avec lequel elle était fiancée depuis de nombreuses années. Une analyse devait l'aider à prendre sa décision. Le journal de cette cure est aujourd'hui publié, telle une bouteille à la mer jadis jetée dans les flots du temps et enfin retrouvée. Ce faisant, la jeune femme entrouvre après coup, pour un destinataire inconnu, des portes autrefois soigneusement fermées qui laissent entrevoir l'intimité d'un décor du passé.

Celui qui reçoit ce message, celui qui l'ouvre, plein d'espoir et avide de savoir, mais non sans une petite hésitation, n'obtiendra probablement pas les réponses qu'il espérait. Il n'y trouvera pas, par exemple, un compte rendu précis sur la manière dont Freud travaillait ; il découvrira un message qui demeurera pour lui assez sibyllin. Même si la rédactrice a donné à son texte la forme neutre et objective d'un procès-verbal, il ne s'agit nullement de notes prises de façon systématique et scientifique. Il semble, en effet, que la jeune femme ne s'adressait à personne d'autre qu'à elle-même. Après ses séances, elle consignait dans son journal ce qui lui semblait important. Peut-être cherchait-elle à cristalliser pour elle-même ce qui lui arrivait, peut-être cherchait-elle à comprendre qui elle était, comment elle était et qui elle deviendrait grâce à son analyse. Il ne s'agit donc pas d'un compte rendu objectif, voire complet, mais d'un texte poétique, étrangement chatoyant, qui ouvre et qui ferme, qui irrite et incite à la réflexion.

Vienne, avril-juin 1921

En 1921, les conséquences de la Première Guerre mondiale n'étaient pas encore surmontées, la République autrichienne pas encore consolidée. Les journaux de l'époque regorgent d'informations sur des manifestations au cours desquelles le rattachement de l'Autriche à l'Allemagne était exigé avec force – et ce notamment pour des raisons économiques. Mais ce tumulte dans les rues viennoises ne venait pas troubler le silence du cabinet situé au 19 de la Berggasse. Pourtant, si ce qui s'y déroulait n'était pas assez important pour que la presse de cette époque s'en fasse l'écho, de nombreuses informations sur la psychanalyse circulaient déjà. Ainsi, le 1er avril 1921, Arthur Schnitzler, par exemple, note de façon un peu absconse dans son journal : « Mme Paukner a fait pas mal de choses pour moi en Amérique ; a renoncé au film de la *Hirtenflöte* (*La Flûte du pâtre*) ; [...] me confirme également la popularité de mon nom en Amérique (Freud, Einstein et moi [sommes] d'après elle les plus célèbres)[1]. »

Mais les portes n'étaient pas seulement hermétiquement fermées vis-à-vis de l'extérieur. Tout ce qui préoccupait Freud à l'époque n'avait pu se frayer un passage jusqu'à son cabinet. En mai 1921, il écrivait à Sándor Ferenczi :

> Je suis maintenant terriblement vieux et je note que c'est aussi généralement admis. On fait pression sur moi pour que je réduise mon dur travail et je sens à quel point je succombe à cette suggestion ; bien que les exigences de la réalité s'y opposent, je me prépare à une journée de travail paresseuse, limitée à six ou sept séances. Sans doute à partir de l'automne seulement.
>
> Mais enfin, j'ai déjà vécu le triomphe de l'analyse et la constance des amis les meilleurs et les plus fidèles. Il ne peut donc plus m'arriver grand-chose en ce domaine. Dans la famille, en revanche, il pourrait y avoir plus de bonheur ou plus de chance. Il faut se dire que plus tôt on meurt, plus on s'épargne la participation à des malheurs inéluctables.
>
> Le 13 mars de cette année, j'ai fait tout soudainement un pas vers le véritable vieillissement. Depuis, l'idée de la mort ne me quitte plus du tout et parfois j'ai l'impression que sept organes se disputent encore l'honneur de pouvoir mettre un terme à ma vie[2].

1. A. Schnitzler, *Tagebuch 1920-1922*, Wien, Verlag der Österreichischen Akademie der Wissenschaften, 1993, p. 164.
2. S. Freud, S. Ferenczi, *Correspondance, 1920-1933*, trad. de l'allemand par le groupe de traduction du Coq-Héron, Paris, Calmann-Lévy, 2000, p. 61.

En avril 1921, Freud poursuivait donc son « dur travail ». Il était totalement concentré sur le cas de la jeune femme allongée devant lui, sur le divan. Elle discourait, apparemment sans intention particulière, et ne semblait pas prêter attention au vieil homme assis derrière elle. De temps à autre, seulement, il faisait une remarque qui déchiffrait pour elle le sens et la direction de son discours. Seule l'abolition des intérêts conscients, des objectifs et des habitudes de vie quotidiennes des deux personnes qui y prennent part permet une *pratique analytique*. On assiste à la création d'un domaine clairement délimité à l'intérieur duquel le discours n'a lieu que par le médium de la *langue*, et où la *règle fondamentale de la psychanalyse* – la *libre association* du côté du patient et l'*attention flottante* de la part de l'analyste – a pour conséquence que le processus instauré ne se subordonne à aucun objectif imposé de l'extérieur.

Ce que la jeune femme a consigné sur les toutes premières pages de son journal semble se dérouler dans un lieu et à un moment non définis. Ce premier compte rendu concerne la séance au cours de laquelle elle a parlé à Freud de ses impulsions et de ses actes agressifs, méchants, et de sa masturbation. Ce faisant, elle entrait définitivement dans le domaine de la découverte fondamentale de Freud – celle appelée la *sexualité infantile perverse polymorphe*. Freud écrit :

> Pour expliquer cet état de choses, que rien ne postule théoriquement, soulignons qu'aucun autre groupe de pulsions n'a subi, du fait des exigences de l'éducation conduisant à la vie civilisée, une répression aussi importante que

les pulsions sexuelles, mais aussi que, chez la plupart des individus, les pulsions sexuelles s'entendent le mieux à se soustraire à la domination des plus hautes instances psychiques. Depuis que nous avons appris à connaître la *sexualité infantile*, qui est souvent si peu apparente dans ses manifestations, régulièrement négligée et mal comprise, nous sommes en droit de dire que presque tout homme civilisé a conservé en un point quelconque la configuration infantile de la vie sexuelle, et nous comprenons de ce fait que les désirs sexuels infantiles refoulés fournissent les forces pulsionnelles les plus nombreuses et les plus puissantes qui concourent à la formation des rêves[3].

Il apparaît que non seulement la jeune femme était incapable de se décider à se marier, mais qu'elle n'était pas parvenue jusque-là à vivre des relations sexuelles adultes. La *situation analytique* l'a confrontée au fait que sa vie psychique tournait principalement autour de questions concernant sa propre *sexualité infantile*, plutôt que sa *sexualité adulte*.

Ce qui a peut-être été décisif pour elle et digne d'être noté, c'est que Freud a interprété ses motions pulsionnelles non pas comme une méchanceté spontanée mais comme l'expression de cette *sexualité infantile* à laquelle elle était restée attachée. Il lui a fait remarquer qu'elle réagissait ainsi à une déception amoureuse qui l'avait bouleversée : elle s'était sentie seule et délaissée, et n'avait jamais pardonné à son père de l'avoir trahie avec sa mère, dont elle souhaitait la mort parce qu'elle lui avait pris son bien-aimé.

---

3. S. Freud, *Sur le rêve* [1901], trad. de l'allemand par C. Heim, Paris, Gallimard, 1988, p. 134.

Au cours d'une séance ultérieure, Freud lui dira que cet amour pour son père avait été d'une intensité considérable, que tout ce qui s'était produit par la suite n'en avait été d'un pâle reflet, que l'on n'a généralement aucune idée de l'intensité de l'amour des enfants parce qu'il n'a existé que de façon potentielle (ou imaginaire) et ne s'est pas réalisé concrètement. Sa peur d'une déception amoureuse n'était selon lui que la peur d'une répétition de la déception. Et il lui dira aussi qu'elle avait été entravée dans ses possibilités de développement par les traces de *désirs sexuels infantiles* et *incestueux* qu'elle avait perçus chez son père – et qui correspondaient certainement à la réalité. Son désir d'être battue par lui montrait son désir (comme celui de son père) d'être aimée de lui sexuellement.

Finalement, Freud lui conseilla l'abstinence pendant la durée de la cure : « Si c'est possible, laissez tomber les aventures. Souffrez, supportez la privation, de sorte que tout apparaisse d'autant plus clairement pendant la séance. » Il lui dit qu'il était absurde de penser qu'elle ne supporterait pas les tensions sexuelles et qu'elle allait « contracter un autre mariage, encore plus bête » que celui qu'elle projetait. Le but de la cure était précisément qu'elle apprenne à ne plus simplement refouler ses pulsions, mais à les dominer – c'est alors seulement qu'elle serait capable de se marier selon son gré et non par peur de la pulsion. Mais l'idée selon laquelle elle serait trop vieille pour commencer une nouvelle vie était totalement injustifiée puisque ses études avaient considérablement prolongé sa puberté – aujourd'hui, nous parlerions probablement d'adolescence – et qu'elle n'avait pas encore vécu grand-chose.

À la fin de cette première séance consignée, la jeune femme dit en conclusion : « Je pense à cette pièce de Schnitzler *Der Flötenton* [*Le Son de la flûte*]. » À quoi Freud répond : « C'est exactement votre conflit. »

Les points de vue qui permettent une approche du texte et les pensées qu'il suscite sont très divers. Je me limiterai à un choix des plus contingents. Je commenterai les sujets suivants : le renoncement pulsionnel, l'adolescence et le *Flötenton* de Schnitzler.

Le renoncement pulsionnel

Comme le dit Freud à Anna G., le but de la cure analytique était donc de lui apprendre à ne plus simplement refouler les expressions de la *sexualité infantile*, mais à les dominer, c'est-à-dire à y renoncer.

Contrairement à l'opinion largement répandue selon laquelle une psychanalyse doit mener à une *libération de la sexualité*, Freud est parti d'une approche radicalement différente. Dans sa critique de l'ouvrage de Fritz Wittels *Die sexuelle Not*[4] (« La misère sexuelle »), dont le leitmotiv est la phrase : « Les hommes doivent vivre pleinement leur sexualité, sinon ils s'étiolent », Freud disait entre autres qu'il ne pouvait pas approuver les propositions de réforme de Wittels. Certes, il considérait lui aussi que la répression de la sexualité était nocive, tout en précisant ensuite : « Mais nous, nous allons plus loin en disant : grâce à la cure, nous libérons la sexualité, mais non pour que l'homme se laisse

4. F. Wittels, *Die sexuelle Not*, Wien, Leipzig, C.W. Stern, 1909.

dominer par elle ; nous permettons au contraire une répression, un rejet des pulsions à partir d'une instance supérieure. » Il ne prônait pas une sexualité débridée : « Nous faisons une différence entre un processus de refoulement pathologique et un autre qu'il faut qualifier de normal. Nous tentons de remplacer le [refoulement] pathologique par la répression. Mais nous ne pouvons tenter cela qu'au sein de la société, et celle-ci doit à son tour lever la répression des contenus pour ensuite les rejeter à nouveau[5]. »

Dans son étude « Le crime sexuel », Jean Laplanche a montré combien le discours de *libération de la sexualité* est absurde en mettant en évidence la part du *sexuel* dans tous les crimes et la *violence sexuelle* que recèle *en général* la rencontre – marquée par la domination – entre l'adulte et l'enfant[6].

Il parle d'une violence sexuelle « exercée par quelqu'un en proie lui-même à sa propre sexualité infantile[7] ». Si l'on tente, avec Laplanche, de comprendre ce processus, cela conduit à la conclusion inquiétante que la rencontre entre l'adulte et l'enfant est déterminée *en général* par le caractère contradictoire de la sexualité de l'adulte, c'est-à-dire avant tout par la présence du sexuel infantile chez tout adulte, et en particulier chez tout adulte en présence d'un enfant[8]. Mais

5. H. Nunberg, E. Federn, *Protokolle der Wiener Psychoanalytischen Vereinigung* [1967], tome II, 1908-1910, Frankfurt am Main, S. Fischer, 1977, p. 81.
6. J. Laplanche, « Le crime sexuel », *Adolescence*, 43, Paris, Greupp, 2003, p. 163-178.
7. *Ibid.*, p. 176.
8. *Ibid.*, p. 163 *sqq.*

la *sexualité infantile* est une sexualité perverse polymorphe caractérisée par le *sadomasochisme* ; c'est une sexualité marquée par les pulsions auto-érotiques. Les fantasmes qui lui correspondent ne sont pas fixes quant à leur but et leur objet, ils ne sont pas liés à la sexualité génitale ni à la différence des sexes, comme la sexualité instinctive conditionnée biologiquement. Elle ne connaît aucun ordre ni aucune loi et vise une augmentation de la tension, une recherche de l'excitation[9]. La tendance à la décharge dans l'orgasme n'intervient qu'avec l'apparition de la *sexualité instinctive* à partir de la puberté, mais la *sexualité infantile* est une sexualité se situant « avant, ou au-delà du sexe ou du sexué, englobant peut-être le sexué mais sous une modalité bien particulière qui est le phallique[10] ».

Ce qu'il y a de contradictoire dans la sexualité elle-même, qui est conditionnée surtout par la présence du sexuel infantile chez l'adulte, a conduit Freud à parler de la nécessité du *renoncement pulsionnel.* Dès le « Manuscrit N » (31 mai 1897), il écrit :

> Est « sacré » ce qui repose sur le fait que les hommes ont sacrifié, au profit de la communauté plus large, une partie de leur liberté sexuelle et de perversion. L'horreur devant l'inceste (ce qui est infâme) repose sur le fait que par suite de la communauté sexuelle (dans l'enfance aussi) les membres de la famille restent ensemble de manière permanente et sont incapables de se rattacher à des étrangers. Il

9. F. Früh, « Warum wird die infantile Sexualität sexuell genannt ? », *in* I. Quindeau, V. Sigusch (éd.), *Freud und das Sexuelle*, Frankfurt am Main, New York, Campus Verlag, 2005, p. 97-111.
10. J. Laplanche, « Le crime sexuel », art. cité, p. 165.

est donc antisocial – la culture est le résultat de ce renoncement progressif. À l'opposé, le « surhomme »[11].

Dans « La morale sexuelle "civilisée" et la maladie nerveuse des temps modernes », datant de 1908, on trouve pratiquement dans les mêmes termes le thème du *renoncement pulsionnel*[12]. Le texte ressemble certes à un appel à l'aide, voire à un cri de désespoir étouffé face à la morale qualifiée de « victorienne », car avec elle, le renoncement ne se limite pas, tant s'en faut, à la sexualité « perverse », mais concerne toutes les relations sexuelles, excepté celles qui servent à la reproduction au sein du mariage. Pourtant, malgré cette apparente accusation, Freud se garde bien, comme le relève Laplanche, de distribuer des recettes ou de faire la propagande de la « liberté sexuelle » et il abandonne encore moins l'idée d'une nécessaire « renonciation pulsionnelle »[13].

À partir de là, la nécessité d'une *renonciation pulsionnelle* traverse, tel un fil d'Ariane, toute l'œuvre de Freud[14]. Il ressort de tous ses textes, des plus anciens aux plus tardifs, qu'il a discerné une incompatibilité entre la sexualité et le développement humain vers l'état de civilisation. Cependant, il faut tout d'abord

11. S. Freud, « Manuscrit N », lettre du 31 mai 1897, in *Lettres à Wilhelm Fliess, 1887-1904,* trad. de l'allemand par F. Kahn et F. Robert, Paris, PUF, 2006, p. 319.
12. S. Freud, « La morale sexuelle "civilisée" et la maladie nerveuse des temps modernes » [1908], in *La Vie sexuelle,* trad. de l'allemand par D. Berger, J. Laplanche *et al.*, Paris, PUF, 1969, p. 28-46.
13. J. Laplanche, « Inceste et sexualité infantile », in *Sexual. La sexualité élargie au sens freudien, 2000-2006,* Paris, PUF, 2007, p. 285.
14. *Ibid.*, p. 248 *sqq.*

s'entendre sur les différents éléments incompatibles. Freud est assez clair : il s'agit de la *pulsion sexuelle infantile perverse polymorphe*. Mais pourquoi cette pulsion est-elle d'après lui à ce point incompatible ? On trouve deux réponses différentes – l'une est de nature interne, l'autre de nature externe : d'une part, la *sexualité infantile* est incompatible avec la civilisation, avec la société. Cette explication présente l'inconvénient qu'elle concède à la « société » une sorte de force ou d'énergie qui lui serait propre et aussi une intention, celle de se reproduire. D'autre part, cependant, la *sexualité infantile* est incompatible avec elle-même. La *pulsion sexuelle infantile* – dans son fonctionnement dépourvu de tout lien, anarchique, dans sa recherche d'excitation et non de satisfaction – est pour ainsi dire autodestructrice. Comme elle ne suit que les lois du processus primaire, une fois qu'elle s'est épuisée, elle ne peut aspirer, d'elle-même, qu'au « niveau zéro », c'est-à-dire à l'« anéantissement psychique et éventuellement physique de l'individu »[15].

Mais c'est bien là l'interprétation que fait Laplanche de la *pulsion de mort* en tant que *pulsion de mort sexuelle*, qui donc n'est rien d'autre que la forme la plus déstructurante et déstructurée de la sexualité :

> En fait, il faut arriver à se dire que « l'animal en l'homme » n'est pas l'animal réel, adapté, que nous connaissons mais le sauvage, la brute sexuelle. Et cette brute sexuelle n'est pas au début, ce n'est pas le vrai animal. Nous n'avons pas un animal préhistorique tapi en nous dès le

15. *Ibid.*, p. 286.

début. Nous avons constitué cet animal. [...] De même que l'inconscient et le ça ne sont pas là au départ, et que les fantasmes pervers sont l'effet même du refoulement[16].

Par ailleurs, « renoncement » ne signifie pas destruction. Laplanche écrit :

> Pour la sexualité prégénitale sont ouvertes les voies du refoulement (toujours partiel) et de la traduction, de la mise en histoire et en œuvre, ce qui n'est pas autre chose que la sublimation si l'on veut bien retirer à celle-ci son aspect de « sublime », pour y voir le mouvement de symbolisation-traduction qui se propose à la plupart des êtres humains. Comme premier objectif des sublimations, il y a tout simplement la sexualité génitale, dans la mesure où elle se montre capable d'intégrer les composantes perverses infantiles[17].

L'adolescence

En remarquant qu'elle a considérablement prolongé son *adolescence* à cause de ses études et qu'elle ne l'a pas vraiment vécue ni approfondie, Freud fait comprendre à la jeune femme qu'elle est restée par trop liée aux objets d'amour du passé et qu'elle n'a encore ni perçu ni développé suffisamment les possibilités sexuelles de son corps devenu adulte.

Le problème que les jeunes gens ont à résoudre est le suivant : ils doivent détourner leur libido de leurs

16. J. Laplanche, « Le crime sexuel », art. cité, p. 177.
17. J. Laplanche, « Inceste et sexualité infantile », in *Sexual. La sexualité élargie au sens freudien, 2000-2006*, *op. cit.*, p. 286.

parents pour devenir ainsi capables d'aimer de nouveaux objets, en dehors de la famille. Cette perte s'accompagne inévitablement d'un sentiment de tristesse. À ce sujet, Freud remarque :

> Nous apprenons qu'à l'époque de la puberté, alors que la pulsion sexuelle pose pour la première fois ses revendications avec toute leur force, les anciens objets, familiaux et incestueux, sont repris et à nouveau libidinalement investis. Le choix d'objet infantile était un prélude au choix d'objet de la puberté : prélude faible, mais indicatif. Ici se jouent à présent des processus affectifs très intenses en direction du complexe d'Œdipe, ou en réaction à lui, mais qui, parce que leurs présupposés sont devenus intolérables, doivent rester pour une large part loin de la conscience. À partir de ce moment, l'individu humain doit se consacrer à la grande tâche de se déprendre [*Ablösung*] de ses parents, sa solution seule lui permettant de cesser d'être un enfant pour devenir un membre de la communauté sociale. [...] Ces tâches incombent à chacun ; remarquable est la rareté avec laquelle on réussit à s'acquitter d'elles sur un mode idéal, c'est-à-dire d'une manière psychologiquement comme socialement correcte. [...] En ce sens, c'est à bon droit que le complexe d'Œdipe passe pour être le noyau des névroses[18].

La virulence des sentiments, chez les jeunes gens, est donc à entendre tout d'abord comme une répétition des conflits œdipiens. En règle générale, on observe déjà chez

18. S. Freud, *Conférences d'introduction à la psychanalyse* [1916-1917], trad. de l'allemand par F. Cambon, Paris, Gallimard, 1999, p. 427-428.

l'enfant un choix d'objet qui a pour conséquence que toutes les aspirations sexuelles (infantiles) se dirigent vers une personne avec laquelle elles veulent atteindre leur but :

> C'est là qu'on se rapproche le plus, autant qu'il est possible dans l'enfance, de la forme définitive prise par la vie sexuelle après la puberté. La différence par rapport à cette dernière ne réside plus qu'en ceci : dans l'enfance, la synthèse des pulsions partielles et leur subordination au primat des organes génitaux ne s'accomplit pas ou seulement d'une façon très imparfaite. L'établissement de ce primat au service de la reproduction est donc la dernière phase parcourue par l'organisation sexuelle[19].

Il ne s'agit pas seulement de trouver de nouveaux objets, car la sexualité adulte n'est possible qu'à condition de pouvoir vivre avec son corps des expériences totalement nouvelles. Freud écrit que, « au faîte du développement de la sexualité infantile, l'intérêt pour les organes génitaux et l'activité génitale acquièrent cependant une importance dominante qui ne le cède que peu à celle de la maturité. Le caractère principal de cette "*organisation génitale infantile*" est en même temps ce qui la différencie de l'organisation génitale définitive de l'adulte. Il réside en ceci que, pour les deux sexes, *un* seul *organe génital*, l'organe mâle, joue un rôle. Il n'existe donc pas un primat génital, mais un primat du *phallus*[20] ». Il poursuit :

19. S. Freud, « L'organisation génitale infantile » [1923], trad. de l'allemand par D. Berger, J. Laplanche *et al.*, in *La Vie sexuelle*, *op. cit.*, p. 114.
20. *Ibid.*, p. 114.

Il n'est pas sans importance de se représenter les transformations que subit la polarité sexuelle qui nous est familière pendant le développement sexuel infantile. Une première opposition apparaît avec le choix d'objet qui, en effet, présuppose sujet et objet. Au stade de l'organisation prégénitale sadique-anale il n'est pas encore question de masculin et féminin, l'opposition entre *actif* et *passif* est celle qui domine.

Au stade suivant, celui de l'organisation génitale infantile, il y a bien un *masculin,* mais pas de féminin ; l'opposition s'énonce ici : *organe génital masculin* ou *châtré.* C'est seulement quand le développement, à l'époque de la puberté, s'achève, que la polarité sexuelle coïncide avec *masculin* et *féminin.* Le masculin rassemble le sujet, l'activité et la possession du pénis ; le féminin perpétue l'objet et la passivité. Le vagin prend maintenant valeur comme logis du pénis, il recueille l'héritage du sein maternel[21].

La recherche sur la sexualité infantile nous apprend que la différence des sexes semble donc tributaire de la présence ou non du phallus. La deuxième différenciation, qui correspond au sexe « naturel », n'est possible qu'à partir de la puberté. Il s'agit d'une expérience physique surprenante qui ne peut être anticipée par aucune expérience antérieure. C'est aussi dans cette mesure que la puberté représente une discontinuité parce que l'enfant peut tout au plus avoir l'intuition de ce que seront plus tard les objets sexuels adultes. L'émoi définitif suscité par la nouvelle sexualité génitale a lieu dans le cadre d'une réédition des conflits œdipiens. C'est pourquoi, à partir de la puberté, on assiste à un rapprochement explosif

21. *Ibid.*, p. 116.

entre une hétérosexualité complémentaire et réalisable d'une part, et les représentations parentales marquées du sceau œdipien d'autre part, caractérisées par l'interdit de l'inceste. Les changements dans les relations aux objets et les transformations narcissiques trouvent leur origine dans les strates inconscientes les plus profondes du corps. Ces processus conservent certes tout au long de la vie le pouvoir d'imposer leurs lois, mais la puberté, qui est ancrée dans la réalité imposée par la biologie, est une phase privilégiée et qualitativement nouvelle au cours de laquelle on peut apprendre tout d'abord que les deux sexes peuvent se compléter l'un l'autre.

Dans son étude « Sur le plus général des rabaissements de la vie amoureuse[22] », Freud met en évidence une autre problématique, conditionnée par les fonctionnements opposés des deux aspects de la sexualité. Il a découvert en travaillant avec des personnes incapables d'amour et impuissantes que le fondement de leurs souffrances était un blocage dans l'histoire du développement de leur libido. Les deux courants que l'on peut distinguer – courant *tendre* et courant *sensuel* – ne se sont pas rejoints. Comme l'écrit Freud, le courant tendre

> provient des toutes premières années de l'enfance ; il s'est formé en se fondant sur les intérêts de la pulsion d'autoconservation et il se dirige sur les personnes de la famille et celles qui donnent les soins à l'enfant. Il a entraîné dès le début des apports des pulsions sexuelles, des composantes de l'intérêt érotique, qui déjà dans l'enfance sont plus ou moins évidentes et que la psychanalyse découvre

22. S. Freud, « Sur le plus général des rabaissements de la vie amoureuse » [1912], in *La Vie sexuelle*, *op. cit.*

ultérieurement chez les névrosés, dans tous les cas. Il correspond au *choix d'objet infantile primaire.* Il nous fait voir que les pulsions sexuelles trouvent leurs premiers objets en étayage sur les évaluations des pulsions du moi, exactement comme les premières satisfactions sexuelles sont éprouvées en étayage sur les fonctions corporelles nécessaires à la conservation de la vie. La « tendresse » des parents et des personnes qui donnent les soins à l'enfant, tendresse qui manque rarement de trahir son caractère érotique (« l'enfant est un jouet érotique »), fait beaucoup pour augmenter les apports de l'érotisme aux investissements des pulsions du moi chez l'enfant[23][...].

Freud poursuit :

Ces fixations tendres persévèrent durant l'enfance et ne cessent d'entraîner avec elles de l'érotisme, qui, de ce fait, est détourné de ses buts sexuels. Or, quand vient la puberté, s'y ajoute le puissant courant « sensuel » qui ne méconnaît plus ses buts. Il ne manque apparemment jamais de suivre les voies antérieures, et d'investir alors de charges libidinales beaucoup plus fortes les objets du choix primaire infantile. Mais, se heurtant là à l'obstacle dressé entre-temps de la barrière contre l'inceste, il manifestera la tendance à trouver le plus tôt possible le passage de ces objets inadéquats, dans la réalité, à d'autres objets étrangers, avec lesquels on peut mener une vie sexuelle réelle. Ces objets étrangers seront de nouveau choisis selon le prototype (l'image) des objets infantiles mais ils attireront à eux la tendresse qui était attachée aux objets antérieurs[24].

23. *Ibid.*, p. 57.
24. *Ibid.*

L'adolescence se caractérise donc par le fait qu'à la tendresse de l'enfant s'ajoute la passion de l'adulte qui n'ignore plus désormais ses objectifs, à savoir la possibilité d'une complémentarité des sexes. La pulsion établit la relation entre une source interne somatique et un objet externe appréhendé psychiquement. Ce schéma, qui se répète au cours de la puberté, correspond à la relation du corps érogène du nourrisson avec l'objet partiel maternel. Pendant la phase infantile, des processus de satisfaction physiques intègrent les objets les plus divers, mais il n'en reste pas moins qu'ils sont essentiellement auto-érotiques. Ce caractère auto-érotique de la pulsion, accompagné par des fantasmes de toute-puissance, persiste jusqu'à la puberté.

Le corps pubertaire érogène se met soudain à se focaliser sur les zones génitales sans subir automatiquement de changement structurel. Les formes de fonctionnement infantiles perverses polymorphes ne perdent pas automatiquement leur pouvoir, elles continuent de fonctionner. Ce qui est nouveau, c'est la condensation porteuse de conflits autour de la zone génitale, conditionnée par le développement biologique, qui attaque la défense du moi en un point affaibli par cette condensation et impose des structurations nouvelles qui, dans un premier temps, sont encore loin d'une génitalité triomphante. Le changement de structure ne sera tout d'abord que le résultat d'une répétition, d'une perlaboration des conflits œdipiens. Ainsi, la puberté peut être considérée comme une répétition de l'allongement du développement qui a déjà eu lieu au cours des cinq premières années de la vie.

Les mystères de la *scène originaire* ne peuvent toutefois pas être déchiffrés définitivement, ils ne peuvent qu'être ranimés à un autre niveau et même être éprouvés, sans être pour autant dévoilés : l'inconscient ne cesse pas d'être actif, il place devant de nouveaux défis ; à cet autre niveau, il ne sera pas non plus possible de résoudre l'énigme que pose l'identité sexuelle.

Le son de la flûte – *La Flûte du pâtre*

« Je pense à cette pièce de Schnitzler *Der Flötenton* [*Le Son de la flûte*] », dit la jeune femme. Freud lui répond : « C'est exactement votre conflit. » Même s'il n'existe aucune pièce d'Arthur Schnitzler portant ce titre, il semble bien que les deux protagonistes se soient compris.

Dès avant 1902, Schnitzler travaillait à une nouvelle dont le titre provisoire était *Verlockung* (« Tentation »). En 1907, il décida d'utiliser son contenu pour sa *Traumnovelle* (*La Nouvelle rêvée*). Dans une esquisse consacrée à la pièce *Der Verführer und die drei Jungfrauen* (*Le Séducteur et les Trois Vierges*), il reprend cette thématique. Indication de Schnitzler : « Ici, peut-être, l'histoire de cette épouse d'un astronome qui a suivi le son de la flûte d'un pâtre et qui s'achève ainsi : elle fait tuer le mari qu'elle aimait jadis. Aurelie : "Moi, je ne suivrais pas le son de la flûte." Graf : "Mais si je l'exigeais[25] ?" »

25. R. Urbach, *Schnitzler-Kommentar zu den erzählenden Schriften und dramatischen Werken*, München, Winkler, 1974, p. 195.

En 1911, Schnitzler publia finalement la nouvelle sous le titre *Die Hirtenflöte*[26].

Anna G. ne pouvait pas savoir à l'époque que les relations extrêmement ambivalentes entre Freud et Schnitzler allaient devenir plus tard un sujet abondamment commenté[27]. Elle ne pouvait pas savoir non plus que les deux hommes venaient de se rencontrer à nouveau après de nombreuses années, précisément en ce printemps 1921.

Dès le 13 mai, Schnitzler écrit dans son journal : « Lili [la fille de Schnitzler], avec de longues nattes, très adolescente, rentre de sa leçon avec Mlle Freud [Anna Freud], raconte les bagarres à l'école, les petits mots [échangés] sous le banc et refuse d'être un "miroir de la vertu[28]". » Le 21 mai, il note : « [Ce] Matin chez Freud, où Lili prend des cours particuliers (avec Gerda Hausmann), ai même assisté à la leçon ; ai parlé brièvement (après des années) avec Sigmund Freud et sa femme[29]. » Anna Freud a revu Schnitzler – en compagnie de Lou Andreas-Salomé, qu'il avait rencontrée plusieurs années auparavant – durant l'hiver 1921[30].

26. A. Schnitzler, *La Flûte du pâtre* [1911], in *L'Appel des ténèbres*, *op. cit.*

27. Voir Th. Anz, O. Pfohlmann, *Psychoanalyse in der literarischen Moderne* (tome I, Marburg, Verlag LiteraturWissenschaft, 2006), H.I. Kupper, H.S. Rollman-Branch, « Freud and Schnitzler-Doppelgänger » (*J. Amer. Psychoanal. Assn.*, 7, 1959, p. 109-126) et U. Weinzierl, *Arthur Schnitzler. Lieben Träumen Sterben*, Frankfurt am Main, S. Fischer, 1994.

28. A. Schnitzler, *Tagebuch 1920-1922*, *op. cit.*, p. 180.

29. *Ibid.*, p. 183.

30. *Ibid.*, p. 255, 275 *sqq.*

C'est seulement l'année suivante qu'eut lieu une rencontre assez longue entre Freud et Schnitzler. Celui-ci en parle avec force détails dans son journal à la date du 16 juin 1922 :

> Dîner chez le Prof. Freud. (ses vœux pour mon anniversaire, ma réponse, son invitation). Sa femme et sa fille Anna (qui a donné des cours l'année dernière à Lili pendant quelques mois). Auparavant, je ne lui avais parlé que quelquefois, brièvement. Il s'est montré très chaleureux. Conversation sur nos années à l'hôpital et à l'armée, chefs communs, etc. Le lieutenant Gustl [titre de l'une de ses nouvelles], etc. ; ensuite, il me montre sa bibliothèque – pas mal de choses, des traductions, des écrits de ses élèves ; beaucoup de petits bronzes antiques, etc. – il ne donne plus de consultations, se contente de former ses élèves qui, à cet effet, se font analyser par lui. M'offre une belle nouvelle édition de ses cours. M'accompagne tard le soir de la Berggasse jusqu'à mon appartement [Schnitzler habitait dans la Sternwartenstrasse qui se trouve à environ trois quarts d'heure à pied du domicile de Freud]. La conversation devient plus chaleureuse et plus personnelle – à propos de la vieillesse et de la mort ; il m'avoue éprouver certains sentiments de *Solness* (qui me sont totalement étrangers)[31].

Solness le constructeur est une pièce de théâtre de Henrik Ibsen dont le héros est un être qui se coupe de ses contemporains à cause de ses visions, de ses chimères et de ses angoisses. Ibsen décrit dans cette œuvre la peur de l'homme qui a réussi face à la chute inéluctable, l'aspiration constante à l'impossible qui exige de faire des sacrifices.

---

31. *Ibid.*, p. 318 *sqq.*

On est en droit de se demander ce que Freud a bien pu vouloir dire en répondant à la jeune femme que son souhait de quitter sa famille et son milieu d'origine était son *conflit*. N'avait-elle pas quitté la Suisse pour se rendre à Vienne avec l'espoir justifié de se libérer grâce à lui ?

Dans sa nouvelle, Schnitzler raconte l'histoire d'une jeune femme nommée Dionyse que son époux, Érasme, persuade de céder à la « tentation ». Poussée par lui, elle fait tout ce qu'il lui plaît et se jette, sans beaucoup réfléchir, dans l'enfer de la passion.

Il se peut que la jeune femme ait interprété la nouvelle de Schnitzler avant tout comme un appel à la liberté et à l'indépendance, un récit sur la libération de la femme. Il convient plutôt d'entendre cette œuvre comme une parabole : sa morale met en évidence à quel point il peut être destructeur de céder à la tentation d'une apparente liberté.

Érasme est un homme aisé qui, lorsqu'il était jeune, a beaucoup évolué dans les villes et les campagnes et qui, en amateur, s'est consacré aux sciences et aux arts et a entrepris des voyages dans des pays lointains. Finalement il s'installe, construit sa maison à la lisière de la forêt et prend pour femme la ravissante fille d'un paysan, orpheline depuis peu. Une nuit, il ne supporte plus de douter de la constance de son épouse, de son affection et de son amour pour lui :

> […] mais comment n'as-tu pas compris encore que cette assurance demeure vaine devant la vérité plus profonde que j'ai reconnue cette nuit, devant la certitude acquise ? L'indéchiffrable mystère de ton être sommeille

au fond de ton âme. Pour recouvrer le calme de ma vie, qu'il me semble avoir perdu à jamais, il faut que ce mystère me soit enfin révélé. Voilà pourquoi, Dionyse, j'ai décidé de te rendre ta liberté[32].

C'est au moment précis où la jeune femme, bouleversée par le discours d'Érasme, tente de se jeter par la fenêtre et où il la rattrape de justesse que l'on entend le son d'une flûte. Érasme parvient alors à convaincre son épouse, envoûtée par ce son, de céder à l'attrait de la flûte et à l'envie de connaître les lèvres qui en jouent, et de le quitter.

Dorénavant, Dionyse cède à toutes les tentations. Elle devient d'abord la compagne du joueur de flûte, qu'elle ne tarde cependant pas à délaisser pour aller vivre avec un homme très riche. Elle l'abandonne lui aussi et se retrouve mêlée aux troubles et aux désordres d'une révolution. Dionyse rejoint alors les rebelles : « Tous ils escomptaient la défaite des puissants dont ils avaient été corvéables jusque-là, tous ils attendaient l'aide et l'alliance des éléments raisonnables, tous ils espéraient l'institution d'un royaume d'égalité et de justice[33]. »

La révolte est réprimée. Dionyse, elle, est sauvée par un jeune comte. Elle devient sa maîtresse et part pour la guerre à ses côtés. Au cours des combats, le comte est tué. Dionyse, qui lui a donné un fils, devient la maîtresse du prince, lequel reconnaît son enfant. Les fidèles de la princesse déchue tuent le fils de Dionyse et la chassent du pays. La jeune femme retourne alors chez Érasme.

---

32. A. Schnitzler, *La Flûte du pâtre* [1932], *op. cit.*, p. 123.
33. *Ibid.*, p. 137.

Après bien des journées de marche, Dionyse se trouva soudain devant la demeure qu'elle avait quittée quelques années auparavant. Minuit sonnait, les étoiles brillaient au firmament et la porte de la maison était ouverte comme si quelqu'un fût attendu. Sans pénétrer dans ses appartements, la jeune femme prit l'escalier tournant qui conduisait à l'observatoire du savant. Érasme se tenait devant son télescope et inspectait le ciel. L'entendant venir, il se retourna, et, sans manifester la moindre surprise, l'accueillit avec le sourire affable dont on reçoit un hôte aimé.

« C'est moi, dit Dionyse. — Je sais, répondit son époux. Je t'attendais ! Cette nuit était marquée pour ton retour. — Tu connais donc ma vie ? — Ton sort est de ceux que nul ne saurait ignorer : lointaine et cachée sous un nom d'emprunt, tu étais entre toutes les femmes la seule à laquelle pareil destin pouvait échoir. Je suis heureux de te revoir, Dionyse ! — Heureux ! tu ne recules pas d'horreur en me voyant ? — Tu as vécu ta vie, Dionyse, et tu es pure à mes yeux, plus pure que tant d'autres qu'oppresse l'atmosphère étouffante de leurs secrets désirs. Enfin tu te connais. Pourquoi reculerais-je d'horreur devant toi ? — Me connaître ? Jamais ! Confinée dans ce cadre étroit que délimite de toute part le devoir, je ne songeais pas à approfondir mon être intime. Chassée par toi à la poursuite de son mystère, abandonnée dans l'incommensurable univers des tentations, je devais sombrer et me perdre. — Que dis-tu, Dionyse ? Ingrate, tu me reproches d'avoir tenté ce qu'entre tous les sages aucun n'eût osé, ce qu'entre tous les amants aucun n'eût toléré ! — Triste sage, tu n'as su pénétrer le sens profond des lois éternelles qui régissent les âmes. Pauvre sage, tu n'as su comprendre que la destinée humaine s'accomplit dans des limites qu'il ne nous appartient pas de reculer. Lamentable amant, tu n'as pas songé à descendre vers la vallée pour briser une flûte à l'appel séduisant et dangereux de laquelle pouvait succomber un être aimé. Ton cœur est las, Érasme, et tu m'as laissée partir sans engager une lutte que tu pouvais gagner. Ton esprit desséché par la rhétorique stérile des mots a voulu concentrer en une formule l'abondance des possibilités, la diversité même des aspects de la vie. »

Ayant dit cela, elle se détourna pour partir.

« Dionyse, cria son époux, insensée, que vas-tu faire ? Le souvenir des événements que tu as vécus trouble ton esprit. Tu retrouveras ici le calme et la sérénité. Ton appartement, ton lit et tes vêtements t'attendent ; ici c'est la sécurité, ailleurs la mort te guette. »

Sur le seuil de la porte, Dionyse fit volte-face.

« Que m'importe la mort ! Je ne crains plus l'inconnu, seule ta présence m'emplit d'effroi. — Ma présence, Dionyse ? Crois-tu que je puisse manquer à ma parole ? Crains-tu que je puisse manquer à ma parole ? Crains-tu mes questions, mes reproches ? Pauvre cœur tourmenté, tu trouveras l'apaisement dans ma compréhension. — Raison suprême pour partir. Si l'ombre inquiétante qu'impriment à mon front les mille destins que j'ai vécus t'avait fait frémir, nos âmes meurtries se seraient comprises en une infinie douleur. Mais ce qui me fait fuir, ce que je crains par-dessus tous les masques et les prodiges du monde, c'est la face grimaçante de ton implacable sagesse. »

Sans ajouter un mot, sans se retourner une seule fois, Dionyse descendit l'escalier, quitta la maison et disparut dans la vallée ombreuse[34].

Une psychanalyse aussi est une tentation, et l'analyste est un séducteur qui exige de la part de l'analysant qu'il

34. *Ibid.*, p. 158-161.

s'abandonne sans réfléchir à ce qui lui vient à l'esprit. Mais les portes demeurent closes, le drame – lié qu'il est à la parole – se joue dans un espace que personne ne quitte.

Prendre en analyse une personne souffrant de conflits incompréhensibles et insolubles pour elle signifie l'exposer à une *expérience traumatisante* : celle qui souffre dans le plus grand désarroi s'abandonne à l'intervention d'un Autre, d'un étranger, dont elle pense qu'il sait comment l'aider. *L'analyste supposé détenir ce savoir* se mue, comme Érasme, en *séducteur* qui provoque une émotion grâce à laquelle des expériences anciennes sont ravivées et *transférées* dans la situation analytique. Ainsi, le *transfert* repose sur une *illusion*, une *séduction* qui met en mouvement un processus qui reproduit par *transfert* le rapport originel à l'adulte tutélaire : il sera ainsi à nouveau présent. Le *transfert* est donc la reproduction du *désarroi* et de la *dépendance passive* existant à l'origine de la vie psychique. Il en découle une situation qui entre invariablement en résonance avec la situation originaire : celui des deux parents qui *fait savoir*, sans posséder lui-même ce savoir.

Laplanche suppose qu'« au-delà [...] des trames qu'elle défait, l'analyse remonte le long des fils de "l'autre" : l'autre-chose de notre inconscient, l'autre-personne qui a implanté ses messages, avec, pour horizon, l'autre-chose dans l'autre-personne, c'est-à-dire l'inconscient de l'autre, faisant que ses messages soient énigmatiques[35] ». La construction de la situation

35. J. Laplanche, « Le temps et l'Autre » [1991], in *La Révolution copernicienne inachevée. Travaux 1965-1992*, Paris, Aubier, 1992, p. 383 ; rééd. PUF, coll. « Quadrige », 2008.

analytique repose sur une *illusion* nécessaire pour permettre de se rapprocher de quelque chose de *vrai*, d'*originel*, à savoir *la séduction originaire*. Ce rapprochement est le seul à pouvoir réactiver le *processus de la traduction* et de la *symbolisation*. La possibilité est donnée de les retravailler *après coup* – la technique de la psychanalyse, sa méthode *associative*, *dissociative* et *interprétatrice*, consiste à interpréter les anciennes réponses qui surgissent et ainsi à faire redémarrer le mouvement de la *traduction/détraduction* dont le moteur est et doit rester l'inconscient. Le déroulement de la cure sera déterminé essentiellement par la tentative de trouver une réponse à la question de savoir en quoi consiste le *savoir qui aide*, celui que l'adulte, autrefois, était supposé détenir, et que l'analyste est supposé posséder maintenant. Dans ce processus, le moi, qui s'est développé entre-temps, intervient *après coup* dans la situation passée depuis longtemps et redevenue présente.

Même si les notes de cette jeune femme sont lacunaires et ne permettent que de façon approximative de savoir sur quelles idées et quelles théories Freud s'est fondé pour lui dire ce qu'il lui a dit, elles nous offrent un accès à des époques et des espaces d'ordinaire inatteignables.

Enfin, ce qui m'impressionne avant tout, c'est la façon dont Freud conduit la cure : incomparable, jamais moralisante, visant toujours une compréhension commune. Il est constamment à l'écoute, aimable et néanmoins incorruptible. On peut s'étonner qu'en un laps de temps si bref la cure ait apparemment été un succès. Cela pourrait ressembler à un *happy end* un peu kitsch, mais, indéniablement, la jeune femme semble être parvenue à se libérer des tentations de sa vie pulsionnelle, si bien qu'elle a été capable de rompre ses fiançailles, de trouver un autre homme et de prendre la décision de l'épouser.

LA NÉVROSE DE TRANSFERT MOUVEMENTÉE D'ANNA G. SUR L'USAGE ET L'ABUS DE L'ABSTINENCE[1]

John Forrester

Le début et la fin

Commençons par le début. Voire avant le début. Dans le cas d'espèce, cela signifie aborder aussi la question de la fin.

Lorsque Freud écrit à Pfister, le 20 mars 1921, il voit en Anna G. une jeune femme médecin qui s'est mariée récemment et qui souhaite faire une analyse. Le 23 mars, il reçoit une lettre d'Anna G. à laquelle il répond le jour même. Même si nous n'en sommes pas totalement sûrs, il est fort probable qu'elle ait indiqué dans cette lettre qu'elle n'était pas mariée, seulement fiancée, et que son intention première n'était pas de faire une analyse didactique. Cette lettre adressée à Freud n'a pas été conservée, mais nous disposons du journal d'Anna G., et il semble bien que la question du mariage soit apparue très tôt comme un sujet central dans l'analyse. À aucun moment n'est évoqué son souhait de devenir

1. La traduction française de ce texte a été établie d'après la version allemande, traduite de l'anglais par Ernst Falzeder [NdT].

psychanalyste. Nous pouvons en conclure que l'objectif d'Anna G. – formulé dans la lettre envoyée à Freud – était de réfléchir au mariage prévu à brève échéance et à la question de savoir si elle devait ou non mener à terme ce projet.

Dans sa missive adressée à Pfister, Freud soulignait le fait que sa jeune consœur devait s'engager « assez longtemps pour que l'analyse ait une chance d'aboutir à quelque chose, c'est-à-dire quatre à six mois ; moins, cela ne vaudrait pas la peine[2] ». Sur le fond, dans sa réponse à la jeune femme, Freud exprimait le même avis, mais il en modifiait le cadre de façon subtile, posait une condition absolue, non négociable, en termes de calendrier et indiquait qu'il y avait urgence :

> Je vous réponds par retour, afin que nous puissions prendre une décision rapidement. Je ne peux vous accepter avant de savoir si mes honoraires vous conviennent et si votre calendrier m'agrée, points sur lesquels vous ne vous êtes pas prononcée. Je facture quarante francs l'heure, payables dans votre monnaie chaque mois, mais je ne prends personne qui ne puisse rester jusqu'au 15 juillet. Ce dernier point à lui seul est déterminant. Vu le bref délai, je vous prie de m'adresser une réponse télégraphique et je vous répondrai alors éventuellement par le même moyen de façon définitive.
>
> Si tout est en ordre, je tiendrais beaucoup à ce que vous arriviez à Vienne avant le 1er avril[3].

2. S. Freud, O. Pfister, *Correspondance avec le pasteur Pfister 1909-1939*, trad. de l'allemand par L. Jumel, Paris, Gallimard, 1966, p. 127-128.
3. *Cf. supra*, p. 19.

La phrase : « Ce dernier point à lui seul est déterminant » constitue l'apogée d'un paragraphe qui regorge d'expressions relatives aux aspects temporels. Dès la première phrase, il utilise deux formules qui insistent sur l'urgence : « par retour » et « prendre une décision rapidement ». C'est dans la troisième phrase qu'on trouve la condition incontournable : « [...] je ne prends personne qui ne puisse rester jusqu'au 15 juillet ». Donc : tous ses patients potentiels se *doivent* de rester jusqu'à cette date. Mais pas au-delà. Cette phrase, sans équivoque, pose une condition absolue : « Ce dernier point à lui seul est déterminant » – « à lui seul » et « déterminant », autant de mots qui renvoient à une condition non négociable ! La fin de l'analyse, posée en outre comme un moment crucial, est définie dès le départ comme un terme non susceptible d'être discuté.

Mais les choses n'en restent pas là. Cette lettre souligne une fois encore l'urgence : « Vu le bref délai, je vous prie de m'adresser une réponse télégraphique. » Seul Freud – et non sa patiente – peut se permettre de se libérer de ce corset temporel : « [...] je vous répondrai alors éventuellement par le même moyen de façon définitive ». Éventuellement ? Elle doit s'engager sans faille à respecter la date du 15 juillet, mais Freud, lui, n'est pas obligé de s'y plier. Il ne lui fera savoir qu'*après* réception de l'engagement *de la jeune femme* s'il est d'accord et lui répondra *peut-être*, mais pas du tout *de façon sûre*, en employant le même moyen qu'il exige de sa part : à savoir le télégramme. Il se réserve la possibilité de lui répondre par la poste, c'est-à-dire en utilisant un moyen de communication moins rapide, tandis qu'*elle* doit faire la preuve de son engagement par l'envoi d'un télégramme.

Comme pour lui signifier que le temps est une dimension essentielle de l'analyse, il termine sa lettre en soulignant l'urgence du *début* après avoir indiqué que la fin était « déterminante » : « Si tout est en ordre, je tiendrais beaucoup à ce que vous arriviez à Vienne avant le 1er avril. »

Je souhaite présenter deux hypothèses sur la « stratégie » mise en œuvre par Freud[4]. Premièrement, je signalerai que Freud a fixé le vendredi 15 juillet comme dernier jour de l'analyse d'Anna G., mais qu'il l'a empêchée par là même de prendre congé de lui un autre jour. En commençant son analyse, elle s'engageait à ne pas l'interrompre et à ne pas tenter de la prolonger. Deuxièmement, au milieu de ce déluge de contraintes temporelles et de décisions à prendre, Freud l'obligeait à s'engager au moins sur un point : son analyse. Après la réception de la lettre de Freud, probablement le 24 mars, elle a dû avoir moins d'une semaine pour prendre cet engagement, se rendre à Vienne et commencer la cure le 1er avril – ce qu'elle fit, après avoir réfléchi pendant quelques jours seulement,

4. En l'occurrence, je n'ignore pas que Freud se comportait souvent, mais pas toujours, de cette manière pour organiser son emploi du temps et s'assurer qu'il gagnerait assez d'argent pendant son année de travail. Je suis sûr que ce genre de messages concernant l'organisation sont tout à fait caractéristiques de la façon dont Freud gérait et organisait sa pratique clinique. Je suppose néanmoins que de nombreux lecteurs comprendront que les termes de la lettre adressée au docteur Anna G. étaient nettement trop précis – ils étaient déjà infléchis par sa réponse quant à la situation personnelle de sa future patiente.

comme nous l'apprend Anna Koellreuter. Freud l'avait mise en demeure de prendre une décision, et elle l'a prise. Dès le début de l'analyse, Freud et Anna G. avaient déjà de quoi travailler !

Et ils ont effectivement travaillé. Le journal est cependant le seul témoignage direct que nous ayons de ce travail. Freud n'a pas laissé de notes concernant l'analyse d'Anna G. Il y fait une ultime allusion deux semaines après la fin de son analyse, dans une lettre à Pfister[5] : « La petite G. est devenue totalement transparente et en fait, elle en a terminé : mais je ne peux pas savoir ce que la vie va faire d'elle désormais. » Pour autant que nous puissions le deviner, le partage du travail entre l'analyste et sa patiente a été un succès. Si le but de Freud était d'obtenir la transparence – c'est-à-dire la compréhension totale –, celui d'Anna G. était de parvenir à prendre une décision dans les temps. Le cadre analytique tel que Freud l'avait originellement conçu de même que sa politique de non-intervention ont été efficaces : l'analyse s'est révélée « décisive ». Notons que Freud, très généralement, considérait le résultat d'une analyse de la manière suivante : pour lui, c'était l'analyste qui atteignait à la compréhension, non le patient[6]. L'analyse d'Anna G. fut classique d'un bout à l'autre : elle était tournée vers la *vie* et non vers la

5. LOC [Library of Congress], Freud à Pfister, 29 juillet 1921.
6. Dans toute l'œuvre de Freud, le terme « compréhension » (*Einsicht*) est très rarement utilisé pour désigner l'acquisition de connaissances psychanalytiques par le patient ; pour l'essentiel, il ne désigne que celle de l'analyste (voir S. A. Guttman, *The concordance to « The standard edition of the complete psychological works of Sigmund Freud »*, 2e éd., New York, International Universities Press, 1984).

compréhension. Le « symptôme » d'Anna G. était le problème de sa vie – c'est-à-dire ses possibilités, ses décisions, et bien sûr aussi les motions pulsionnelles et les fantasmes qui les sous-tendaient.

Le journal

Après avoir observé le cadre dans lequel a eu lieu l'analyse d'Anna G., j'aborderai la seule référence dont nous disposons quant à son déroulement : le journal. Ce document est passionnant, même s'il présente des lacunes – son objectif est opaque et son contenu fragmentaire.

Le matériel qu'Anna G. a consigné dans son journal concerne en grande partie ses rêves. Il confirme donc les nombreux exemples qui montrent que Freud, dans sa pratique, utilisait bien le rêve comme voie royale vers l'inconscient, et que ses patients étaient convaincus du bien-fondé de cette pratique. La plupart d'entre eux terminaient leur traitement en étant persuadés de l'importance des rêves et de leur analyse. Le journal d'Anna G. raconte la même histoire. De nombreuses notes sont simplement le récit de ses rêves, accompagné de quelques associations et suivi d'un dialogue avec Freud. Elle débute avec ses tout premiers souvenirs et ses premières découvertes sexuelles – elle savait parfaitement de quoi il retourne dans la psychanalyse. Mais bientôt, on se rend compte qu'elle se met à correspondre de plus en plus au patient standard de Freud – avec ses rêves, suivis des commentaires intéressés de Freud.

Les rêves ont beau être la voie royale vers l'inconscient, à l'époque où Freud a conduit cette analyse, il savait déjà que la voie royale du traitement psychanalytique était le transfert. Dans les *Conférences d'introduction à la psychanalyse*, il avait constaté qu'une névrose de transfert artificielle *remplace* les structures névrotiques antérieures :

> Le début du traitement ne met pas un terme à cette évolution, mais une fois que la cure s'est emparée du patient, il advient alors que tout ce que la maladie produit de nouveau se concentre sur un seul point, à savoir le rapport au médecin. Le transfert devient ainsi comparable à la couche de cambium qui se trouve entre le bois et l'écorce d'un arbre et dont procèdent le renouvellement tissulaire et l'accroissement en épaisseur du tronc. Que le transfert se soit hissé jusqu'à cette importance, et le travail sur les souvenirs du malade recule considérablement. Il n'est pas alors inexact de dire qu'on n'a plus affaire à la maladie antérieure du patient, mais à une névrose recréée et remaniée, qui a remplacé la première. On a suivi dès le début la réédition de l'affection ancienne, on l'a vue naître et croître, et l'on se repère en elle particulièrement bien, puisqu'on est soi-même, comme objet, en son centre. Tous les symptômes du malade ont abandonné leur signification originaire et se sont réorganisés autour d'un nouveau sens, qui consiste en une relation au transfert. Ou bien n'ont subsisté que des symptômes qui pouvaient réussir à opérer un tel remaniement. Or, venir à bout de cette nouvelle névrose artificielle ne fait qu'un avec régler la maladie qui a été apportée en cure, avec mener à bien notre tâche thérapeutique[7].

Sans aucun doute, l'une des raisons pour lesquelles Freud a exigé qu'Anna G. – comme n'importe quel autre

7. *Conférences d'introduction à la psychanalyse* [1916-1917], trad. de l'allemand par F. Cambon, Paris, Gallimard, 1999, p. 564.

patient – dispose d'assez de temps pour son analyse, c'est qu'il voulait s'assurer que cette « névrose artificielle » ait le temps de se développer, ce temps nécessaire à la croissance organique dont la relation analytique avait besoin pour prendre en compte la forme de la vie antérieure du patient. Nous pouvons considérer que Freud attendait que la névrose de transfert trouve sa forme spécifique.

Certaines de ses remarques initiales permettent de penser qu'il a utilisé son essai « Un enfant est battu » comme modèle schématique pour l'analyse d'Anna G. Il est un aspect dont il ne démordait pas : derrière le lien identificatoire à ses frères – « l'énigme – pourquoi vous ne parvenez pas à vous détacher de votre frère » – et derrière ses conquêtes amoureuses se trouvait le « mystère » de la couche « la plus profonde » de l'amour qu'elle portait à son père. Qu'il se soit efforcé de faire correspondre sa patiente à ce modèle ou pas, il avait en tout cas à sa disposition suffisamment d'autres moyens – issus de son arsenal technique qui avait fait ses preuves –, tant théoriques (l'avancement du travail interprétatif) que pratiques (la méthode empirique de conduite de l'analyse). La règle qu'il appliquait le plus souvent – et c'était certainement intentionnel –, c'était celle de l'abstinence qui voulait qu'on « laiss[e] subsister chez le malade besoins et désirs, parce que ce sont là des forces motrices favorisant le travail et le changement. Il n'est pas souhaitable que ces forces se trouvent diminuées par des succédanés de satisfactions[8] ». À Anna G., il exprimait les choses de la

8. S. Freud, « Observations sur l'amour de transfert » [1915], in *La Technique psychanalytique*, trad. de l'allemand par A. Berman, Paris, PUF, 1953, p. 123.

manière suivante : « Si c'est possible, abandonnez les aventures. Souffrez, supportez la privation, de sorte que tout apparaisse d'autant plus clairement pendant la séance. »

Bien que les indices soient parcellaires, on peut tout de même relever deux thèmes qui constituent une réponse à l'abstinence effective ou à venir. Le premier, la peur de ne pas être aimée par les hommes, comporte un calcul de la durée pendant laquelle Anna G. pourrait tenir sans recevoir de signe lui montrant qu'elle est aimée par les hommes : « Je crains qu'il y en ait peu qui tombent amoureux de moi après l'analyse ; danser et aimer, c'est la même chose. Même maintenant, c'est insupportable sans un être qui m'aime. Selon mes calculs, l'analyse ne va plus durer que deux mois environ » (mi-juillet).

On peut difficilement s'imaginer confession plus honnête quant au fardeau que représentait pour elle cette abstinence, mais cela montre surtout qu'elle considérait l'analyse comme la cause d'une atteinte définitive à sa capacité de susciter l'amour chez les autres. Comme dans un mouvement régressif, elle évoque immédiatement après sa décision d'aller voir Freud : « Il me semble que j'ai eu une idée folle en venant ici. C'est à grand-peine que je me rappelle que je ne pouvais de toute façon pas faire autrement. »

Il s'agit là d'un moment important : en effet, il montre aussi qu'Anna G. a retourné en son exact contraire sa décision d'entreprendre une analyse : elle est devenue la seule solution envisageable (elle n'a aucune autre possibilité). Même si Freud avait parfaitement préparé le terrain avec la première lettre urgente qu'il lui avait adressée, elle se sentait à présent acculée et désespérée – comment pourrait-elle survivre sans amour ?

Freud l'accompagna dans cette phase avec des interprétations que je pourrais qualifier de « compatissantes-apaisantes » à la lumière de ses explications théoriques : « Étant donné que la libido s'accumule, puisqu'elle ne peut aller vers l'homme, tous ces désirs se manifestent plus explicitement. C'est aussi cela le sens de l'abstinence. » Il utilise ici le modèle qu'il avait déjà appliqué dans *L'Interprétation des rêves* pour expliquer certains rêves déstabilisants : pendant le sommeil, un désir préconscient doit passer par l'inconscient où le processus primaire le transforme grâce à un lien avec d'autres désirs inconscients (et infantiles) et trouve des moyens d'expression appropriés. Par exemple, il a interprété le rêve d'une femme de la façon suivante : elle avait rêvé la mort du second fils de sa sœur qui contrairement au premier était toujours vivant ; Freud y vit l'expression d'un désir préconscient d'avoir l'occasion de revoir l'homme aimé qu'elle avait rencontré lorsqu'elle habitait chez sa sœur, car l'homme avait été présent quand le fils aîné était mort et ne manquerait pas de l'être si le second venait également à mourir[9]. Freud se sert d'une interprétation « compatissante-apaisante » similaire pour les désirs régressifs d'Anna G. La peur de ne pas être aimée par les hommes avait surgi dans un rêve où l'analyse était assimilée à une opération urgente du genou – ne pas pouvoir aimer et ne pas pouvoir danser, « c'est

9. S. Freud, *L'Interprétation des rêves* [1900], trad. de l'allemand par I. Meyerson, révisée par D. Berger, Paris, PUF, 1967, p. 139.

la même chose ». Dans les associations qui accompagnaient le rêve d'une femme venue au Burghölzli, Bleuler (un personnage qui se situait certainement tout près de Freud dans le panthéon intime d'Anna G.) avait posé le diagnostic suivant : « prostituée butée » à cause d'une infection vénérienne du genou. « Dans mon rêve, je souhaite une punition pour mes péchés », écrit Anna G. Deuxième élément du rêve : une tache rouge sur son visage due à des insectes ou à de la vermine, qui a suscité en elle la peur d'être déformée à jamais (par l'analyse). Freud lui a alors proposé une interprétation « compatissante-apaisante » : « D'abord, on le [la tache, la vermine, les enfants] nourrit avec ce qu'on mange, et en plus les enfants, c'est-à-dire tout ce qu'on possède, finissent par nous dévorer. La peur d'être défigurée est justifiée quand les enfants sont nombreux. »

Il existe une peur *réaliste* pour les femmes d'être déformées par les accouchements ; implicitement, cependant, il y a également le désir *réaliste* d'avoir des enfants qui, de façon régressive, sous la pression de sentiments de culpabilité et d'angoisse, est transformé en une angoisse quasi psychotique. Anna G. a réagi avec le souvenir direct d'une pensée infantile magique : « [C]e matin, je me suis piqué le doigt, une goutte de sang est apparue et je me suis dit : cela signifie que je souhaite avoir un enfant, la mère de Blanche-Neige s'est piqué le doigt en cousant, et elle souhaitait avoir un enfant ! » Une fois encore, Freud la rassure : « Tous ces désirs se manifestent plus explicitement sous la pression de l'abstinence. »

Freud a également proposé une interprétation pareillement « rassurante » mais également comique pour la remarquable série de rêves qu'Anna G. lui a racontés le 26 avril. Je ne commenterai ici que la deuxième partie de cette séquence qui en compte trois au total : « Je suis assise sur le siège des cabinets et un homme, peut-être un Espagnol, est planté dans l'embrasure de la porte, il tente de s'introduire. Je lui coince le doigt en claquant la porte. »

Elle associe à cela entre autres : « L'Espagnol passe un doigt par la porte entrouverte et je le coince : Richard a évoqué un jour deux amants qui sont morts de froid par une nuit d'hiver glaciale parce que l'homme n'arrivait plus à retirer son membre. » Et elle ajoute : « Espagnol ou Hongrois. Hier, je suis allée dans un café avec un Hongrois qui a quitté ma pension aujourd'hui. »

Freud interprète : « La deuxième partie ressemble à une description dans un roman. [...] [L]e Hongrois est devenu le héros d'une histoire d'amour. Vous voulez le retenir. »

Cette interprétation suit de très près le modèle développé par Freud dans *L'Interprétation des rêves*. L'idée à la base du rêve – « Je voudrais garder cet homme qui me quitte » – est transformée, selon les règles de prise en considération de la figurabilité[10] (ou présentabilité), en une image, en pénis de l'homme qui est prisonnier du sexe de la femme. En outre, la *force* de son désir de le garder apparaît clairement dans le personnage de l'homme qui « tente de s'introduire ».

10. *Ibid.*, p. 267-299.

L'ambiguïté de son désir de le garder apparaît clairement dans la scène où l'homme entre dans les cabinets où elle se trouve (tentative qui est tout autant une transgression qu'une ambiguïté). Elle se présente alors comme celle qui se défend de cette intrusion en claquant la porte et en lui coinçant le doigt – très pratique pour donner des gages de sa réputation morale et de son apparente vertu. Mais ses associations trahissent que c'est en réalité le pénis de l'homme qui est coincé, et que celui-ci ne pourra jamais le retirer parce que la prise sexuelle conduit à la mort du couple (mourir de froid). La sexualité devient synonyme de mort. Le désir sexuel d'Anna G. la mène à sa propre mort et à celle de l'homme.

Le cœur de l'interprétation proposée par Freud évite cependant toute allusion à la sexualité et à la mort, et se contente de souligner que la scène dans laquelle elle empêche l'accès de l'homme aux cabinets et lui coince le doigt est l'expression de son désir qu'il ne quitte pas la pension et reste à ses côtés. L'idée latente, préconsciente, du rêve passe la barrière de l'inconscient et réapparaît sous forme d'inversion, sous le déguisement de la sexualité et de la mort : non seulement elle ne le quitte pas, mais c'est l'homme qui pénètre par la force ; son doigt est coincé (ce qui correspond également à un avortement, autre image de la mort), et ils s'engagent ainsi dans un acte d'amour et de mort, une mort d'amour (*Liebestod*). Dans son interprétation pleine d'humour, Freud semble demander : comment mieux retenir un homme qu'en emprisonnant son pénis à jamais dans le corps de la femme ? Sous la pression de ses désirs érotiques dont elle veut empêcher l'expression, un désir simple, préconscient, est transformé. Par la forte énergie de son inconscient, le simple désir de garder le Hongrois comme compagnon dans sa pension se transforme en une lutte sur le seuil de la porte des cabinets, une porte qui représente l'union éternelle, mortelle et sexuelle entre l'homme et la jeune femme. Les thèmes extrêmes de la sexualité et de la mort ne sont pas mis en évidence par Freud puisque la patiente l'a déjà fait elle-même. La mission de Freud est de montrer à Anna G. qu'elle ne désire ni la sexualité ni la mort, mais souhaite simplement avoir un compagnon. À moins qu'elle ait autre chose en tête qu'une simple compagnie.

Le 15 avril, Freud marque la fin des deux premières semaines d'analyse en demandant à sa patiente « d'abandonner ses aventures ». Pendant tout ce mois, une série de rêves dévoile différents aspects de sa vie érotique, parmi lesquels le thème de l'Espagnol/Hongrois. Le 30, Freud expose son interprétation : dans ses rêves et sa vie fantasmatique, elle se présente en personnage de Don Juan. À la suite de conflits régressifs, que Freud souligne – sa peur de ne pas être aimée par des hommes et d'être déformée par la naissance d'enfants –, elle transforme sa difficulté à choisir entre deux amours (le sculpteur et le fiancé) en un catalogue de lieux et d'hommes qui culmine ainsi : « Je n'aimerais pas épouser un Français. » Freud confirme son interprétation : le portrait qu'elle brosse d'elle est celui d'un don Juan féminin. En considérant l'ensemble des aspects du rêve – notamment peut-être ses associations d'ordre meurtrier quand ses désirs sexuels sont *compris* –, il constate : « Ce rêve me semble particulièrement important. » C'est à peu près le moment où Anna G. cesse de tenir régulièrement son journal.

La preuve négative – plusieurs pages blanches, à l'exception d'un « Je me retire de F. » – est bien sûr une affaire complexe, difficile à interpréter. Il est clair en tout cas qu'Anna G. s'est engagée dans une aventure – avec un homme portant le nom on ne peut plus adéquat de France –, dans le droit fil de sa liste d'hommes et de leurs pays d'origine. Ce qui, quatre-vingts ans plus tard, donne à tout cela un tour comique pour les lecteurs que nous sommes, c'est que les notes du journal deviennent dès lors ambiguës. Des notes concernent « Fr. » qui peut signifier aussi bien Freud que France – ou encore les deux. Sa relation avec France était sans conteste une aventure sexuelle, comme le montrent ses évocations du baiser en public et ses « craintes que le liquide séminal [puisse] traverser l'étoffe ». Dans la perception qu'elle a d'elle-même, de son moi qui la préoccupait dans l'analyse, comme par exemple dans le rêve du bordel, où il y avait « d'autres filles comme moi », le désir sexuel et l'amour des hommes se trouvaient au centre de ses préoccupations. Pourtant, même quand elle évoque pour la première fois directement France (rêve du 10 juin) et le rôle important qu'il joue dans sa vie intime, on a le sentiment qu'il n'est qu'une aventure de transfert : « France me donne de la saccharine. Je lui dis : Merci, je renonce. » La saccharine n'est qu'un ersatz, l'un de ces substituts contre lesquels Freud l'avait mise en garde. Et elle y renonce.

Mais pour Freud, c'est encore un autre thème qui surgit avec ces aventures, à savoir la rébellion contre ses parents et contre lui. La dernière de ses interventions notée par Anna G. était : « Vous êtes sous l'emprise du défi à vos parents. »

Suit un passage au ton nouveau, comme si Anna G. ne *consignait* plus les événements marquants de son analyse mais commentait l'analyse de *l'extérieur* : « (Il croit que cet amour peut s'expliquer en majeure partie par là, mais ce n'est pas vrai, ô mon Dieu. Comme je l'aime.) »

Les parenthèses renvoient selon moi à cette position « extérieure ». La résistance apparaît désormais sans voile, dans la mise en acte à laquelle la patiente se voit contrainte. Avec cela s'accorde de façon « classique » l'insoluble ambiguïté que son exclamation renferme : « Ô mon Dieu. Comme je l'aime » De qui parle-t-elle ? De Fr(eu)d ou de Fr(ance) ?

La dernière mention du journal est étonnamment parlante : c'est un rêve qui montre son dilemme au beau milieu d'une analyse qui s'achèvera moins de quatre semaines plus tard :

> Fr. a commis un vol, nous sommes dans la rue et devons fuir pour cette raison. Nous voulons prendre un tram, mais je dis qu'il vaut mieux prendre une voiture, qui est plus rapide. Ensuite nous nous trouvons dans une maison, et je veux enfiler d'autres vêtements par-dessus les miens ou en dessous pour qu'on ne me reconnaisse pas. Mais une fois que je l'ai fait, j'ai trop chaud, je ne le supporte pas.
>
> [X] Un policier nous poursuit.

Ce rêve résume les événements passionnels liés à son analyse, peu importe que « Fr. » signifie Fr(eu)d[11] ou Fr(ance). Elle doit s'enfuir avec l'homme qui a volé quelque chose, mais à la fin, elle n'est pas capable de le supporter. « Un policier nous poursuit. » Il ne faut pas chercher bien loin pour en conclure que ce policier est Freud (tout comme il pourrait être l'homme avec lequel elle s'enfuit). Il est pour ainsi dire chargé de son cas.

Les indices se dissipent. Elle ne nous en a laissé aucun autre qui nous aurait permis, à nous, policiers d'aujourd'hui, de retrouver sa trace – à l'exception des preuves ambiguës que nous livre sa vie ultérieure. La rupture de ses fiançailles avec R. alors que son mariage avait été annoncé dans les journaux, était-elle un acte de défi (à l'égard de ses parents ou d'une autre représentation symbolique) ? Sa fuite et son séjour à Paris jusqu'en 1939 étaient-ils la réalisation de son vœu de vivre ailleurs que dans l'environnement où elle avait grandi ? Se pourrait-il même que cette fuite résulte du souhait, voire de la nécessité d'échapper à l'atmosphère de scandale que la rupture très tardive de ses fiançailles a certainement provoquée ? ou bien de cette détermination qui lui avait permis d'avoir accès à son inconscient et de comprendre sa relation à son frère et à ses parents – un aspect que Freud a souvent souligné, Anna G. (« Les gens sont extraordinairement inventifs quand ils s'abandonnent à

11. N'oublions pas non plus qu'Anna G. a fait des déclarations d'amour à Freud dès le début de son analyse grâce à la comparaison classique avec Goethe : « À présent je comprends fort bien qu'on puisse épouser quelqu'un de plus âgé. Cela signifie donc que je voudrais éventuellement vous épouser, je vous aime déjà beaucoup. »

leur inconscient ») ? L'aventure avec France, la rupture des fiançailles, la fuite à Paris, sa vie avec le sculpteur : s'agit-il là d'actions entreprises par une personne vraiment analysée ?

Le jugement de Freud surprend : « La petite G. est devenue totalement transparente et en fait, elle en a terminé : mais je ne peux pas savoir ce que la vie va faire d'elle désormais. » Elle en a effectivement terminé – propos étonnants après une analyse mouvementée, mais particulièrement courte. Comme j'ai tenté de le montrer, cette analyse correspondait effectivement au modèle freudien de la névrose de transfert artificielle. Le problème qu'Anna G. avait apporté en analyse a tout d'abord été étudié au travers de son transfert sur Freud, puis mis en œuvre directement, sous ses yeux et les nôtres, dans l'aventure avec Fr. Le 14 juillet, date fixée dès le départ (« Ce dernier point à lui seul est déterminant »), elle fut confrontée à la fin de son analyse et à la résolution de sa névrose artificielle. Vue de l'extérieur, la vie a ensuite été plutôt aimable avec elle, mais bien sûr, ni elle ni Freud ne pouvaient le savoir.

Donc, une analyse courte, réussie, plutôt mouvementée, au printemps 1921. En conclusion, je voudrais en comparer le témoignage fragmentaire avec un autre compte rendu tout aussi fragmentaire d'une patiente de Freud dont l'analyse s'est déroulée pendant les mêmes mois de l'année 1921 – je veux parler de celui rédigé par Alix Strachey. Je me suis déjà exprimé ailleurs sur son analyse et sa vie[12]. Ici, je voudrais évoquer l'un de

12. L. Appignanesi, J. Forrester, *Die Frauen Sigmund Freuds*, München, List, 1994, p. 503-511 ; voir également P. Meisel,

ses articles dans lequel elle expose les notes qu'elle a consignées sur son analyse avec Freud, laquelle a débuté à l'automne 1920 et s'est poursuivie jusqu'à son interruption pour cause de maladie au printemps 1922. Cet article, publié au milieu de cette même année, traite de l'examen de trois rêves qu'elle avait faits une nuit au cours de son analyse, probablement pendant le premier semestre 1921[13].

La comparaison de ces deux sources – le journal non publié d'Anna G. et une analyse de rêve anonyme, publiée par la toute jeune analyste Alix Strachey – n'est pas simple. Les deux présentations correspondent à une forme d'auto-analyse, pour reprendre l'expression intéressante que Freud a utilisée lorsqu'il a évoqué pour la première fois Anna G. comme une éventuelle future patiente. Pourtant, les deux femmes sont deux analysantes différentes et leur façon d'être l'est tout autant. Alix Strachey avait vingt-huit ans, un an de plus qu'Anna G., lorsqu'elle entra en analyse. Peu avant, elle avait épousé James Strachey avec lequel elle entretenait une relation amoureuse turbulente et

W. Kendrick (éd.), *Bloomsbury/Freud. The Letters of James and Alice Strachey, 1924-1925* (London, Chatto & Windus, 1986), B. Caine, « The Stracheys and psychoanalysis », *History Workshop Journal* (45, 1998, p. 145-169) et J. Forrester, « Remembering and forgetting Freud in early twentieth century dreams » (*Science in Context*, 19 [1], 2006, p. 65-85).

13. A. S. Strachey, « Analysis of a Dream of Doubt and Conflict », *I. J. Psycho.-Anal.*, 3, 1992, p. 154-162. J'ai été le premier à faire remarquer que l'article de Strachey – qui évoquait prétendument une autre patiente – traitait bien de sa propre analyse avec Freud (voir « Remembering and forgetting Freud in early twentieth century dreams », art. cité).

instable depuis 1916, si ce n'est plus tôt. Son principal souci, au cours de la partie de l'analyse exposée dans cet article, était en relation avec ses fantasmes et son angoisse au sujet d'une grossesse. Elle résume la signification de cette série de rêves de la façon suivante : « Admettons que je ne sois pas moi-même aussi l'enfant – que ma grossesse ne soit donc qu'un fantasme infantile dont je reconnais l'existence – et que de cette manière je n'aie rien à craindre » (premier rêve), « je suis prête à douter que la naissance, dans la réalité, soit vraiment une affaire si douloureuse que cela » (deuxième et troisième rêve), « point de vue que ma mère m'a amenée à adopter »[14] (troisième rêve).

Une autre interprétation devrait probablement prendre en considération le fait qu'une bonne part du matériel qui se trouve dans ses rêves provenait du travail qu'Alix réalisait parallèlement : elle traduisait en anglais l'article de Freud « Analyse d'une phobie chez un petit garçon de cinq ans[15] ». Il faudrait chercher là une dimension de transfert déterminante. Mais c'est un autre aspect qui mérite une comparaison intéressante avec Anna G.

« L'attitude consciente » d'Alix Strachey « par rapport à la grossesse et tout ce qui était en relation avec la naissance relevait de la peur et de l'aversion »[16]. Elle a

14. A. S. Strachey, « Analysis of a Dream of Doubt and Conflict », art. cité, p. 159.
15. S. Freud, « Analyse d'une phobie chez un petit garçon de cinq ans (Le petit Hans) » [1909], in *Cinq Psychanalyses*, trad. de l'allemand par M. Bonaparte et R. M. Loewenstein, Paris, PUF, 1954.
16. A. S. Strachey, « Analysis of a Dream... », art. cité, p. 159.

exposé clairement comment cette thématique a été activée et étudiée durant son analyse avec Freud :

> Vu qu'elle souffrait de constipation chronique et qu'elle avait donc l'habitude de prendre régulièrement des laxatifs, et considérant d'autres faits en rapport avec sa constipation, l'analyste était arrivé à la conclusion que sa constipation était conditionnée psychologiquement et qu'elle représentait un fantasme de grossesse où la prise de médicaments symbolisait la conception. Quelques semaines avant ce rêve, il lui avait conseillé d'interrompre la prise de médicaments, dans l'espoir d'aggraver ainsi le conflit. La patiente avait suivi son conseil, bien qu'elle ne fût pas du tout convaincue de la justesse ni de la sagesse d'une telle manière de procéder. Son rêve est une réaction à cette abstinence[17].

C'est le thème de l'abstinence que je voudrais mettre en relief ici. Les angoisses et les fantasmes d'Alix Strachey qui gravitent autour de la grossesse ont été déclenchés par la consigne de Freud de ne plus prendre de laxatifs. C'est de cette injonction que découlent les rêves, leur analyse et la perception de soi. Le rêve a suscité un doute très vif quant au bien-fondé de la conception de l'analyste (par exemple dans le premier rêve – une dispute avec son mari où il s'agit de savoir si elle avait effectivement mangé une part de gâteau ou si elle avait reproduit ce conflit dans un rêve). Elle ajoute : « Ce remplacement de l'analyste par son mari ne nécessite aucune explication. » Mais un point d'exclamation, pourrait se dire en lui-même le lecteur ! Nourriture,

17. *Ibid.*

constipation, grossesse : ces thèmes ouvertement oraux et anaux étaient caractéristiques de son analyse[18]. À cet égard il existe une différence importante avec celle d'Anna G. qui se concentrait à l'extrême sur les aspects génitaux. Cependant, ce que ces deux analyses de 1921 ont en commun, c'est la manière dont l'abstinence a d'abord été introduite par Freud expressément comme thème et comme consigne, et a ensuite façonné les réactions de ses deux patientes.

En conclusion, nous pouvons dire que le journal d'Anna G. illustre des thèmes et des sujets qui sont familiers aux historiens de la psychanalyse. Mais d'une façon étonnamment vivante. Nous y voyons Anna G. lutter contre son besoin d'être aimée par un nombre potentiellement illimité d'hommes et tenter de trouver une voie qui lui permette de mettre un terme à cette « puberté considérablement prolongée » que Freud avait décelée chez elle. Ainsi pouvons-nous avoir une idée du pouvoir de l'abstinence, qui a fait remonter à la surface du matériel psychique ce qui, conformément aux attentes du psychanalyste, a peut-être exercé une influence décisive sur la patiente. Cette névrose de transfert « artificielle » est à mon avis l'un des plus

18. Et peut-être aussi d'Alix Strachey en général. Lorsqu'elle était étudiante, avant la Première Guerre mondiale, elle a traversé ce que nous appellerions aujourd'hui une phase anorexique. Sa vie durant, tous ses amis ont commenté ses étranges habitudes alimentaires ; les gâteaux avaient une très haute valeur psychique pour elle, comme on le voit dans ses lettres envoyées depuis Berlin en 1925. Voir aussi à ce sujet P. Meisel, W. Kendrick (éd.), *Bloomsbury/Freud. The Letters of James and Alice Strachey, 1924-1925* (*op. cit.*), B. Caine, « The Stracheys and psychoanalysis » (art. cité).

beaux exemples que nous possédions dans ce domaine. Anna G. est devenue par là « totalement transparente » pour Freud. Puis le soleil de la vie s'est mis à briller au-dessus d'elle.

FREUD OBSERVÉ PENDANT L'INTERPRÉTATION : D'UNE *VERNÜNFTIGKEIT*[1] SPÉCIFIQUE DANS LE DIALOGUE PSYCHANALYTIQUE

Pierre Passett

Quiconque exerce le métier de psychanalyste a fait sa première expérience analytique au cours de sa propre analyse. Auparavant et/ou après, il a acquis son savoir théorique grâce à des séminaires ou à des cours ainsi que par la lecture. Comme ces différentes sources ne se recouvrent jamais totalement, il se voit confronté tout au long de sa vie professionnelle à une question lancinante : ce qu'il pratique lui-même sous le vocable de psychanalyse, est-ce « légitime » ? Ni les supervisions ni les groupes d'intercontrôle ne peuvent apporter une réponse définitive à cette question. La psychanalyse est une discipline qui, bien qu'elle ait considérablement changé au cours de son existence de plus d'un siècle, est restée très profondément liée à son fondateur, Sigmund Freud. Je ne peux expliciter ici pourquoi c'est à juste titre qu'il en est ainsi[2]. Pour cette raison, rien ne paraît plus approprié pour atténuer le doute mentionné plus haut que la possibilité de regarder *a posteriori* par-dessus l'épaule du maître pour voir comment il travaillait.

1. Cette notion sera explicitée p. 172.
2. C. Kläui, « Psychoanalyse nach Freud », *RISS*, 22 (68), 2008.

Nous disposons effectivement de maints récits de personnalités célèbres (Hilda Doolittle, Helene Deutsch, Abram Kardiner, Joseph Wortis, entre autres) qui racontent leur analyse avec Freud. Ces récits ont tous été écrits avec l'intention de les publier. Ils traduisent donc toujours un désir de transmettre – quelles que soient les motivations de leurs auteurs –, et cette intention dépasse largement le seul souhait de reproduire le déroulement des séances aussi fidèlement que possible.

Il y a deux ans, Manfred Pohlen a publié les notes sténographiques que le psychiatre Ernst Blum avait prises durant son analyse avec Freud en 1922 et au sujet desquelles il avait eu des entretiens détaillés avec ledit Pohlen pendant les années soixante-dix[3]. Comme Blum a toujours rédigé ces notes immédiatement après ses séances et qu'il n'avait pas l'intention, au départ, de les publier, on était en droit de les considérer, jusqu'à cette date, comme le témoignage le plus authentique d'un analysant quant à la méthode de travail mise en œuvre par Freud. Pohlen est parvenu à convaincre Blum de lui remettre ses notes en vue d'une publication ultérieure qui, en fin de compte, exprime *a posteriori* la volonté originelle de Blum. Il faut dire que, dans ses entretiens avec Pohlen, Blum ne s'est pas contenté de commenter ses notes dans le détail mais a rédigé à son intention une version manuscrite : tant dans les commentaires oraux que dans cette version écrite, il a ajouté des souvenirs qui ne figuraient pas – ou pas sous cette forme –

3. M. Pohlen, *Freuds Analyse. Die Sitzungsprotokolle Ernst Blums*, Reinbek bei Hamburg, Rowohlt Verlag, 2006.

dans les comptes rendus originaux. Il est révélateur que Pohlen fonde en grande partie son interprétation très personnelle des méthodes de travail mises en œuvre par Freud – et donc de l'esprit de l'analyse freudienne, qui le préoccupe – précisément sur deux de ces anecdotes ajoutées ultérieurement : celle qui relate la proposition que Freud aurait faite à Blum d'épouser sa fille et l'histoire de « l'arnaque de l'anguille[4] ». Ce qui précède est révélateur dans la mesure où, de nouveau, c'est le désir, conscient ou non, de communiquer éprouvé par le témoin et son porte-parole que l'on retrouve au centre de l'intérêt et non les notes qui, elles, ont été rédigées par son auteur sans aucune intention de les publier. En d'autres termes : dans ce cas aussi, le contenu ne nous apparaît qu'à travers le prisme d'un ou plutôt de plusieurs *transferts* additionnels. On pouvait donc considérer qu'il serait souhaitable de disposer d'un témoignage relatant une analyse avec Freud dont l'auteur n'aurait pas été mû par le désir de le communiquer à d'autres, mais seulement par l'intention délibérée de garder *pour lui-même* une trace de cette expérience. Bien sûr, des témoignages dépourvus de toute distorsion n'existent pas. Tout témoignage est *en soi* déjà une « distorsion », et c'est précisément cette déformation qui en est le cœur « authentique ». Le souhait évoqué plus haut s'explique tout simplement par le besoin de disposer d'un témoignage qui soit dénué de toute intention propagandiste délibérée concernant la psychanalyse, qu'elle soit d'ailleurs positive ou négative.

4. *Ibid.*

C'est à la chance que nous devons de disposer d'un tel document datant de la même époque que celui de Blum, à savoir le journal d'Anna G., publié dans le présent ouvrage. Même s'il est évident que ces deux témoignages ne sont pas aussi détaillés l'un que l'autre, ils restent cependant comparables à plus d'un titre. Il s'agit d'analyses relativement courtes de jeunes gens qui ont fait des études de médecine, dont le hasard veut qu'ils aient tous deux été d'origine helvétique, qui, de toute évidence, ne souffraient pas de troubles sévères assimilables à une maladie et vivaient chacun une relation amoureuse qui les accablait de doutes. Tandis que Blum avait emmené sa fiancée à Vienne et l'avait incitée à faire en même temps que lui une analyse avec Otto Rank, Anna G. se rendit seule dans la capitale autrichienne, parce que c'était loin de son fiancé qu'elle voulait tirer au clair sa relation avec lui. Ce problème a d'ailleurs connu une issue différente dans les deux cas. Blum est parvenu à se libérer de ses doutes vis-à-vis de sa fiancée et a choisi de vivre avec elle ; Anna G. a mis fin immédiatement après son retour de Vienne aux fiançailles qui la liaient depuis sept ans à un confrère. Elle est alors partie pour Paris où elle s'est liée avec un sculpteur qu'elle connaissait déjà (il joue en outre un rôle dans l'analyse), puis elle l'a épousé : de toute évidence, leur mariage fut heureux, et ils eurent quatre enfants. Savoir si ces deux situations n'étaient pas déterminées dès le départ par la question de leur rapport avec leur partenaire est une question légitime, même s'il est impossible d'y répondre.

Le journal d'Anna G., qui n'a pas été tenu de façon systématique et continue, nous permet de jeter un regard fragmentaire sur la pratique de Freud du point de vue de son analysante – nous sommes par là même contraints d'accepter l'idée d'une influence impossible à évaluer et qui fausse peut-être les choses. Pour apprécier les aspects concernant la pratique de Freud, je ne les mettrai pas seulement en relation avec les autres comptes rendus d'analyses que je connais (Blum, Doolittle, Kardiner, Wortis), mais je les lirai aussi toujours en regard d'un texte publié à peu près à la même époque par deux des plus éminents représentants de la psychanalyse d'alors, Otto Rank et Sándor Ferenczi, un texte conçu comme une critique de la pratique analytique courante à cette époque, je veux parler des *Perspectives de la psychanalyse. Sur l'indépendance de la théorie et de la pratique*[5] (ouvrage rédigé en 1922 et publié en 1924).

Le texte – Freud en avait fait l'éloge lorsqu'il n'était encore qu'à l'état d'ébauche – a conduit après sa publication à une profonde scission du camp psychanalytique. Freud lui-même l'a critiqué – mais, comme on l'entend dire souvent, il l'a fait sous la pression massive de ses disciples les plus orthodoxes, notamment Jones et Abraham. On peut supposer cependant que cette attitude ambiguë de Freud n'était pas due seulement aux pressions qui s'exerçaient sur lui, car même s'il a probablement reconnu la pertinence de la critique de Rank et Ferenczi, il s'est certainement senti plus ou moins atteint personnellement.

Un aspect crucial de la critique de Ferenczi, que je place au cœur de ma réflexion et que je commente de

5. O. Rank, S. Ferenczi, *Perspectives de la psychanalyse. Sur l'indépendance de la théorie et de la pratique* [1924], trad. de l'allemand par M. Pollak-Cornillot, J. Dupont et M. Viliker, Paris, Payot, 1994.

façon plus approfondie dans la première partie de ma contribution, concerne l'importance qui revient *au savoir de l'analyste* dans son dialogue avec l'analysant. Ferenczi souligne que l'analyste, en écoutant son patient, ne devrait pas trop se laisser guider par ses attentes issues de la théorie, mais devrait au contraire être ouvert aux aspects spécifiques et uniques qui se manifestent dans le discours de l'analysant. Selon lui, ce qui importe dans l'analyse, ce n'est pas d'expliquer à l'analysant certaines correspondances théoriques ; d'une façon générale, le désir de savoir et l'apprentissage sont de mauvais conseil pour l'analysant au cours de son voyage analytique. Plus tard, cette critique a été reprise, diversifiée et approfondie par d'autres auteurs, et elle a trouvé sa formulation la plus accomplie dans l'expression de Lacan selon laquelle l'analyste est le *sujet supposé savoir*[6]. Mais même le regard le plus superficiel porté sur ce compte rendu d'analyse (et c'est vrai également pour tous les autres dont j'ai eu connaissance) ne laisse pas le moindre doute quant au fait que Freud ne se présentait pas à ses analysants avant tout comme le *sujet supposé savoir*, mais bien comme le *sujet qui sait*.

C'est frappant dès la première séance retranscrite dans ce journal : Freud exprime avec une grande fermeté de quoi il retourne, à savoir l'intrication œdipienne de son analysante, à laquelle il « révèle » qu'elle a aimé son père et souhaité la mort de sa mère et que le lien entre elle et son frère ne fait finalement que masquer celui qu'elle a avec son père. D'une façon on ne peut plus suggestive,

6. En français dans le texte [NdT].

Freud ajoute qu'Anna G. ne manquera pas, au cours de l'analyse, d'apporter les preuves de cette hypothèse, et qu'ainsi l'énigme du lien entre elle et son frère et celle de ses hésitations vis-à-vis de son fiancé seront résolues. Pour Freud, ces tergiversations constituent son symptôme.

L'analyste contemporain s'étonne non seulement de cette élucidation précoce, mais aussi du fait que l'analysante apporte dès la première séance des souvenirs d'ordre sexuel. La thématique sexuelle est présente dans des proportions auxquelles nous ne sommes généralement pas habitués aujourd'hui de la part de nos analysants et patients. Cet aspect aussi trouve un écho dans la critique de Ferenczi, qui le formule de la manière suivante :

> Il arrivait très souvent que les associations du patient soient orientées ou centrées mal à propos sur le sexuel quand il venait en analyse, cas fréquent, avec l'idée qu'il devait constamment et uniquement parler de sa vie sexuelle, actuelle ou infantile. Outre que l'analyse ne porte pas aussi exclusivement sur la sexualité que nos adversaires le supposent, on offre souvent au patient, en le laissant se livrer à ces débordements sexuels, la possibilité de neutraliser les effets thérapeutiques de la frustration qui lui est imposée dans le traitement[7].

Certes, Freud a expressément exigé de son analysante ce renoncement au sens d'une abstinence sexuelle pendant

---

7. O. Rank, S. Ferenczi, *Perspectives de la psychanalyse. Sur l'indépendance de la théorie et de la pratique* [1924], trad. de l'allemand par M. Pollak-Cornillot, J. Dupont et M. Viliker, Paris, Payot, 1994, p. 51.

la durée de l'analyse – sans succès, apparemment –, mais rien n'indique qu'il ait interprété la complaisance avec laquelle elle évoquait des thématiques sexuelles comme une invalidation de ce renoncement. Bien au contraire, comme le montrent les louanges qu'il lui adresse pour cet « excellent souvenir » quand elle évoque sa première masturbation lors de la première séance retranscrite dans le journal.

Parfois, Freud a invité expressément ses analysants (par exemple, Kardiner et Doolittle) à renoncer à la lecture de la littérature psychanalytique pendant la durée de l'analyse. Mais qu'il ait considéré comme parfaitement normal, voire souhaitable qu'ils l'aient fait auparavant, c'est ce que l'on peut constater dans le cas qui nous préoccupe quand il renvoie, et avec quel naturel, au cas de Dora, dont il compare un rêve avec l'un de ceux d'Anna G. Comme Anna Koellreuter nous l'a indiqué, on peut partir du principe qu'Anna G. avait lu la plupart des écrits de Freud auxquels elle avait accès, voire qu'elle les avait probablement étudiés minutieusement avant de partir pour Vienne. Comme Blum et beaucoup d'autres analysants de cette époque, elle disposait d'un bagage considérable en matière de psychanalyse freudienne, et pendant son analyse, Freud a illustré ce savoir, l'a confirmé et complété en se référant à son cas. On peut même dire que Freud jouait de ce savoir et du plaisir qu'il procurait ainsi à ses analysants. Quand ils s'obstinaient à le remettre en question – comme on le voit nettement par exemple chez Wortis[8] –, il lui arrivait

8. Voir J. Wortis, *Psychanalyse à Vienne. Notes sur mon analyse avec Freud*, trad. de l'américain par P. Rousseau, Paris, Denoël, 1974.

souvent d'avoir des réactions déplacées, de perdre son calme et il était même parfois porté à vouloir avoir le dernier mot.

On peut donc se demander pourquoi ce que Ferenczi avait si violemment critiqué et qu'il considérait comme un obstacle dans le processus analytique était jugé et pratiqué de manière si totalement différente par Freud, qui n'était pourtant rien de moins que « l'inventeur » de la psychanalyse. Pour nous rapprocher de cette question, nous allons de nouveau nous référer à la critique de Ferenczi. Il est clair pour lui aussi que l'analyse ne peut fonctionner sans un certain savoir de l'analyste, et il s'efforce pour cette raison de distinguer deux types de savoir :

> La thérapie elle-même repose donc sur une sorte de « savoir » et semble ainsi être en étroite parenté avec le « savoir » théorique. Mais l'analyse a justement pu montrer clairement pour la première fois qu'il existe, en quelque sorte, deux types de savoir, un savoir intellectuel et un savoir basé sur une « conviction » profonde ; les distinguer nettement doit faire partie des exigences premières et les plus fermes, en particulier dans le domaine de la psychanalyse[9].

La psychanalyse occupait selon lui une position particulière dans la mesure où la « plausibilité » et la « nécessité logique » ne suffisent pas comme critères de vérité, mais qu'une perception ou une expérience immédiate du processus en question est nécessaire pour pouvoir être convaincu. Cependant, cette « expérience »

9. O. Rank, S. Ferenczi, *Perspectives de la psychanalyse. Sur l'indépendance de la théorie et de la pratique* [1924], *op. cit.*, p. 65.

recèle dans le même temps des sources d'erreur non négligeables lorsqu'on cherche à identifier précisément des résultats théoriques, si l'on n'est pas capable de neutraliser en grande partie le facteur subjectif de sa propre impression[10]. Quand Ferenczi parle d'une perception ou d'une « expérience » du processus en question, il attire l'attention sur quelque chose qui n'est pas encore contenu dans la perception, c'est-à-dire la compréhension immédiate de ce qui est dit et que j'appellerai « entendre », une notion qui va plus loin qu'« écouter ». La langue allemande permet un rapprochement entre perception et entendement qui a son importance : percevoir par les sens correspond à *wahrnehmen*, et entendre, dans le sens de « entendre ce qu'il en est du sujet qui nous parle », à *vernehmen*. Partant de cette approche étymologique, nous pouvons appeler *Vernunft* (substantif ayant la même étymologie), c'est-à-dire raisonance/résonance, l'organe à partir duquel nous « entendons », mais ne percevons pas. Il s'agit donc de savoir si l'analyste laisse suffisamment résonner/raisonner en lui pour entendre ce que l'analysant lui dit. L'importance de la perception par les sens n'est nullement niée, mais quand, chez l'être humain, l'objet est la parole de l'autre, la perception est étroitement liée au fait d'entendre du sens.

La *Vernunft* et la *Vernünftigkeit*, « entendre et laisser raisonner/résonner en soi, l'acte d'entendre la parole d'un sujet » – notion que j'introduis ici – ne doivent pas être mises sur le même plan que l'intellect ou l'intelligence. Ces concepts touchent à la disposition

10. *Ibid.*, p. 66.

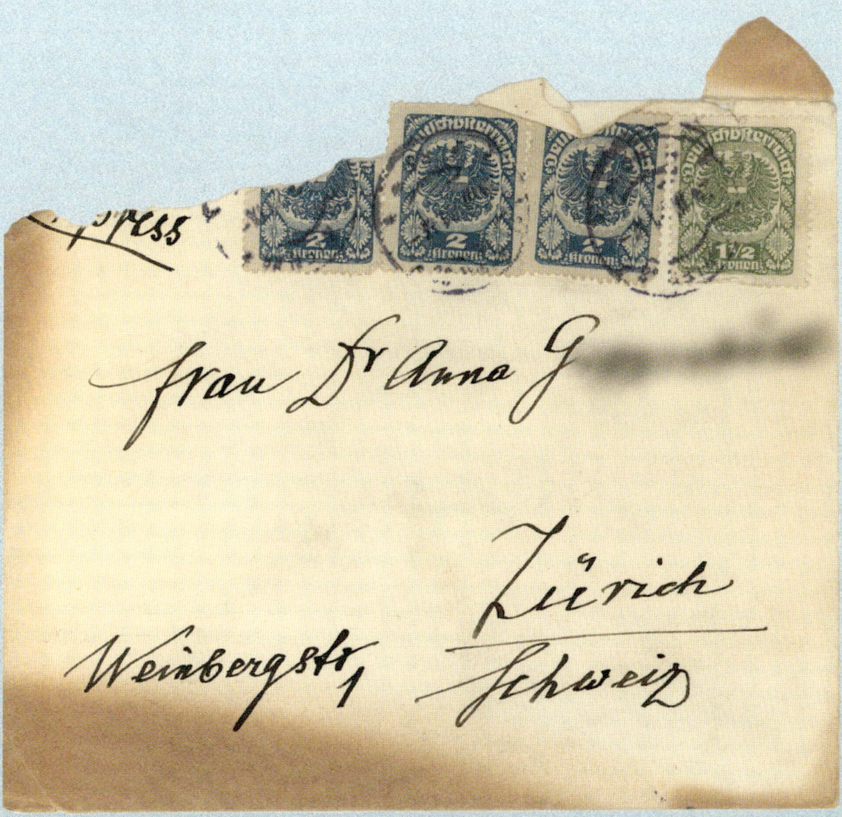

L'enveloppe contenant la lettre que Sigmund Freud a adressée à Anna G. le 23 mars 1921 (ci-dessus et double-page suivante).

23. 3. 21.

PROF. DR. FREUD WIEN, IX., BERGGASSE 19.

Geehrte Frau Doktor

Es ist mir im gegenwärtigen
Gedränge sehr lieb daß
Sie die von Oberholzer
früher angemeldeten
Patienten repräsentieren.
Ich antworte Ihnen um-
gehend damit Sie zu rascher
Entscheidung kommen. Ich
kann Sie nicht eher anneh-
men als bis ich weiß, ob Ihnen
mein Honorar und mir
Ihre Zeitbestimmung paßt
Über welche Stunde Sie
nichts geäußert haben.
Ich berechne 40 frcs für die
Stunde in Ihrer Währung
monatlich zahlbar nehme
aber niemand der nicht
bis 15 Juli bleiben kann.
Der letzte Punkt ist für
sich allein entscheidend.

In Anbetracht der knappen Zeit bitte ich Sie um telegraphische Rückäußerung, und werde Ihnen dann womöglich auch demselben Tage endgiltig Bescheid sagen. Wenn alles stimmt, würde ich Wert darauf legen, daß Sie vor dem 1 April in Wien eintreffen.

Mit kollegialem Gruß

Ihr Freud

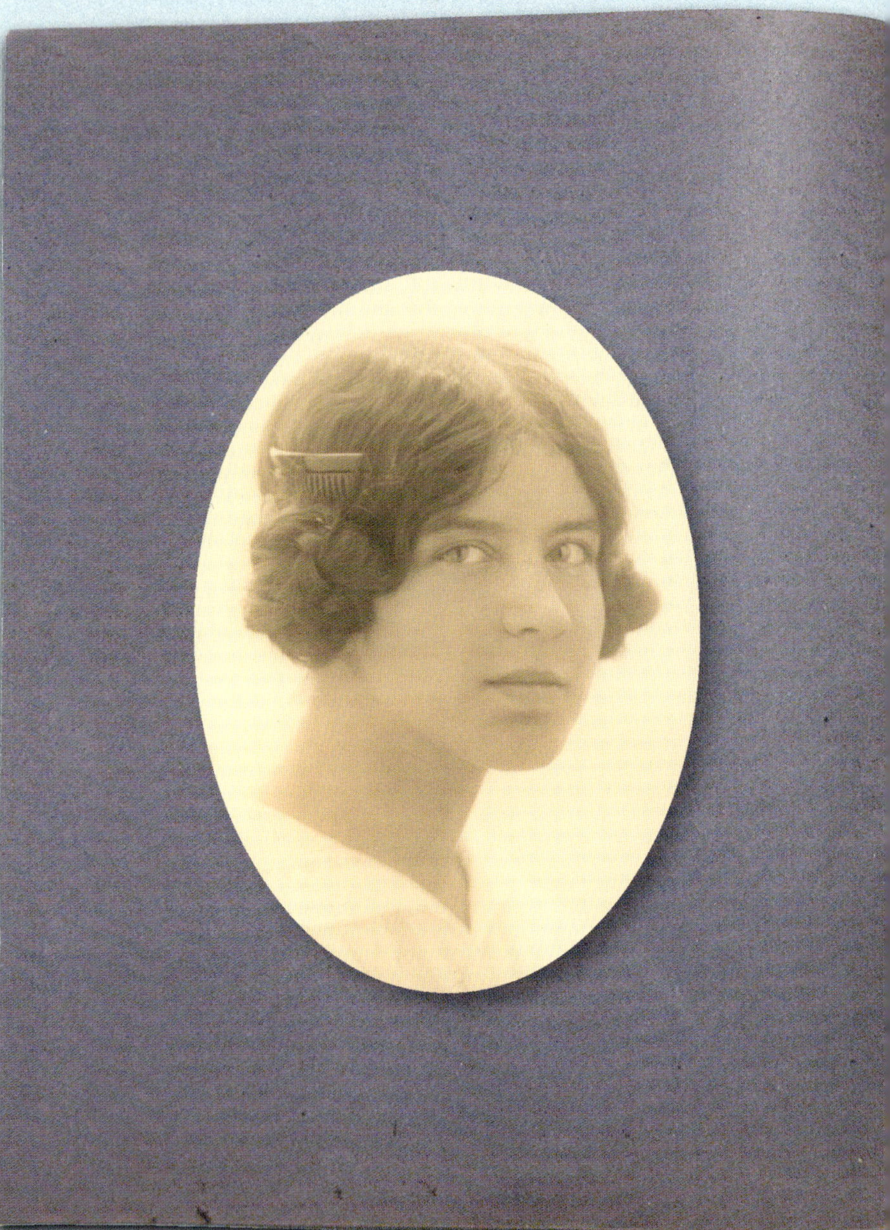

Anna G., l'année de son analyse avec Freud (1921).

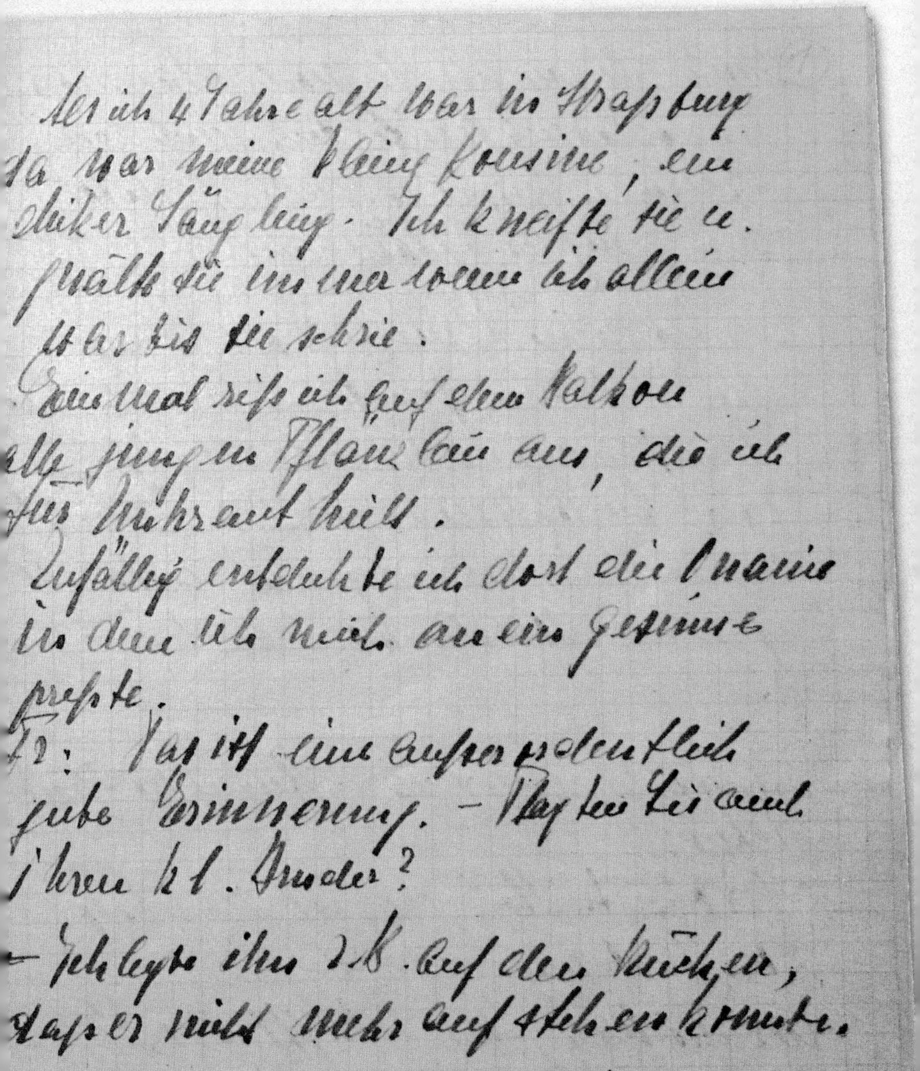

Als ich 4 Jahre alt war in Straßburg
da war meine kleine Kousine, ein
dicker Säugling. Ich kneifte sie u.
quälte sie immer wenn ich allein
war bis sie schrie.
Einmal riss ich auf dem Balkon
alle jungen Pflanzen aus, die ich
für Unkraut hielt.
Zufällig entdeckte ich dort die Mama
in dem ich mich an eine Gesimse
presste.
Fr: Das ist eine außerordentlich
gute Erinnerung. — Plagten Sie auch
ihren kl. Bruder?
— Ich legte ihn z.B. auf den Rücken,
dass er nicht mehr aufstehen konnte.
Sie begannen die Mama als sie sechs
eins [illegible]. Man hatte sie nicht

Extraits des deux cahiers d'Anna G. Cahier I, p. 1 (voir p. 45).

2

mehr so wie als Sie noch allein waren. Darum dachten Sie viel auch an den kleinen Kind u. dem Symbol, dem jungen Pflänzlein.

– Als mein Bruder Walter auf die Welt kam, fragte ich, als ich ihn sah, 'warum schreit er nicht?'
Fr.: Sie hätten ihn also am liebsten wieder im schreienden Zustand gesehen wie die Cousine! –

Man sieht deutlich 3 Stufen in Ihrem Leben:
Der oberste Stock, das ist der jetzige Konflikt mit Kindern etc.
der mittlere, das betrifft das Verhältnis zum Bruder
der tiefste, der mit den Eltern

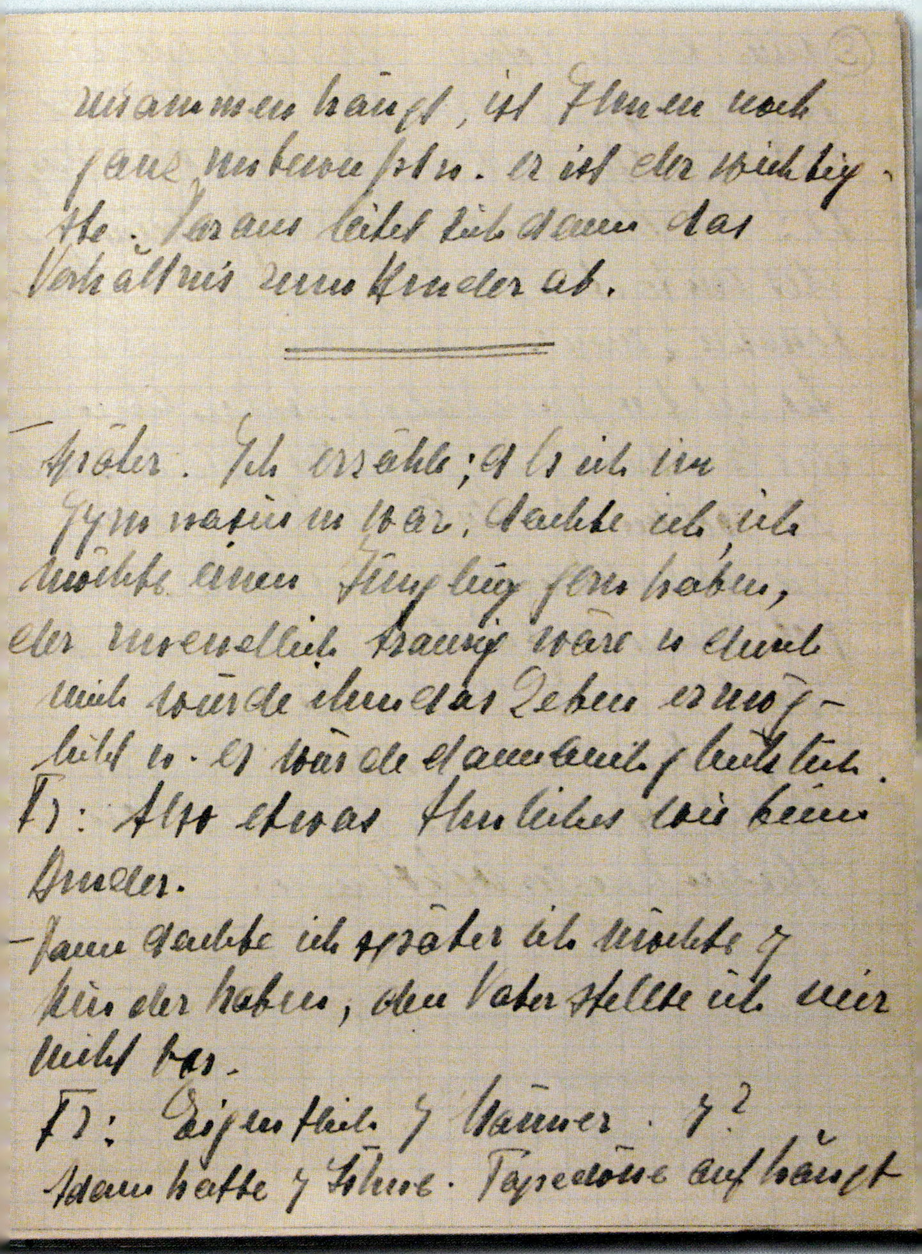
zusammen hängt, ist Ihnen noch
ganz unbewusst. Er ist aber wichtig-
ste. Daraus leitet sich dann das
Verhältnis zum Kinder ab.

– Später. Ich erzähle; als ich im
Gymnasium war, dachte ich, ich
möchte einen Jüngling [illegible] haben,
oder eventuell [illegible] wäre u. [illegible]
nicht würde [illegible] das Leben ermög-
licht u. es würde [illegible].
F: Also etwas Ähnliches wie beim
Bruder.
– Dann dachte ich später ich möchte 7
Kinder haben, den Vater stellte ich mir
nicht vor.
F: Eigentlich 7 Männer. 7?
Adam hatte 7 Söhne. Tagesreste aufhängt

Cahier I, p. 2-3 (voir p. 45-46).

Entstellung ist begründet bei zahlreichen Kindern.

Ich: heute morgen stach ich mich in den Finger, ein Tropfen Blut kam heraus und, ich glaube, das bedeutet dass ich mir ein Kind wünsche. Schneewittchens Mutter stach sich in den Finger beim Nähen und wünschte sich ein Kind.

Fr: Da die Libido gestaut wird, indem sie nicht zu dem Mann kann, kommen alle diese Wünsche von früher zum Vorschein. Es ist auch der Sinn der Abstinenz.

5. Mai.

Im Traum liebe ich einen Mann, ich glaube er hat viel Ähnlichkeit mit dem Bildhauer und frage woher er kommt. Er sagt: von Wien und ich glaube; offenbar gefallen mir die Leute in Wien besonders gut. Ich weiß aber dass ich einen fremden Künstler liebe und es ist mir nicht ganz recht.

Analyse: Ich habe Leute aus gewissen Gegenden

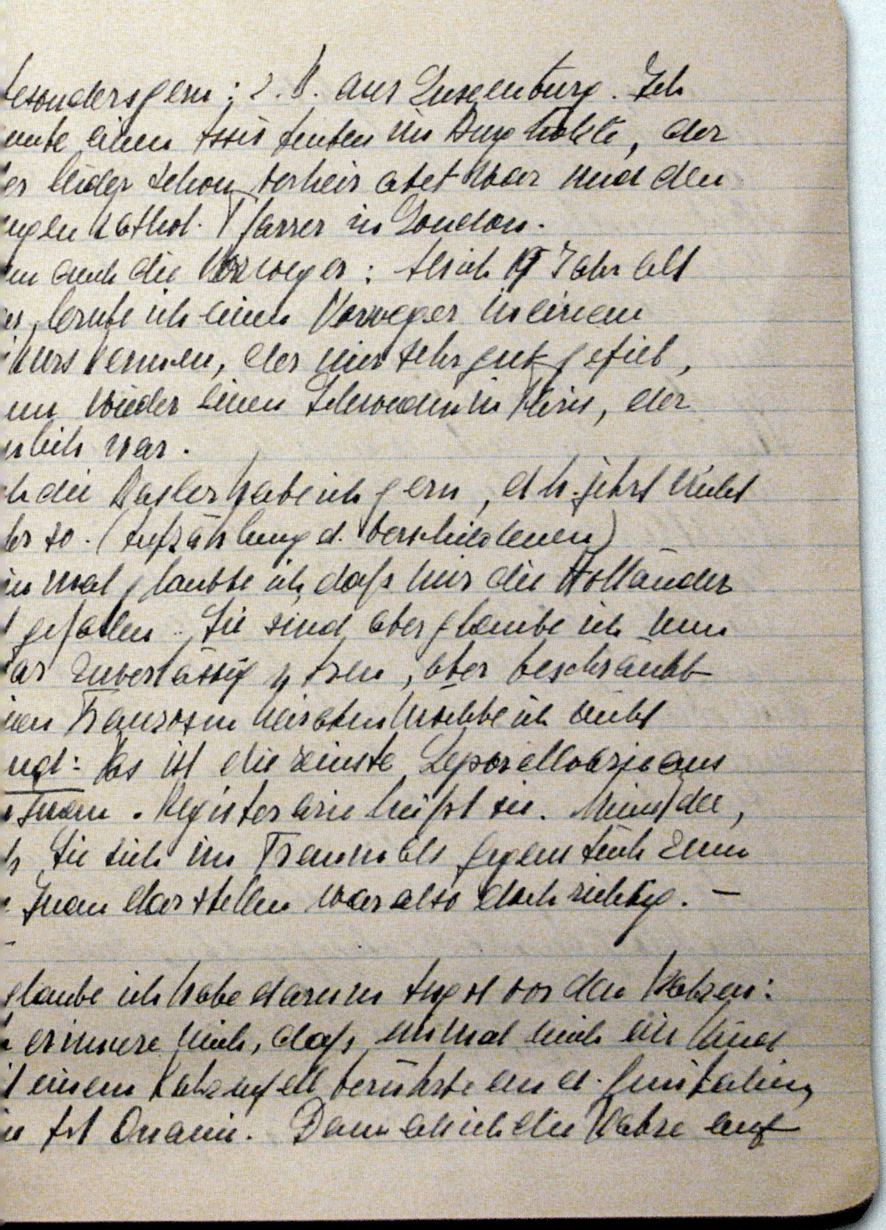
besonders gern; z. B. aus Luxemburg. Ich
kannte einen sehr netten im [illegible], der
...er leider schon verheiratet war und den
englischen kathol. Pfarrer in London.
...m Ende der Norweger: Als ich 17 Jahre alt
...r, lernte ich einen Norweger kennen
...Kurs kennen, der mir sehr gut gefiel,
...nn wieder einen [illegible] in Paris, der
...beiter war.
...h die Basler habe ich gern, als [illegible]
...bis 20. (Aufzählung d. verschiedenen)
...Einmal glaubte ich, dass mir die Holländer
...gefallen. Sie sind, aber glaube ich, [illegible]
...zuverlässig u. treu, aber beschränkt.
...einen Franzosen heiraten möchte ich nicht
...sagt: das ist die reinste Leporelloarie aus
...Juan. Registerarie heisst sie. Mein Vater,
...h, sie sich im Traumbild gegen ...
...Juan darstellen war also ganz richtig. —

...glaube ich habe darum Angst vor den Katzen:
...erinnere mich, dass ich einmal mich ein kleines
...l einem Katzenfell berührte an d. Genitalien
...u. zur Onanie. Dann erhielt der Vater auf

Cahier II, p. 2-3 (voir p. 74-75).

· Ich ziehe mich von F. zurück.

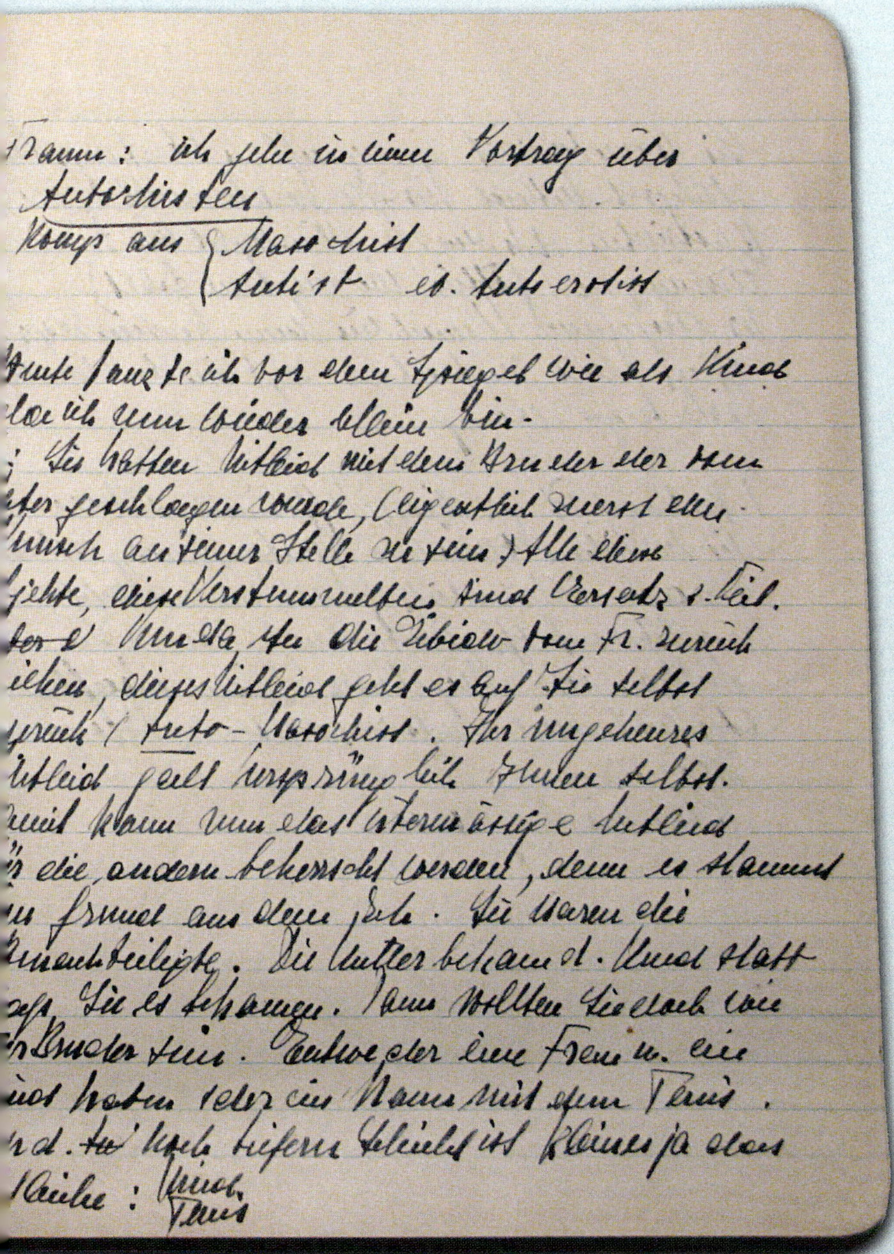

Cahier II, p. 14-15 (voir p. 76-77).

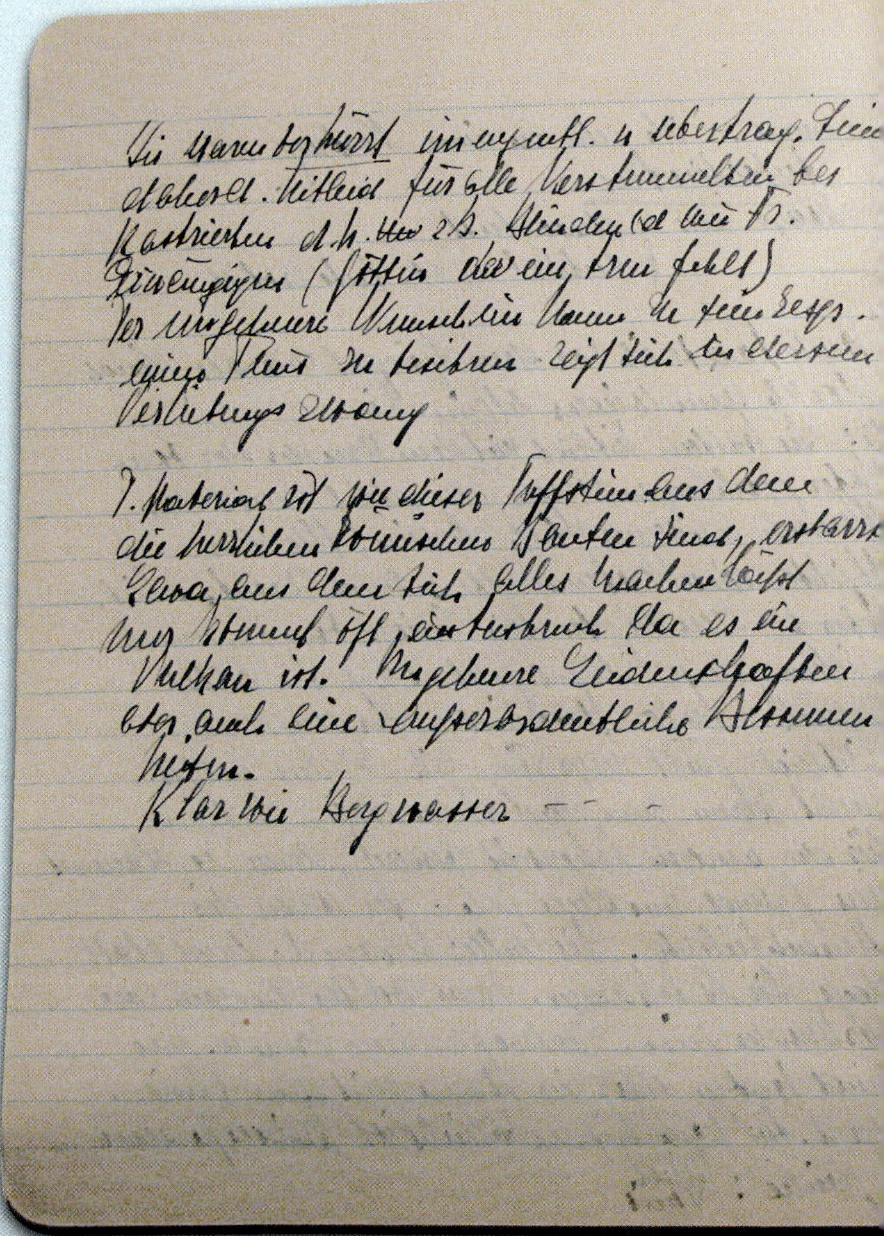

[illegible] u. [illegible]
[illegible] Mitleid für alle Verstümmelten [illegible]
[illegible]
[illegible] (ihm fehlt)
Der ungeheure [illegible] Mann [illegible]
[illegible] zu beschreiben zeigt sich [illegible]
[illegible]

7. Materie ist wie dieser Tuffstein aus dem
die herrlichen römischen Bauten sind, erstarrte
Lava, aus dem [illegible] alles wachsen läßt
[illegible] oft [illegible] daß es ein
Vulkan ist. Ungeheure Leidenschaften
[illegible] eine außerordentliche [illegible]
[illegible]
Klar wie Bergwasser — —

Cahier II, p. 16 (voir p. 77).

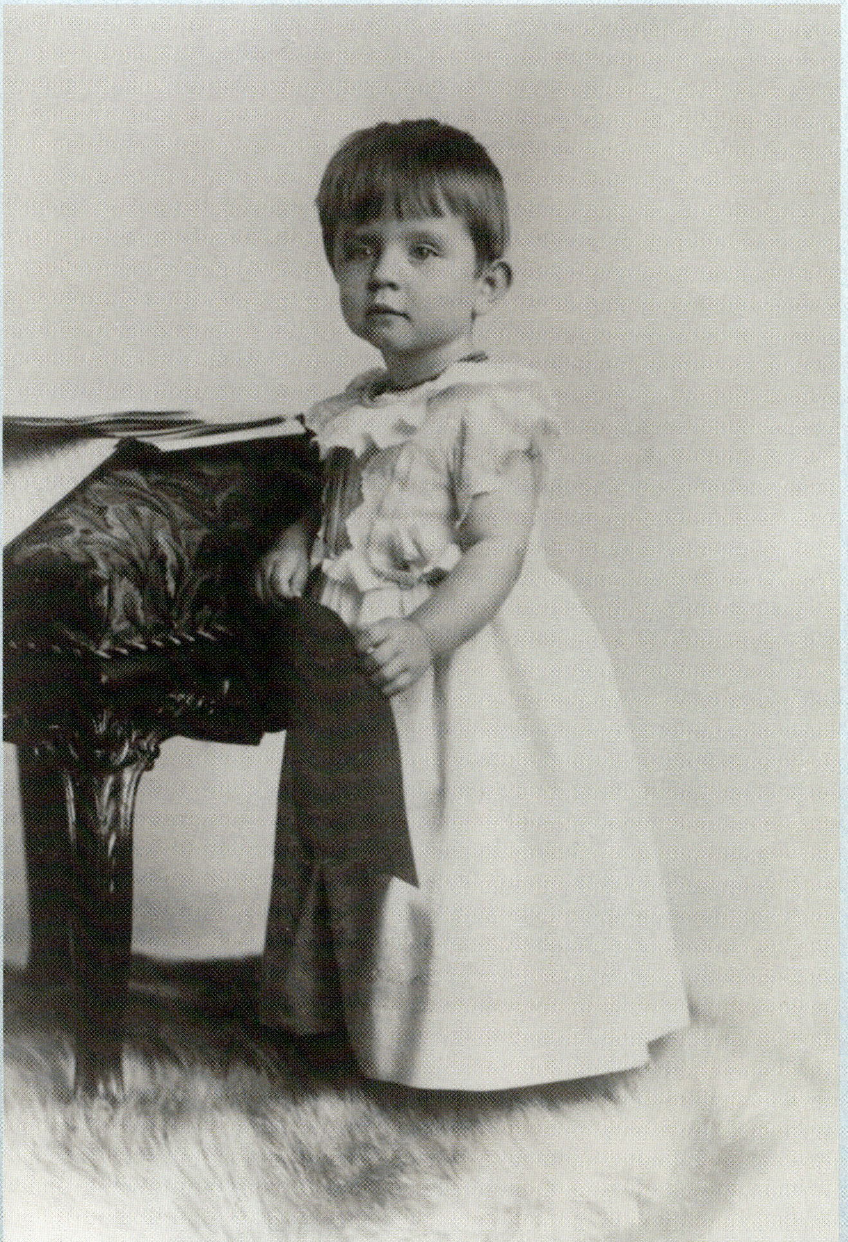

Anna G., à trois ans (1897), l'âge de ses premiers souvenirs.

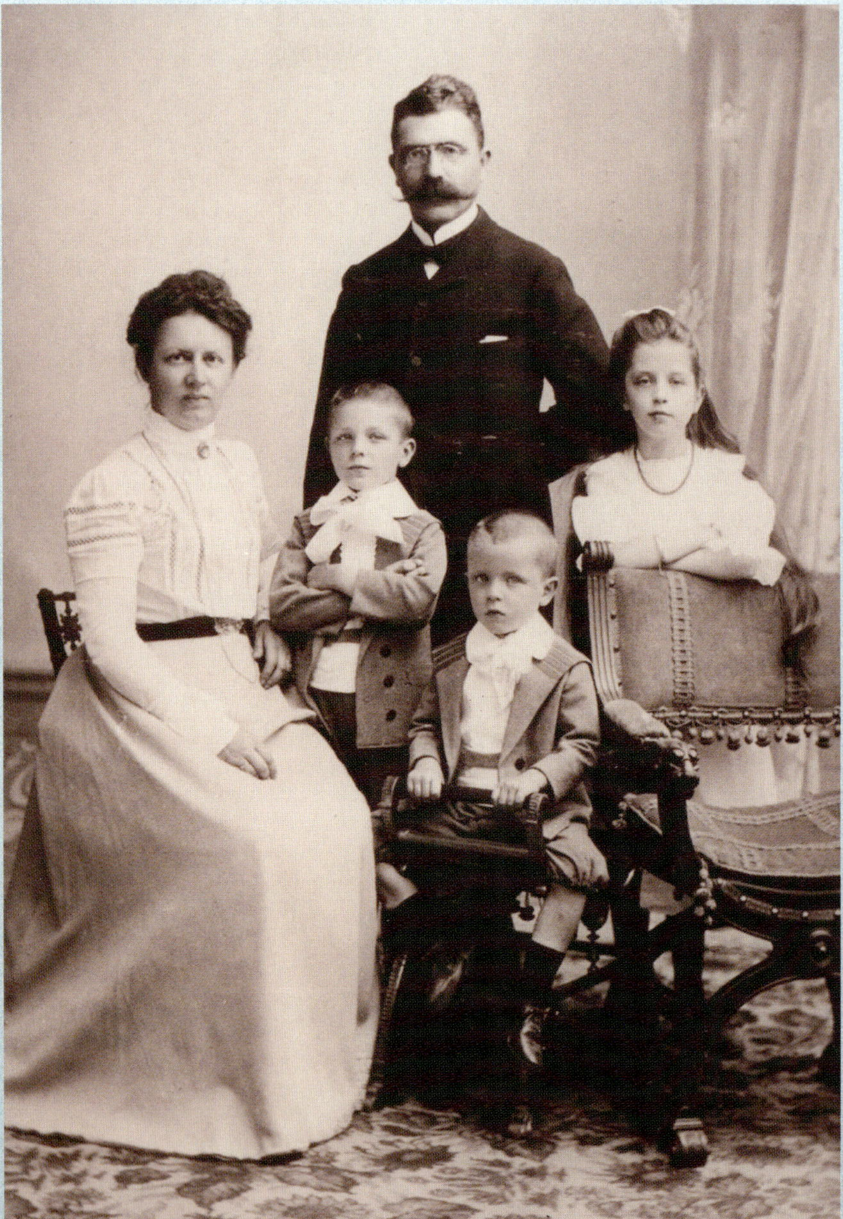

Anna G., à l'âge de six ans, avec ses parents et ses frères,
Adolf et Walter (1900).

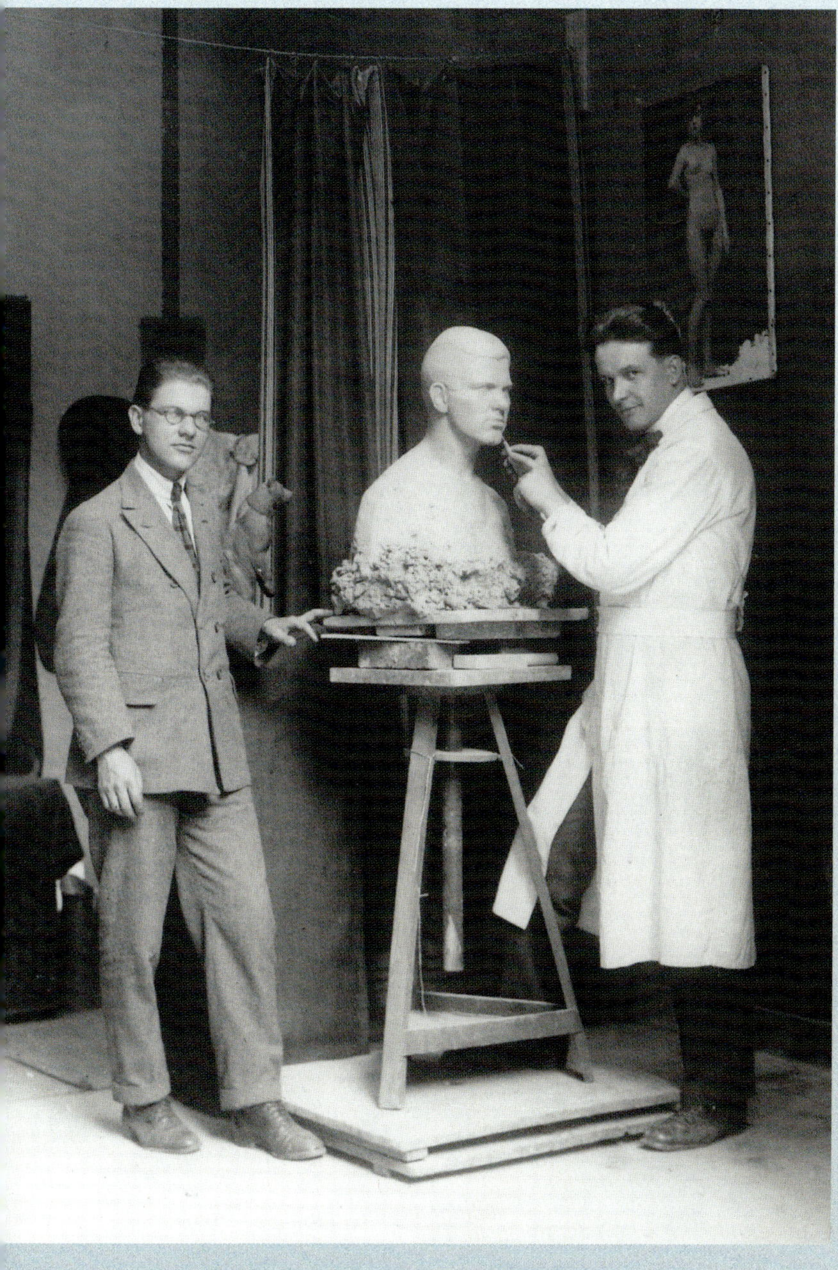

Adolf dans l'atelier du sculpteur Arnold H.
qu'Anna épousera en 1923 (Paris, 1920).

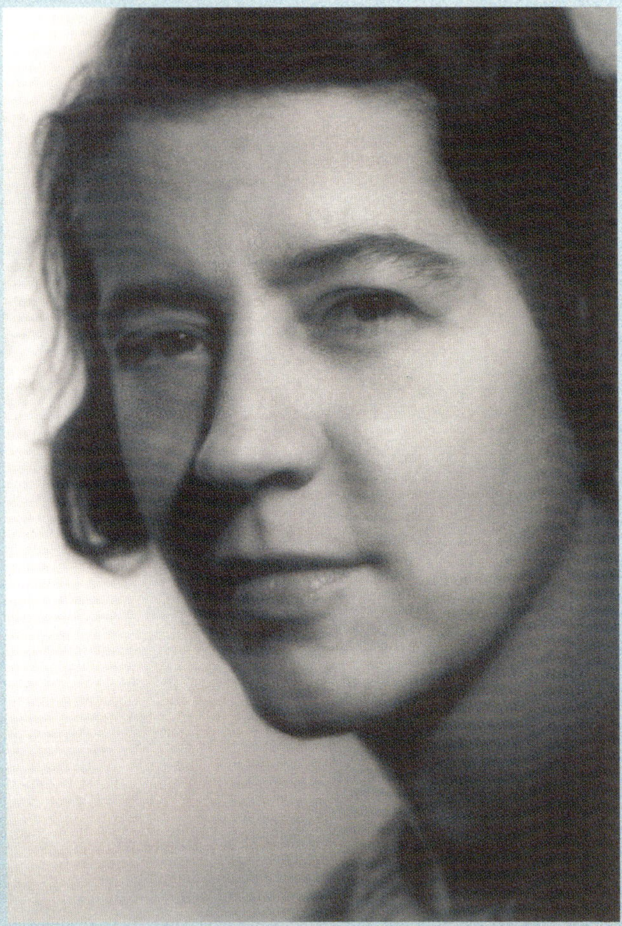

Anna G. (Paris, 1935).

intérieure, tant affectivement qu'émotionnellement, tant à écouter qu'à faire part de quelque chose (*mitteilen*, « partager avec ») ; c'est peut-être proche de ce que Kohut appelait l'empathie. Quand il parle de la nécessité d'éliminer à nouveau l'aspect subjectif, Ferenczi, se conformant ainsi à son statut « classique » de médecin, s'est engagé sur une mauvaise piste. Car c'est précisément cet aspect subjectif (de part et d'autre) qui garantit ou du moins rend possible un échange *vernünftig* de messages, à savoir un échange qui implique l'« entendement » dont il est question ici. Il s'agit cependant de ne pas confondre non plus cette *Vernunft*, cet entendement subjectif et non objectivant, avec le bon sens commun, cet ennemi juré de toute approche psychanalytique. Avec ce bon sens, ce sens commun « ratiocinant » (*vernünftelnd*), on peut pousser la psychanalyse jusqu'à l'absurde, tant de l'extérieur, comme le faisait Karl Kraus[11] avec ses célèbres satires, que de l'intérieur, en paralysant totalement le dialogue psychanalytique, comme l'a fait par exemple Joseph Wortis – un homme tout à fait sympathique et « raisonnable » au sens courant du terme – pendant son analyse avec Freud.

La *Vernunft*, dans le sens qui nous importe ici, repose sur la disposition commune à s'entendre l'un l'autre (*Einvernehmen*[12]) et à subordonner à ce but, au moins provisoirement, d'autres motivations fortes, et

11. Karl Kraus (1874-1936) est un écrivain autrichien connu surtout pour avoir été un satiriste et un pamphlétaire redoutable qui s'exprimait dans la revue qu'il avait fondée, *Die Fackel* [NdT].

12. *Einvernehmen*, c'est « s'entendre » au sens de « être d'accord ». On pourrait aussi parler de « bonne intelligence » [NdT].

en tout premier lieu l'envie de rivaliser[13]. On a peut-être longtemps trop identifié cette disposition de la part de l'analysant à la pression due à sa souffrance (*Leidensdruck*). Cette dernière peut puissamment motiver une telle disposition, mais elle n'est nullement la seule. Au-delà de la pression due à la souffrance, il y a quelque chose de l'ordre d'un intérêt fondamental pour l'autre et pour son message, qui plonge certainement ses racines dans la petite enfance et sans lequel un processus analytique ne peut s'enclencher. La tendance à l'objectivation, qui représente l'idéal de la position scientifique, mais aussi en grande partie de la position générale, quotidienne, tend à placer à l'arrière-plan l'intérêt pour l'autre au profit du contenu de son message, indépendamment de sa personne. Le dialogue analytique, pourtant, ne peut renoncer à cet intérêt émotionnel que se portent les deux partenaires. Il ne fait aucun doute qu'il faut, chez l'analyste, la capacité d'éveiller chez son interlocuteur cette disposition, et cette capacité est partagée de façon très inégale par les analystes, tant sur le plan quantitatif que sur le plan qualitatif. Elle constitue un aspect essentiel de cette *séduction* que Laplanche a placée au centre de sa théorie psychanalytique[14], mais elle revêt également une signification primordiale, par exemple pour la façon dont

13. Voir également à ce sujet M. Pohlen (avec M. Bauz-Holzherr, *Eine andere Aufklärung. Das Freudsche Subjekt in der Analyse*, Frankfurt am Main, Suhrkamp, 1991), qui parle dans ce contexte de l'art de l'accord (dans le sens d'être en harmonie) et de la clef de l'analyste nécessaire pour l'interprétation des fantasmes.
14. J. Laplanche, *Nouveaux fondements pour la psychanalyse*, Paris, PUF, 1994.

Fritz Morgenthaler conçoit la manière de mener un processus analytique.

Un aspect tout à fait déterminant de cette *Vernunft* qui s'intéresse à l'autre, c'est, pour l'analyste, la relation qu'il entretient avec son propre savoir. En ce qui concerne l'intime conviction qui représente pour Ferenczi la source du savoir, lequel fonde les interventions de l'analyste au cours du processus analytique, il faut souligner une différence essentielle entre Freud lui-même et ses élèves. L'intime conviction de Freud repose sur le fait que le savoir avec lequel il se présente à l'analysant avant même que celui-ci commence à parler ainsi que les connaissances qu'il acquiert au sujet de son patient au cours de l'analyse sont vraiment *son* savoir et *ses* connaissances, et ce dans le sens où il les a acquis par lui-même grâce à *sa* curiosité et à *sa* recherche personnelle et subjective. Ce sont des connaissances conquises de haute lutte en s'opposant au *mainstream* scientifique de son époque – des connaissances qui, en 1921, étaient certes mondialement connues, mais qui suscitaient encore le scandale à un point difficilement imaginable aujourd'hui. Il s'agit d'un savoir qui prend en considération sa propre origine et ne s'appuie pas sur le savoir supposé d'un tiers. Pour ses élèves, le savoir était ou est, par contre, le savoir de Freud, et donc en grande partie un savoir livresque, celui du maître, chargé de toute l'ambivalence à son égard. Cette ambivalence ne peut pas rester sans écho dans la perception des analysants, chez qui on assiste au retour du doute refoulé, du rejet refoulé de ce savoir, et ce sous la forme d'une résistance qui, en réalité, n'est pas celle de l'analysant, mais bien celle de l'analyste.

Quand Freud parle de *l'interdépendance entre guérison et recherche*, il faut comprendre que le seul qui puisse avoir une « incidence sur la guérison » de son interlocuteur – quel que soit le sens que l'on donne à cette formule –, c'est celui dont les découvertes qu'il transmet au cours du processus analytique sont issues de sa propre curiosité (sexuelle), et que le changement provoqué chez l'interlocuteur est toujours accompagné d'un accroissement des découvertes chez l'analyste – ce changement est donc plus important que ce à quoi l'on pouvait s'attendre sur le plan thérapeutique. Il ne s'agit pas de la connaissance d'un expert, confirmée par les informations fournies par un tiers, mais d'une connaissance générée dans le dialogue qui suit une logique d'ouverture et de fermeture de l'inconscient[15]. Quand on tient entre ses mains un manuel médical, on peut fort bien prescrire un médicament, mais on est incapable de conduire une analyse. Il peut sembler paradoxal, à ce stade, qu'une conviction subjective dans son rapport à sa propre connaissance doive être la condition pour pouvoir entendre précisément ce qui, chez l'autre, est nouveau et différent. Cependant, si la connaissance et le savoir que l'on possède, d'une part, et la confirmation par l'autre, d'autre part, se court-circuitent en permanence, le processus d'échange se réduit toujours au plus petit dénominateur commun, et alors, plus rien ne bouge. Une telle adaptation ne correspond pas à cette *entente*, à cette *intelligence* (*Einvernehmen*) qui me préoccupe ici ; au contraire, celle-ci non seulement s'accompagne d'une expérience de la différence, mais elle y trouve son explication. C'est précisément parce que Freud

15. C. Kläui, « Psychoanalyse nach Freud », art. cité.

est différent d'Anna G. et que, grâce à son travail analytique avec un Autre, il a acquis l'expérience et le savoir correspondants, que, pendant la séance du 22 avril, il lui demande de façon suggestive – et, vue de l'extérieur, non contraignante – si elle a eu un fantasme de fustigation pendant qu'elle se masturbait.

Prenons comme contre-exemple un analyste d'aujourd'hui qui a lu il y a peu *On bat un enfant.* Si celui-ci posait la même question, la situation serait probablement différente. Chez Freud, ce sont ses propres fantasmes et ses idées qui sont à l'origine de ce texte et qui le poussent à poser cette question ; chez l'épigone, c'est peut-être le désir d'être un élève docile, voire une remise en question inconsciente de la thèse téméraire de Freud. Le désir de dissiper ses doutes et celui d'infliger un démenti à Freud peuvent alors conclure une funeste alliance ; c'est celle-ci, et non la curiosité pointée sur le discours du patient, qui serait alors entendue par celui-ci et déterminerait sa réponse. (Bien sûr, l'élève, si son intuition ne le trahit pas, pourrait aussi penser à ce même texte, mais cela lui rappellerait beaucoup plus souvent sa propre expérience ou ses propres découvertes.)

Dans l'analyse de Freud – pour reprendre la notion utilisée par Pohlen –, ce qui importe, c'est toujours d'une part la visée didactique et d'autre part la thérapie. L'enseignement repose sur un savoir que l'analyste peut avoir acquis au cours de son existence – par sa propre expérience analytique, par ses lectures, par des cours ou d'autres sources. Cet enseignement ne se distingue pas fondamentalement de celui pratiqué à l'école ou à l'université. Mais seule la connaissance qui résulte du travail commun de l'analyste et de l'analysant est *efficace sur le plan thérapeutique* : c'est le résultat de leur compréhension raisonnable, issue de la capacité à « entendre » dans le jeu entre l'association libre et l'interprétation. L'interdépendance de l'action thérapeutique et du travail de recherche ne consiste pas simplement, comme on le croit souvent, dans le fait que d'une part l'activité thérapeutique doit reposer sur un savoir acquis par la recherche et que d'autre part elle confirme ou infirme ce savoir. C'est certes ainsi que se définit la relation habituelle entre une science appliquée et une science pure. Mais ici il s'agit d'autre chose, à savoir la recherche exclusivement analytique. Celle-ci repose d'une part sur la curiosité sexuelle, entre autres, de l'analyste pour le cas du patient/analysant concerné – lequel n'est pas généralisable –, sur le caractère unique de son discours, et d'autre part sur le transfert inconscient de l'analysant sur l'analyste. C'est uniquement dans le cadre de cette conception de la recherche inventée par Freud qu'un message caché, inconscient pour l'analysant, peut être perçu et faire bouger quelque chose chez le patient, à condition qu'intervienne une transposition adéquate dans le discours métaphorique de l'analyste. Si c'est le cas, il se produit une première traduction ou une nouvelle traduction plus adéquate d'un message resté jusque-là non traduit d'un autre ayant une place importante dans l'histoire de l'analysant[16].

Ce processus complexe n'a, à ce stade, que peu de rapports avec la théorie psychanalytique codifiée, c'est-à-dire avec la métapsychologie. Certes, celle-ci entretient

16. J. Laplanche, *La Révolution copernicienne inachevée. Travaux 1965-1992*, Paris, PUF, 2008, p. 268 *sqq*.

avec la pratique analytique une relation de réciprocité : la métapsychologie canonisée est d'une part une sorte de déchet, un sédiment de cette pratique, et d'autre part un élément qui l'inspire. Mais prise isolément, en tant que telle, elle induit des conclusions erronées sur cette pratique. Les concepts métapsychologiques peuvent certes constituer un élément pour l'élaboration de l'interprétation, mais dans le *processus* de l'interprétation, qui s'articule toujours au sein d'un discours polysémique, ils se liquéfient et perdent leur univocité et leur rigidité. Les modèles de la métapsychologie, conçus comme des structures immuables et des rapports univoques, ne peuvent rendre la réalité du processus psychique que de façon très incomplète et ne peuvent être appliqués tels quels à ce qui a été perçu dans le dialogue analytique. Cela signifie que la position qui consiste à conclure immédiatement que l'effet thérapeutique supposé d'une intervention correspond à sa validité métapsychologique est tout aussi intenable que le postulat selon lequel un contexte théoriquement correct doit nécessairement déboucher sur une interprétation efficace d'un point de vue thérapeutique. L'effet thérapeutique ne résulte pas de la validité métapsychologique d'une interprétation (et encore moins de sa validité « technique »), mais du fait que cette interprétation trouve un écho dans une vérité subjective du patient. La pratique analytique et la métapsychologie ne peuvent directement ni se confirmer ni s'infirmer mutuellement. La pratique s'aligne sur le caractère singulier de chaque patient, la théorie, en revanche, vise des généralisations qui, dans tel ou tel cas particulier, peuvent tout à fait se révéler inexactes. L'antagonisme de la subjectivité singulière et de l'objectivité générale – un antagonisme qui ne correspond plus à l'état des connaissances théoriques actuelles – est lié pour beaucoup au fait que notre conception de l'objectivité se fonde presque exclusivement sur l'image et le figuré, tandis que la subjectivité détermine avant tout ce qui est dit et entendu. N'est vrai que ce que j'ai vu de mes propres yeux, alors que je considère qu'il faut être prudent pour tout ce que je sais par ouï-dire[17]. Peter Schneider[18] a montré de façon très convaincante que l'objet de la connaissance psychanalytique est précisément ce qui est subjectivement dicible, et non ce qui est objectivement visible ; c'est pourquoi, selon lui, toute tentative de s'approprier ce « dit » grâce aux procédés de l'imagerie médicale mis en œuvre par les neurosciences est nécessairement vouée à l'échec. Cela impose des limites relativement étroites à la possibilité de généraliser ce qui a été entendu sans pour autant relativiser sa validité objective. Mais cette dernière se réfère au cas particulier et, si on la généralise, elle se transforme rapidement en affirmation idéologique ou en théories *ad hoc* nécessitant d'être révisées en permanence. Si cette conception s'imposait, de nombreux débats passionnés mais stériles n'auraient plus lieu d'être.

La vérité et la force de la théorie psychanalytique, de la métapsychologie, résident en revanche dans son

---

17. Il est remarquable, dans ce contexte, que les deux grands journaux populaires d'Allemagne et de Suisse justifient leur prétention de ne présenter que la seule vérité en s'appelant respectivement *Bild* (« image ») et *Blick* (« regard »).
18. P. Schneider, *Gedanken zur Zukunft der Psychoanalyse oder Von was geben uns die bildgebenden Verfahren ein Bild ?*, manuscrit inédit, 2008.

potentiel explicatif sur le plan anthropologique, dans les connaissances universellement reconnues qu'elles nous apportent sur la nature du psychisme humain. Quand elle trouve un écho adéquat dans un cas particulier, une telle connaissance peut être le véhicule approprié d'une suggestion thérapeutique (ce qui arrivait souvent chez Freud pour les raisons indiquées), mais ce n'est pas forcément le cas. D'autres connaissances – même dans le sens « objectif » de connaissances « généralement » erronées – peuvent tout aussi bien remplir cette fonction. Cela dépend de leur vérité subjective, c'est-à-dire de leur *consonance* (et non pas de leur capacité à correspondre exactement au vécu du patient). Je montrerai grâce à certaines séquences de l'analyse d'Anna G. que Freud, dont la compétence théorique n'est pas en cause, a pratiqué avec ses analysants des formes d'interaction qui, sur le plan thérapeutique, méritent qu'on s'y arrête, même si leur qualité n'est peut-être pas démontrable en termes de théorie psychanalytique. Cet élément thérapeutique est dans une certaine mesure – mais pas totalement – indépendant de la métapsychologie analytique et n'a pas nécessairement besoin de cette théorie. Bien avant Freud, tout cela était connu des guérisseurs en tous genres et peut être également mis en valeur dans un contexte totalement différent de celui de Freud. Cependant, le lien que l'on peut établir entre cet élément et la théorie psychanalytique est le concept du transfert[19]. Celui-ci

19. On peut entendre le transfert inconscient de façon simplifiée comme le transfert d'une expérience donnée sur une autre, subjectivement impératif mais objectivement *ad libitum*.

explique pourquoi certaines interactions peuvent avoir un certain effet sur le plan émotionnel. C'est avant tout par sa forme inconsciente dans la pratique analytique que le transfert prend une signification essentielle. Les transferts, qui peuvent être conscients ou proches de la conscience, ont également un effet premièrement là où ils ne sont pas rendus explicites, c'est-à-dire ne sont pas interprétés, et deuxièmement là où, quand ils sont thématisés, ils sont appliqués à d'autres concepts que ceux de la métapsychologie psychanalytique et des complexes (Œdipe, castration) découverts dans le cadre de la pratique analytique. On attribue d'ailleurs souvent à tort ces complexes à la théorie analytique. Il vaut mieux les entendre comme des mythes de l'autothéorisation découverts par la psychanalyse[20]. Il existe maintes façons de pratiquer la thérapie, d'enseigner, d'aimer, mais aussi de haïr et de combattre *dans* le transfert, sans avoir conscience de celui-ci, sans le thématiser ni, encore moins, l'interpréter.

À partir de la signification du savoir subjectif exposée ici et de la recherche subjective de l'analyste, on comprend pourquoi Ferenczi et Rank (comme, finalement, tous les analystes) ont dû réinventer l'analyse freudienne. Ils ont réussi cette entreprise en créant de nouveaux concepts – Ferenczi dans son « analyse mutuelle », et Rank dans le traumatisme de la naissance. Mais en rendant publiques haut et fort ces innovations, et comme leurs prédécesseurs Jung et Adler, ils ont introduit dans le *mouvement* psychanalytique le

20. Voir J. Laplanche, « La Psychanalyse : mythes et théorie », *Revue philosophique*, 2, 1997.

germe de la division. C'est dans cette incontournable réinvention de la psychanalyse par tous ceux qui travaillent avec elle que réside la raison pour laquelle la psychanalyse, en tant que mouvement, pour ne pas dire en tant que science, ne cesse de se diviser dans des proportions qui peuvent paraître pour le moins ridicules aux non-spécialistes. Par la fixation sur l'idée que le savoir psychanalytique, comme celui des sciences positives, doit être objectivable, canonisable, systématisable et transmissible comme s'il s'agissait d'un manuel scolaire, les institutions psychanalytiques compliquent inutilement, notamment pour leurs esprits les plus créatifs, cette réinvention de la théorie et de la pratique qui est néanmoins incontournable pour que le savoir psychanalytique reste vivant. De la sorte, ces institutions provoquent les divisions dont elles se plaignent par la suite. Il va de soi que cette réinvention n'est pas synonyme à chaque fois d'un changement de paradigmes ; dans la plupart des cas, elle avance discrètement, si bien qu'aujourd'hui une notion évidente et familière depuis des lustres – par exemple le refoulement – apparaît soudain avec une évidence inouïe au jeune analyste, pendant son écoute, comme s'il venait de la découvrir lui-même ; tout comme il peut trouver dans les formulations d'un auteur qui lui était jusque-là inconnu précisément ce qu'il a toujours cru voir sans pouvoir l'exprimer.

Que Freud n'ait pas été freudien est une vérité communément admise, tout comme Marx n'était pas marxiste ni Jésus-Christ chrétien. C'est pourquoi je n'aborderai qu'à la marge le fait que Freud, dans le journal d'Anna G., se soit senti très peu lié par les règles qu'il avait lui-même édictées. Au moins pendant la période de maturité de sa pensée, c'est-à-dire celle où ces témoignages ont vu le jour, Freud, n'avait pas ou plus besoin de ses patients pour avoir la confirmation de ce que ses spéculations sur ses propres rêves et le matériel de ses anciens patients lui avaient fait apparaître comme une évidence. Pour lui, son savoir subjectif ne faisait pas question. C'est le souhait des freudiens, et non pas de Freud lui-même, de démontrer en permanence que la théorie psychanalytique – dans la pratique, derrière le divan – fait la preuve de son efficacité dans la mesure où, appliquée dans les règles, elle obtient des succès thérapeutiques.

Même si Freud se présentait à ses patients avec un savoir qui, pour lui, ne faisait aucun doute sans qu'il eût besoin de le vérifier grâce à eux, il était cependant loin de les endoctriner. En effet, celui qui garde le plus souvent le silence et ne dit pratiquement rien pendant la séance ou qui, quand il dit quelque chose, « l'emballe » dans une formule édulcorée comme « se pourrait-il que vous... », ne prend pas plus au sérieux ses patients que celui qui introduit son interprétation rapide avec la phrase : « Vous frôlez de si près le secret de l'étage inférieur que je puis vous le révéler... » En effet, une telle formulation est, premièrement, marquée par une langue et des métaphores très personnelles – et de ce fait, elle peut être aisément perçue comme subjective ; elle n'obtient pas frauduleusement l'approbation de l'analysante en se donnant l'apparence d'une objectivité scientifique ou en simulant une circonspection (une « attention »). Deuxièmement, elle ouvre la possibilité de prendre en compte d'une façon très spécifique ce que dit la patiente sans la bercer de formules passe-partout exprimées dans le jargon thérapeutique du moment.

Je vais à présent illustrer ce que j'entends par là à l'aide de trois extraits de notre journal

Tout au début – je l'ai déjà évoqué –, Freud explique à sa patiente de quoi il retourne. Il parle des trois niveaux – les parents, la fratrie et l'amant – où se manifeste le conflit œdipien. La patiente réagit en lui décrivant son désir, semblable à un rêve éveillé, de quitter sa famille, comme les enfants de l'aristocratie russe, et de partir très loin ; elle évoque alors « la pièce de Schnitzler *Der Flötenton* ("Le son de la flûte") ». Freud répond : « C'est exactement votre conflit. » Il lui confirme que cette pièce contient bien ce qu'il veut dire. De quoi s'agit-il donc dans cette nouvelle de Schnitzler dont le titre exact est *Die Hirtenflöte* (*La Flûte du pâtre*) ?

Un vieil homme qui s'adonne à l'étude des astres observe attentivement son épouse endormie, qui est bien plus jeune que lui, par une nuit au ciel chargé de nuages où il ne trouve pas le sommeil. Ce faisant, il se rend compte qu'il ne sait absolument pas qui est cette jeune femme, ni pourquoi elle partage avec lui couvert et lit, ni ce que sont ses désirs et ses rêves les plus profonds. Quand elle s'éveille, au matin, il lui fait part de ses réflexions et lui demande, voire lui ordonne de le quitter, de partir dans le vaste monde, de découvrir ce que sont ses véritables désirs et de les vivre. S'il s'avère finalement que l'amour qu'elle éprouve pour lui est bien la substance de ses désirs, il l'accueillera à nouveau avec joie sous son toit. Tandis que l'homme tente de convaincre son épouse, on entend au loin le son d'une flûte de pâtre. Cette mélodie produit chez la jeune femme une étrange émotion qui la conduit finalement à quitter son mari dans un état d'exaltation onirique. Dès lors, elle se lance dans une vie rythmée uniquement par ses désirs, elle aime d'abord passionnément le pâtre, puis, lorsqu'elle s'est lassée de lui, tombe amoureuse d'un grand industriel et se vautre dans sa richesse jusqu'au jour où, accablée par la mauvaise conscience, elle devient une bienfaitrice des pauvres. Mais bientôt, elle est déçue par cette populace indigne de l'attention qu'elle lui porte et devient la maîtresse et la compagne de lutte d'un héros de guerre. Après la mort de ce dernier, elle se retrouve finalement à la cour et dans le lit du puissant prince avec lequel elle partage les plaisirs de la débauche et du pouvoir jusqu'au moment où, finalement, après l'anéantissement de ses ultimes illusions, elle entreprend le chemin difficultueux et semé d'embûches qui la ramènera auprès de son époux. Celui-ci l'attend et l'accueille avec effusion. Il se dit qu'après avoir vécu ses désirs, elle est mûre pour une vie tranquille aux côtés de son mari qui comprend tout. Mais l'homme omniscient s'est trompé. Elle se détourne de lui avec ces mots : « Mais ce qui me fait fuir, ce que je crains par-dessus tous les masques et les prodiges du monde, c'est la face grimaçante de ton implacable sagesse[21]. »

Ce récit, qui traite du pouvoir et de l'impossibilité de réaliser ses désirs, peut tout à fait se lire comme une parabole de l'analyse. À la différence du mari compréhensif, l'analyste n'envoie pas son analysante de par le monde afin qu'elle réalise ses désirs, mais il la fait plonger, sur

21. A. Schnitzler, *La Flûte du pâtre* [1911], in *L'Appel des ténèbres*, trad. par S. Clauser, Paris, Stock, 1932, p. 161.

le divan, dans l'univers de ses désirs inconscients. Comme il connaît leur grande importance, il incite l'analysante à en prendre conscience et à les exprimer, non pas pour les interpréter avec « la face grimaçante de [son] implacable sagesse », mais pour les rendre accessibles dans le dialogue – même si la possibilité de les vivre reste très limitée. Freud a perçu qu'Anna G. l'a compris quand il lui a signifié qu'il valait mieux admettre ses désirs irréalisables plutôt que de rester irrésolue, coincée entre tous ceux qu'on n'a pas identifiés. Et il le lui laisse entendre. Schnitzler, avec cette histoire qui nous semble bien étrange aujourd'hui, reste muet dans le récit, mais il est ici « le troisième » qui épargne à Freud tout autant qu'à Anna G. de dire ce qui, au fond, ne peut être verbalisé. Comme nous allons le voir, Freud ne cesse de s'appuyer sur ces tiers issus du même univers culturel que lui et ses analysants et qu'il trouve ou fait découvrir avec une grande habileté.

Lorsque Anna G. exprime son inquiétude quant à l'éventualité d'un mariage encore moins adéquat si elle rompt ses fiançailles (22 avril), Freud lui répond de façon pédagogique et suggestive en puisant sans retenue dans son idéologie bourgeoise. La cure, dit-il, la mettra en situation de maîtriser sa pulsion et de se marier selon ses vœux, en suivant son désir, et non pas par peur de sa pulsion. Il faut se marier, c'est clair, mais pas sous la domination de la pulsion (infantile, incestueuse) : il faut le faire en la maîtrisant. Aux yeux de Freud aussi, la pulsion est quelque chose de dangereux qu'il convient de dominer. Mais à présent, la proposition et la prophétie sont approfondies et en même temps relativisées grâce à une plaisanterie. Le gardeur d'oies et le gardien de chevaux s'imaginent ce qu'ils feraient s'ils gagnaient le gros lot, et tandis que le second décrit le palais qu'il compte acheter avec tout le luxe qui va avec, le premier ne trouve rien de mieux à dire qu'il va désormais monter un cheval pour garder ses oies. La plaisanterie en tant que telle désamorce la gravité et le sérieux de l'art divinatoire tandis que son contenu approfondit sa banalité rebutante et lui confère d'innombrables significations. On pourrait l'exprimer à peu près de la façon suivante : vous ressemblez beaucoup plus au gardien de chevaux qu'au gardeur d'oies. Au fond, vous jouissez de votre pulsion que vous vivez voluptueusement, même si vous ne parvenez pas encore à la mettre au service du bonheur dans votre vie. Mais comme le gardien de chevaux, pour qui les pulsions fortes et puissantes sont familières, vous réussirez mieux, en fin de compte, à les dompter totalement et à en jouir comme d'une partie de ce bonheur qui contient bien plus de choses que les délices d'une pulsion amadouée. Le gardeur d'oies aux pulsions bien faibles, par contre, dépensera toute son énergie à maîtriser un cheval et, au-delà, son énergie ne servira plus à rien. Sans une telle suggestion *réussie*, on ne peut pas s'attendre à pouvoir exercer une influence sur les autres.

Pohlen fait partie des rares analystes qui ne méconnaissent pas la signification thérapeutique de la suggestion. Il l'a définie de façon fort pertinente comme le fait de « proposer ce qui convient[22] ». Par contre,

22. M. Pohlen, M. Bauz-Holzherr, *Eine andere Aufklärung. Das freudsche Subjekt in der Analyse*, *op. cit.*, p. 281 *sqq.*, notamment p. 337).

Freud, cet esprit éclairé, passionné, était contraint de contester la nécessité de la suggestion dans ses écrits théoriques. À la différence de Ferenczi, l'aspect thérapeutique de l'influence « manipulatrice » sur le patient lui posait plutôt problème, et il espérait obtenir autant de résultats que possible grâce à la seule initiation analytique. Il faut probablement considérer ces deux aspects – l'un analytique au sens le plus strict du terme et l'autre synthétique sur le plan thérapeutique – comme les deux pôles d'un même *processus* qui, dans un certain sens, sont antagonistes, mais ne peuvent être totalement dissociés. On peut y distinguer deux fonctions : d'une part la fonction libératrice – qui décompose, analyse – et d'autre part la fonction qui engage – qui unit, synthétise. C'est un processus qui, finalement, aboutit à dénouer d'anciens liens dans le domaine du psychisme afin que de nouveaux liens, plus adéquats, puissent être instaurés[23].

Pour nous, il est peut-être devenu encore plus difficile que pour Freud d'accepter dans la thérapie cet élément manipulateur (qui est à la fois souhaité et redouté par le patient), puisque le politiquement correct en vogue actuellement est pratiquement devenu un élément constitutif du code de conduite thérapeutique. Nous sommes donc effrayés par une suggestion qui s'affiche aussi ouvertement et nous avons encore plus tendance que Freud et ses contemporains à rejeter loin de nous cette forme d'influence délibérée, alors que

---

23. Voir à ce sujet J. Laplanche, « Psychanalyse et psychothérapie », in *Sexual. La sexualité élargie au sens freudien*, Paris, PUF, 2007, p. 269-274.

nous la pratiquons secrètement, honteusement dans l'intimité de nos cabinets.

On peut certes regarder de haut le parti pris idéologique évident des suggestions de Freud. Mais ceux qui le font seront étonnés lorsqu'il apparaîtra au grand jour que leurs idées, qui paraissent aujourd'hui si dénuées de préjugés, sont en fait conditionnées par les modes de pensée de leur époque. Une telle indulgence vis-à-vis du conditionnement idéologique qui caractérise les interventions de Freud ne signifie nullement qu'il faille ignorer ou, pis encore, encenser toutes les absurdités idéologiques qu'il a pu infliger à ses patients. On a tout à fait le droit de sourire quand il qualifie de « diagnostic national helvétique » les difficultés qu'éprouve Anna G. à se concentrer (22 avril). Et lorsqu'il se laisse aller, vis-à-vis de Blum, à remarquer que la pratique excessive de la fellation chez les Français était responsable de la Première Guerre mondiale parce que le nombre de naissances avait tellement reculé pour cette raison que les Français avaient eu de bonnes raisons de redouter la puissance des Allemands[24], on ne peut pas s'empêcher d'y voir une ineptie grossière et l'expression d'une conception plus qu'étrange des particularismes nationaux. Mais tout cela ne justifie ni le soupçon d'endoctrinement généralisé ni le fait d'exiger de la part de l'analyste une sorte d'abstinence qui lui ferait éviter toute prise de position personnelle. J'aurais même tendance à penser que Freud a notamment recommandé une telle réserve avant tout parce qu'il avait par trop

24. Voir M. Pohlen, *Freuds Analyse. Die Sitzungsprotokolle Ernst Blums*, *op. cit.*, p. 116.

conscience de son propre penchant au commérage et aux préjugés hâtifs[25].

Bien sûr, il n'y a pas que l'idéologie personnelle et l'esprit du temps qui conduisent parfois Freud à certains écarts étranges dans ses interventions. Quand, par exemple, alors qu'Anna G. se fait toute petite parce qu'elle n'aurait soi-disant jamais pu avoir une association aussi brillante que celle de la « chlorophylle » du patient qui la précédait, il trouve opportun de lui parler d'une autre patiente qui a évoqué ses hémorroïdes parce qu'elle voulait, elle aussi, se rendre aussi petite et disgracieuse que possible, on est en droit de se demander quelle mouche l'a piqué. Par cette humiliation inutile et la méconnaissance manifeste des désirs narcissiques d'Anna G. – contrairement aux désirs œdipiens, qui ne lui échappent jamais –, il provoque une irritation que sa patiente tente ensuite de rattraper grâce à une déclaration d'amour aussi maladroite que touchante, qui rend ainsi à César ce qui revient à César et lui permet de revenir sur le terrain familier de l'amour œdipien. Il semble que Freud ait eu du mal à gérer l'aspect narcissique des désirs de ses patients à son égard. Comme on peut le vérifier dans les autres comptes rendus d'analyse dont nous disposons aujourd'hui, il les rejetait souvent vertement et ne les considérait pas non plus comme dignes d'être interprétés. Savoir s'il en était ainsi parce qu'il n'avait pas fait lui-même de psychanalyse ou parce que chaque analyste porte comme un fardeau beaucoup plus qu'une « névrose résiduelle » dont ses patients

25. La façon dont il a, par exemple, dénigré certaines tierces personnes au cours de l'analyse de Wortis est parfois assez discutable.

doivent bien s'accommoder, voilà une question bien difficile à trancher.

Quoi qu'il en soit, même l'analyste le mieux formé et ayant subi plusieurs analyses ne pourra pas obtenir grand-chose s'il tente désespérément d'écarter du dialogue analytique tous les aspects personnels et s'il ne parvient pas à intégrer ses propres goûts, ses aversions, ses passions et ses centres d'intérêt dans ses interprétations pour éviter qu'elles ne semblent un peu fades, sans saveur, voire quelconques.

Un dernier exemple va illustrer ce point. Quand Anna G., en relatant un rêve, qualifie de don Juan un homme qui avait vraisemblablement mauvais caractère (31 avril), Freud rétorque sèchement : « Le don Juan, c'est vous. » Suivent quelques associations dans lesquelles les hommes ne font pas très bonne figure. À cet instant, Freud a probablement perçu la signification du transfert, mais il se garde bien de remarquer que c'est lui qui est visé par ces propos et préfère évoquer les tendances homosexuelles d'Anna G. Un peu plus tard (5 mai), l'analysante parle d'un rêve dans lequel elle aime un homme de Brienz – la ville dont est originaire le sculpteur qui, après l'analyse, deviendra son amant, puis son mari. Elle évoque ensuite sa préférence pour des hommes de certaines nationalités ou venant de certaines régions. Se référant à l'air du catalogue dans le *Don Giovanni* de Mozart, Freud commente cette liste en remarquant qu'il s'agit là « d'un véritable air de Leporello », et il ajoute : « Mon idée selon laquelle vous vous présentez dans ce rêve comme le pendant de Don Juan était donc bien exacte. »

Cette stigmatisation comme « don Juan » que Freud lui retourne a certainement beaucoup blessé Anna G. Par là, Freud a vraisemblablement voulu lui faire comprendre deux choses : d'abord son homosexualité inconsciente, et ensuite la signification du changement permanent d'amant comme l'expression de sa fidélité envers le seul qui vaille : son père. Pour que la compréhension d'une chose, même si elle est intellectuellement évidente, devienne acceptable, il faut pouvoir lui donner d'une façon ou d'une autre une valeur positive. Même celui qui, comme Freud, souhaite confronter sans ménagement ses patients à la « vérité » doit en tenir compte. Mais comment faire sans sembler trop empressé quand la vérité est blessante ? Freud nous le montre ici. Il fait une deuxième tentative et transforme en sous-main cet infâme don Juan en *Don Giovanni*. Dans l'opéra de Mozart, Don Giovanni est l'incarnation même du personnage chatoyant auquel le spectateur/auditeur ne peut refuser sa sympathie bien qu'on lui en montre sur scène sans équivoque possible tous les méfaits. À la fin de ce *dramma giocoso*, on n'est guère porté à hurler avec les loups quand tous les autres personnages de l'opéra expriment leur satisfaction de voir puni ce personnage lubrique[26]. Comme on peut le constater dans une remarque faite à Wortis, Freud considérait *Don Giovanni* comme « le plus bel opéra

26. Le fait que c'est avant tout par sa musique que Mozart parvient à faire de ce personnage une figure positive pourrait être l'occasion de reconsidérer l'importance de l'aspect auditif/acoustique dans la perception, mais cela mériterait une étude qui n'a pas sa place ici.

qui existe[27] ». La sympathie qu'il éprouvait vis-à-vis de ce rebelle à la moralité sexuelle hypocrite ne saurait être mise en doute. C'est ce qu'il faut entendre lorsqu'il transforme discrètement l'étiquette de « don Juan », utilisée par l'analysante au sens le plus péjoratif, en *Don Giovanni*, ou lorsqu'il qualifie d'air de Leporello sa joyeuse liste de préférences nationales : un double déplacement vient de se produire. Leporello n'est pas lui-même le gentilhomme qui vit sa pulsion dans une griserie sans scrupules et ne recule devant aucun crime ; Leporello est son valet futé qui observe cette agitation avec fascination, qui tient une comptabilité scrupuleuse des conquêtes de son maître et qui, derrière l'indignation qu'il affiche, ne souhaite rien d'autre que d'échanger son rôle contre celui de ce gentilhomme distingué. De cette manière, l'analysante n'est plus accusée de dépasser les bornes, elle n'est plus que celle qui, en rêve, s'est présentée comme le *pendant* de Don Juan et se voit maintenant comparée à celui qui, certes, aimerait bien imiter son maître, mais ne le fait pas. Elle peut cependant compter sur la sympathie de son analyste pour avoir éprouvé ce désir. Quand elle aimera son sculpteur de Brienz, après la fin de son analyse, et qu'elle l'aura épousé, elle pourra tout de même rester en pensée ce Leporello masculin, et grâce à ses déclarations publiées dans la presse, selon lesquelles une vie épanouie est également possible pour les femmes au-delà de leur existence d'épouses, elle pourra abandonner derrière

27. J. Wortis, *Psychanalyse à Vienne. Notes sur mon analyse avec Freud*, *op. cit.*, p. 176.

elle les conceptions dépassées de son analyste sans se brouiller avec lui en son for intérieur.

On ne peut pas apprendre ces choses-là. Tout au plus cela nous est donné, nous vient comme une trouvaille, à condition cependant de ne pas craindre d'être démasqué par nos analysants à travers ce qu'on leur dit. En dépit de sa métaphore du miroir, Freud savait fort bien, dans sa pratique, que le dialogue psychanalytique est hautement subjectif de part et d'autre, et que le psychanalyste ne peut l'étouffer que s'il ignore qu'il n'est jamais un miroir neutre, mais tout au plus un miroir déformant dans lequel, cependant, les particularités de l'analysant se dévoilent d'autant plus distinctement, comme s'il s'agissait d'une caricature.

Dans le cas d'Anna G., comme dans celui d'Ernst Blum, nous voyons Freud dans son travail avec deux analysants qui avaient une énorme attente envers lui et en accord avec eux ; sans égard pour d'inévitables contradictions par rapport à une théorie certes géniale, mais se fondant sur des axiomes insuffisamment élaborés sur le plan théorique, il aide ces personnes à trouver *leur* propre vérité par l'intermédiaire de *sa* vérité à lui. Freud considérait à juste titre que son problème n'était pas de savoir comment ses patients parviendraient à intégrer cette vérité dans l'organisation de leur vie. En cela, il se distinguait non seulement de Ferenczi, mais aussi de tous les thérapeutes modernes qui, conformément à leur discours normalisateur – lequel ne connaît plus que des *perturbations* –, pensent devoir amener leurs patients là où, à leur avis, ils sont à leur place, et ce grâce à des techniques sans cesse nouvelles. Rien ne saurait illustrer plus clairement la position de Freud que la comparaison de la remarque conclusive qu'il a faite à propos du cas d'Anna G., dans une lettre à Oskar Pfister – qui lui avait adressé cette patiente –, avec l'utopie ferenczienne d'un analyste tout-puissant à venir. Son rêve d'un « sur-médecin » psychanalytique qu'il appelait de ses vœux, Ferenczi le formule dans ces termes :

> L'ancien médecin de famille, le conseiller et l'ami de la famille, retrouverait ainsi le rôle important qui était le sien, mais en un sens considérablement approfondi. Il serait l'observateur compréhensif et le connaisseur intime de toute la personnalité et pourrait influencer de manière appropriée le développement de l'enfant, de l'homme, depuis sa naissance en passant par l'éducation, les difficultés du développement à la puberté et le choix professionnel, le mariage, les conflits psychiques plus ou moins graves, les maladies organiques ou mentales[28].

Voyons maintenant, par comparaison, la conclusion lapidaire de Freud quant au résultat de son analyse : « La petite G. est devenue totalement transparente et en fait, elle en a terminé : mais je ne peux pas savoir ce que la vie va faire d'elle désormais[29]. »

Récapitulons. Dans les comptes rendus fragmentaires d'Anna G., nous pouvons observer l'inventeur de la psychanalyse assis derrière le divan – en train de faire son travail –, vu avec les lunettes d'une analysante

28. O. Rank, S. Ferenczi, *Perspectives de la psychanalyse. Sur l'indépendance de la théorie et de la pratique* [1924], *op. cit.*, p. 94.
29. Lettre de Freud à Pfister, citée par A. Koellreuter, *Als Patientin bei Freud 1921 – Aus dem Tagebuch einer Analysandin*, manuscrit, 2007 (voir *supra*, p. 19).

dont nous ne connaissons pas l'optique. Chez sa patiente, il ne cherche pas mais trouve immédiatement ce qui, d'après le résultat de ses recherches antérieures, est indubitable (le complexe d'Œdipe et l'homosexualité refoulée). Il en fait part à la jeune femme qui connaît ces concepts grâce à ses propres lectures, mais d'une manière nouvelle, en les mettant en relation de façon empathique avec les associations de son analysante. Cela ne se produit pas dans un espace clinique aseptisé mais dans un espace saturé de la culture dans laquelle baignent les deux protagonistes de l'analyse et qui détermine leur façon de penser. C'est aussi de ce point de vue que nous devrions envisager les *interprétations de symboles* dont la fréquence est très irritante pour nous. Des écrivains, des compositeurs, des dictons populaires et des plaisanteries, et bien entendu aussi des symboles, interviennent constamment au cours de ce dialogue : ils instaurent ainsi une relation avec la réalité environnante et comblent dans le discours les vides du non-dit – et peut-être de l'indicible – en marquant les points de contact qui permettent de situer ce qui est visé là où il est impossible de le déterminer sur le plan du contenu. Pour Freud, le moteur de son écoute et de sa parole est toujours sa curiosité constamment en quête et qui se concentre sur les aspects très spécifiques de la parole de son analysante, à laquelle il répond à son tour en lui faisant part des aspects très spécifiques de sa propre parole et de ses associations (*Einfälle*) en veillant à ce que quelque chose de nouveau soit perceptible pour son interlocutrice. Ce qui importe avant tout, en l'occurrence, ce n'est pas tant la découverte du conflit œdipien et de l'homosexualité refoulée en tant que tels (c'est la condition préalable), mais c'est la façon particulière dont l'analysante les vit et les organise (par exemple comme héroïne d'une nouvelle de Schnitzler, comme gardien de chevaux, comme Leporello).

De temps à autre, dans ce dialogue, les « angles morts » de sa pensée, l'idéologie de son temps et de sa classe sociale, et bien sûr certains aspects culturels contrarient Freud et le perturbent. Mais comme il ne cherche pas – malgré l'aura qui l'entoure, celle-là même qui a décidé probablement son analysante à s'adresser à lui – à se cacher derrière le masque de la distance un peu hautaine propre au « grand maître », mais se présente au contraire avec ses goûts, ses passions, ses aversions et ses angoisses, son analysante reste libre vis-à-vis de lui. Même lorsqu'elle répond manifestement à ses attentes – par exemple avec cette « déclaration d'amour » citée plus haut – c'est uniquement lié à la situation du moment et c'est réversible. Pourquoi devrions-nous qualifier de soumission une telle obligeance, un tel empressement ? Ce qu'Anna G. fait finalement de sa vie au terme de ce processus, en rompant ses fiançailles et en choisissant un autre amant et mari, ne lui a pas été suggéré par Freud : elle n'avait pas pu prendre ces décisions plus tôt parce qu'elle ne se sentait pas assez libre. Elle restera reconnaissante sa vie durant à Freud et à sa théorie, mais sans le suivre au point de se sentir obligée de devenir elle-même psychanalyste ou de faire sienne sa conception de la féminité et du rôle de la femme. Dans les lettres qu'elle a écrites lorsqu'elle avait environ cinquante ans à la jeune Iris Meyer (von Roten), dont une génération la séparait et qui deviendra plus tard l'une des pionnières les plus importantes et les plus courageuses dans la lutte pour l'égalité des droits des femmes en Suisse, on peut voir qu'elle avait dépassé les conceptions de son analyste en ce qui concerne les relations entre les sexes et que, malgré les changements dus à l'analyse, elle était restée celle qu'elle était déjà avant de l'entreprendre. Quand elle donne des conseils judicieux à sa jeune consœur sur sa relation avec son compagnon, elle le nomme « le Valaisan », une formulation dans laquelle nous entendons une fois encore, avec un sourire, l'écho de l'air de Leporello[30].

Conclusion : Freud était un analyste sensible, c'est-à-dire *vernünftig*, qui entendait, qui ne conduisait pas ses analyses enfermé dans un placard, mais dans l'espace ouvert de la culture de son temps et de son monde. On peut l'imiter sur bien des points, mais aussi pointer des aspects qu'il vaut mieux éviter. Dans sa pratique thérapeutique et analytique, où il ne respectait souvent pas les règles qu'il avait lui-même édictées pour les autres et où il ne cherchait pas avant toute chose à vérifier la validité de sa théorie, il n'apparaissait pas tout à fait comme le personnage d'exception qu'il était et est resté en tant que théoricien. Pour la plupart de ses analysants, il était probablement tout de même « *good enough* », comme l'aurait dit Winnicott. Les plus nuancés des analystes modernes sont peut-être plus subtils, et c'est avec une sagacité encore plus grande qu'ils suivent la trace de l'inconscient non pas seulement dans les grands complexes, mais dans ses ramifications plus lointaines. Leur art en apparaît plus subtil, mais il peut aussi

30. W. Meichtry, *Verliebte Feinde : Iris und Peter von Roten*, Zürich, Ammann, 2007, p. 167.

sembler légèrement présomptueux. Freud, en revanche, reste constamment très proche de son analysante et se situe toujours au beau milieu d'un monde qui leur est commun à tous deux et dont il parle la langue. L'effet qu'il obtient sur le plan thérapeutique repose en grande partie sur la réussite de la suggestion, et celle-ci ne peut être expliquée en totalité ni par la métapsychologie psychanalytique ni par une théorie de la technique. Mais le but de cette suggestion n'est jamais une transformation de l'analysante qui serait souhaitable du point de vue de l'analyste, mais l'ouverture d'un espace dans lequel pourrait se produire une évolution allant dans le sens des fantasmes réalisables de l'analysante. Celle-ci apparaît moins comme une malade diagnostiquée que comme l'héroïne d'une mise en scène conçue spécialement pour elle et évoquée de façon allusive dans le transfert. Quand on regarde par le trou de la serrure, on n'a pratiquement jamais l'impression de se trouver dans l'espace clos d'un cabinet, mais on peut s'imaginer que l'on regarde la scène du grand théâtre du monde.

FREUD ANALYSTE ET THÉRAPEUTE

Ernst Falzeder

> « Si notre but continue d'être la verbalisation de la conscience qui s'éveille, en fonction du transfert, c'est bien de pratique analytique qu'il s'agit. Sinon, nous sommes des analystes pratiquant quelque chose que nous jugeons approprié à la situation. Et pourquoi pas[1] ? »
>
> *D. W. Winnicott*

> « Dans l'analyse, on peut tout faire, il faut simplement savoir pourquoi et dans quel but on fait ceci ou cela. »
>
> *A. Caruso*[2]

Freud n'a jamais écrit une étude récapitulative consacrée à la technique psychanalytique. Il a finalement abandonné son projet de rédiger une « Méthodologie générale[3] ». Les articles qui remplacèrent cette première

---

1. D. W. Winnicot, « Les visées du traitement psychanalytique » [1962], in *Processus de maturation chez l'enfant. Développement affectif et environnement*, Paris, Payot, 1970, p. 138.
2. R. Tanco-Duque, « Bemerkungen zur Abstinenz in der analytischen Situation », in *Memoriam Igor A. Caruso*, Symposionsbericht, Salzburg, 1988, p. 78.
3. Le projet de Freud de rédiger une « Méthodologie générale de la psychanalyse » est évoqué pour la première fois dans une lettre

version n'établissaient pas de « règles » : ce n'étaient que des conseils. Comme il l'a lui-même remarqué plus tard, ils étaient « tout à fait inadéquats », destinés uniquement à des « débutants »[4] et « surtout négatifs[5] », c'est-à-dire qu'ils soulignaient ce que les analystes ne *devaient* faire en aucun cas, mais sans proposer de règles positives.

Pendant longtemps, cependant, nous ne savions rien de sa propre méthode de travail, ce qui ouvrait la porte à tous les fantasmes. Ainsi, on supposait fréquemment – sans le dire – que sa propre pratique se conformait aux conseils qu'il avait lui-même consignés, sachant que ces « recommandations » s'étaient transformées insensiblement en « commandements » ou en « interdits » qui s'imposaient à tous. Avec la parution de sa correspondance complète, de Mémoires, d'interviews et d'autres documents, cette image n'a cessé d'être remise en question. De nouveaux documents continuent de voir le jour, nous obligeant à une constante réévaluation de cette question.

Nous disposons de toute une série de sources à partir desquelles nous pouvons apprendre des détails sur la méthode de travail de Freud.

---

qu'il adresse à Abraham le 9 janvier 1908 (S. Freud et K. Abraham, *Correspondance, 1907-1925*, trad. de l'allemand par F. Cambon, Paris, Gallimard, 2006, p. 51). Il poursuit ce projet jusqu'en 1920, mais l'abandonne dans cette première version et le remplace entre 1911 et 1914 par six brefs articles.

4. S. Blanton, *Journal de mon analyse avec Sigmund Freud*, trad. de l'anglais par I. David, Paris, PUF, 1973, p. 47.

5. S. Freud, S. Ferenczi, *Correspondance, 1920-1933*, trad. de l'allemand par le groupe de traduction du Coq-Héron, Paris, Calmann-Lévy, 2000, p. 370.

Textes écrits par Freud lui-même. Outre les comptes rendus de maladie et les notices qu'il a rédigées sur certains cas[6], il faut citer ici avant tout des lettres dans lesquelles il ne décrit pas seulement sa pratique mais fait aussi profiter ses élèves d'une supervision par correspondance. Enfin, on trouve également différentes indications dans d'autres travaux qui ne sont pas *a priori* de nature clinique.

Mémoires d'anciens analysants. Un nombre relativement important de ses anciens analysants on consigné par écrit les souvenirs qu'ils gardaient de leur analyse et les ont même publiés – on peut citer parmi eux[7] Smiley Blanton (1973), Helene Deutsch (1986), John Dorsey (1976), Roy Grinker (1975), Hilda Doolittle (1977), Abram Kardiner (1978), Kata Lévy-Freund (1990), Sergueï Pankeïev (*in* Gardiner, 1981, voir Obholzer, 1981), Adolph Stern (1922), Bruno Walter (1952) ou Joseph Wortis (1994). (Voir également le volume publié par Hendrik Ruitenbeek [1973].) Il existe également des souvenirs inédits, comme ceux du peintre et graphiste Rudolf Kriser (1954), ou les journaux intimes très complets de Marie Bonaparte (voir Bertin, 1982). Les informations les plus détaillées parmi celles qui ont été publiées à ce jour sont probablement celles fournies par Ernst Blum, des notes que celui-ci prenait, avec l'accord de Freud, après chaque séance (Pohlen, 2006).

---

6. Par exemple, S. Freud, *L'Homme aux rats. Journal d'une analyse* [1907-1908], trad. par E. Ribeiro Hawelka, Paris, PUF, 1974.
7. Voir la bibliographie p. 336 pour toutes références de ce paragraphe.

Interviews d'anciens analysants. Il convient de citer ici avant tout Kurt Eissler et Paul Roazen : tous deux ont réalisé de nombreuses interviews d'anciens analysants de Freud – même si leurs intentions respectives étaient très différentes. Roazen a indiqué avoir utilisé vingt-cinq des entretiens qu'il a réalisés dans différents articles et ouvrages[8]. Les copies des interviews réalisées par Eissler[9] ne sont que partiellement accessibles à ce jour, mais elles ont été en partie exploitées. Ainsi, David Lynn a écrit un ouvrage en se fondant sur une autobiographie non publiée d'Albert Hirst et sur une interview d'Eissler – neveu d'Emma Eckstein – consacrée à son analyse avec Freud[10]. Avec la collaboration de George Vaillant, il a également exploité quarante-trois cas analysés par Freud en respectant les précautions prises par celui-ci concernant l'anonymat de ses patients, la neutralité et la confidentialité[11].

La littérature critique. La littérature critique nous donne des informations par exemple sur le cas de Gustav Mahler[12]. Comme dans le cas de Bruno Walter[13], de

8. Voir P. Roazen (1971, 1992, 2005) en bibliographie, p. 340.
9. Library of Congress, Freud Collection.
10. D. B. Lynn, « Sigmund Freud's psychoanalysis of Albert Hirst », *Bulletin of the History of Medicine*, 71 (1), p. 69-93.
11. D. B. Lynn, G. E. Vaillant, « Anonymity, Neutrality, and Confidentiality in the Actual Methods of Sigmund Freud : A review of 43 cases, 1907-1939 », *American Journal of Psychiatry*, 155 (2), p. 163-171.
12. E. Jones, *La Vie et l'Œuvre de Sigmund Freud*, tome II [1961], trad. de l'anglais par A. Berman, Paris, PUF, 1992, p. 83 *sqq*.
13. Bruno Walter fut l'un des plus importants chefs d'orchestre du XXe siècle.

Bruno Goetz[14] et de bien d'autres, on comprend que Freud n'a pas seulement travaillé de façon analytique, mais aussi de façon psychothérapeutique[15].

L'agenda professionnel de Freud. Il y a quelques années, Christoph Tögel a attiré l'attention sur une source ignorée jusque-là : les agendas professionnels de Freud, qui couvrent entièrement la période allant d'octobre 1910 à décembre 1920 et qui sont conservés au Freud Museum de Londres. Tögel[16] et Ulrike May[17] ont entrepris l'exploitation et tiré des conclusions de ces documents fascinants qui ne semblent rebutants qu'au premier coup d'œil. Avec ces trois agendas « nous avons pour les dix années concernées un compte rendu de son activité thérapeutique qui nous ouvre des possibilités d'information insoupçonnées à ce jour pour nous informer de manière exhaustive et précise sur sa pratique[18] ».

---

14. Poète suisse qui faisait alors ses études à Vienne. Voir P. Gay, *Freud. Une vie* [1987], trad. de l'anglais par T. Jolas, Paris, Hachette, 1995, p. 184 *sqq.* ; S. Goldmann (éd.), « Sigmund Freuds Briefe an seine Patientin Anna v. Vest. Eine Kur aus der Frühzeit der Psychoanalyse », *Jb. d. Psa.*, 17, 1985, p. 269-337.
15. « Il ne fait aucun doute que Freud avait une activité psychothérapeutique, même dans les années de maturité » (A. Haynal, « Freud psychothérapeute. Essai historique », *Psychothérapies*, 27, p. 242).
16. C. Tögel, « Sigmund Freuds Praxis. Visiten und Ordination – Psychoanalysen – Einnahmen », *Psyche – Z Psychoanal.*, 60, 2006, p. 860-880.
17. Voir en bibliographie, p. 340.
18. U. May, « Freuds Patientenkalender : Siebzehn Analytiker in Analyse bei Freud (1910-1920) », *Luzifer-Amor : Zeitschrift zur Geschichte der Psychoanalyse*, 19, 2006, p. 43.

Freud n'a pas seulement ouvert une nouvelle voie à l'exploration de la vie psychique, il a en outre créé un outil grâce auquel cette recherche a été rendue possible pour la première fois. Il s'appelle la psychanalyse[19]. Mais qu'est-ce que la psychanalyse dans cette acception ? Freud répond : « [...] un entretien entre deux personnes en état de veille dont l'une se voit épargner tout effort musculaire, toute impression sensorielle, capables de détourner son attention de sa propre activité psychique[20] ». En 1926, il réaffirme : « Il ne se passe entre eux rien d'autre que ceci : ils parlent ensemble[21]. »

L'un des partenaires de ce dialogue, l'analysant, est invité à « se [...] "laisser aller", comme dans une conversation à bâtons rompus[22] » et où l'on se comporte « à la manière d'un voyageur qui, assis près de la fenêtre de son compartiment, décrirait le paysage tel qu'il se déroule à une personne placée derrière lui[23] ». L'analyste, de son côté, doit prêter « à tout la même attention

19. « En tant que science, la psychanalyse n'est pas caractérisée par la matière qu'elle traite, mais par la technique avec laquelle elle travaille. [...] Elle ne poursuit pas d'autre fin et elle n'opère pas autre chose que la mise au jour de l'inconscient dans la vie psychique » (S. Freud, *Conférences d'introduction à la psychanalyse* [1916-1917], trad. de l'allemand par F. Cambon, Paris, Gallimard, 1999, p. 492).
20. S. Freud, « La méthode psychanalytique de Freud » [1904], in *La Technique psychanalytique*, trad. de l'allemand par A. Berman, Paris, PUF, 1953, p. 3.
21. S. Freud, *La Question de l'analyse profane* [1926], trad. de l'allemand par J. Altounian, A. Bourguignon, O. Bourguignon, P. Cotet, et A. Rauzy, Paris, Gallimard, 1985, p. 33.
22. S. Freud, « La méthode psychanalytique de Freud » [1904], in *La Technique psychanalytique*, *op. cit.*, p. 3.
23. S. Freud, « Le début du traitement » [1913], in *La Technique psychanalytique*, *op. cit.*, p. 94.

“flottante[24]” ». Rien n’est trop insignifiant ou trop embarrassant pour ne pas être dit et entendu. Au contraire ! C’est cette honnêteté radicale qui caractérise la méthode freudienne : « L’analyse [...] est [...] en premier lieu une constatation loyale[25]. »

Ces deux incitations – parler et écouter dans cet esprit – provoquent des résistances. Ce type de sincérité implique de *percevoir*, si possible sans *a priori*, ce que l’individu cherche cependant à empêcher par « toutes les critiques possibles [...] jusqu’au moment où surgissent vraiment les souvenirs et où alors il éprouve un sentiment véritablement pénible[26] ». Des forces affectives puissantes protègent le noyau des impulsions et des représentations rejetées autour desquelles les associations libres tournent comme autour du pot. C’est pourquoi Freud a « fondé un art d’interpréter[27] » censé donner accès au sens originaire.

Lorsque Freud publia en 1904 son étude (« La Méthode psychanalytique de Freud »), il savait d’expérience que ces forces affectives sont en outre déplacées dans des « transferts ». À ce sujet, dans l’analyse de Dora, il écrivait trois ans auparavant : « Que sont ces *transferts* ? Ce sont de nouvelles éditions, des copies des tendances et des fantasmes qui doivent être éveillés et rendus conscients par les progrès de l’analyse, et dont le trait

24. S. Freud, « Conseils aux médecins sur le traitement analytique » [1912], in *La Technique psychanalytique*, *op. cit.*, p. 62.
25. S. Freud, O. Pfister, *Correspondance avec le pasteur Pfister, 1909-1939*, *op. cit.*, p. 135.
26. S. Freud, « La méthode psychanalytique de Freud » [1904], in *La Technique psychanalytique*, *op. cit.*, p. 4.
27. *Ibid.*

caractéristique est de remplacer une personne antérieurement connue par la personne du médecin. Autrement dit, un nombre considérable d'états psychiques antérieurs revivent [...] comme rapports actuels avec la personne du médecin[28]. »

Bien qu'il ait été probablement provoqué au début de façon involontaire[29], le transfert devient un élément essentiel, central de la rencontre où, comme Freud l'écrit dans la même étude, il est le « plus puissant auxiliaire[30] » de l'analyse.

Selon ses propres termes, Freud avait l'intention de « comprendre un peu les énigmes de ce monde et peut-être même de contribuer un peu à leur solution[31] » – nous pouvons supposer qu'il parle d'énigmes humaines[32], même s'il n'avait pas conscience d'éprouver le « moindre besoin d'aider des hommes qui souffrent[33] ». Son idéal suprême, celui qu'on lui avait enseigné pendant sa formation, c'était de créer une situation qui soit comparable à celle que l'on peut

28. S. Freud, « Fragment d'une analyse d'hystérie (Dora) » [1905], in *Cinq Psychanalyses*, trad. de l'allemand par M. Bonaparte et R. M. Loewenstein, Paris, PUF, 1954, p. 86-87.
29. Le transfert apparaissait comme un facteur perturbateur, voire, comme dans l'analyse de Dora, comme la raison de l'échec.
30. *Ibid.*, p. 88.
31. S. Freud, « Postface » [1927], in *La Question de l'analyse profane*, *op. cit.*, p. 146.
32. « J'étais plutôt mû par une sorte de désir de savoir, lequel se rapportait toutefois plus à la condition humaine qu'à des objets naturels » (S. Freud, *Sigmund Freud présenté par lui-même* [1925], trad. de l'allemand par F. Cambon, Paris, Gallimard, 1984, p. 15).
33. S. Freud, « Postface » [1927], in *La Question de l'analyse profane*, *op. cit.*, p. 145.

trouver dans un laboratoire, une situation où ce que l'on perçoit ne doit pas être influencé ou modifié par l'observateur. En étudiant ces « situations humaines », cet idéal scientifique devait nécessairement entrer en conflit avec ses propres besoins et ses conceptions morales, une morale qui, pour lui, était toujours allée de soi[34]. Freud fut contraint de développer tout un ensemble de mécanismes de défense pour être à même d'affronter les passions provoquées par la relation thérapeutique. Ainsi, dans une lettre adressée à la compagne de Ferenczi Gizella Pálos, il s'est lui-même décrit comme un être dur de cœur[35], mais, ajoute-t-il, par « pitié [et par] compassion[36] » ; il se voyait aussi tel un « âne sentimental [qui] n'arrête pas de se couvrir de ridicule, même avec des cheveux gris[37] ».

De nombreuses sources nous indiquent que Freud autorisait dans ses traitements un domaine dans lequel il ne se comportait pas de façon « abstinente », mais où il pouvait réagir spontanément, se montrer moralisateur, blessé, irrité, tendre, affectueux ou emporté. Ainsi, au sujet d'un patient, Monsieur E., il écrit à Fliess : « Il m'a présenté dans sa propre chair la réalité de mes doctrines, en me donnant par un retournement surprenant la solution qui m'avait échappé de ma vieille phobie du

34. S. Freud, « De la psychothérapie » [1905], trad. de l'allemand par A. Berman, in *La Technique psychanalytique*, *op. cit.*, p. 21.
35. S. Freud, S. Ferenczi, *Correspondance, 1908-1914*, trad. de l'allemand par le groupe de traduction du Coq-Héron, Paris, Calmann-Lévy, p. 337.
36. *Ibid.*
37. *Ibid.*, p. 353.

chemin de fer. Pour cette petite prouesse je lui ai offert une reproduction d'"Œdipe et le Sphinx[38]". »

Autre exemple : l'analyse d'Albert Hirst a commencé en 1903, alors que le patient avait seize ans. Freud invita Hirst à prendre sur son siège exactement la même position que celle dans laquelle il se masturbait. Il lui assura que cette pratique n'était pas nocive, et Hirst en conçut un immense soulagement[39].

Dans les notes de Freud concernant « l'homme aux rats », nous apprenons qu'il estimait sans cesse « nécessaire » de donner à son patient « un fragment de la théorie »[40], qu'il lui avait fait « compliment de la clarté avec laquelle il exprime ses états[41] », qu'il avait demandé à son patient de lui apporter une photographie de sa dame, ce qui mena à quelques complications (« Lutte violente. Journée malheureuse. Résistance[42] [...] »), que son analysant avait réagi à une carte postale que Freud lui avait adressée, « signée "cordialement" » en disant qu'il la « [trouvait] trop intime »[43], et que Freud « lui [avait] donn[é] à lire *La Joie de vivre*, de Zola[44] ». Freud note aussi : « Un jour, il y a quelques temps, comme il m'avait raconté que sa maîtresse s'était couchée sur le ventre et

38. S. Freud, *Lettres à Wilhelm Fliess, 1887-1904*, trad. de l'allemand par F. Kahn et F. Robert, Paris, PUF, 2006, p. 497.
39. D. B. Lynn, « Sigmund Freud's psychoanalysis of Albert Hirst », art. cité, p. 74.
40. S. Freud, *L'Homme aux rats. Journal d'une analyse* [1907-1908], *op. cit.*, p. 77.
41. *Ibid.*, p. 73.
42. *Ibid.*, p. 93.
43. *Ibid.*, p. 181.
44. *Ibid.*, p. 219.

que ses poils pubiens étaient visibles par-derrière, j'avais déploré que de nos jours les femmes n'en prennent pas soin, et je les avais qualifiés de disgracieux[45]. » Freud a même invité son patient à dîner[46] (« Il a faim et on le nourrit[47] ») – au menu, il y avait du hareng. Au cours de la séance suivante, il évoque « un fantasme de transfert : entre deux femmes, ma femme et ma mère, un hareng s'étend de l'anus de l'une à celui de l'autre, jusqu'au moment où une jeune fille le coupe en deux [...]. À ce propos, et alors seulement, il me fait d'abord l'aveu qu'il déteste les harengs [...]. La fillette est celle qu'il avait vue dans l'escalier et qu'il avait prise pour ma fille âgée de douze ans[48] ». Le patient a également avoué à Freud que dès le début du traitement il s'était rendu chez lui avec une grande défiance – il « sait [...] qu'un grand malheur s'est jadis abattu sur ma famille : un de mes frères, garçon de café, a commis un assassinat à Budapest et a été exécuté. Je pars d'un éclat de rire : d'où sait-il cela ? Là-dessus tout son affect s'écroule[49] ».

Concernant les années suivantes, nous disposons aussi de nombreux témoignages qui attestent de l'activité de Freud. Ainsi, Abram Kardiner écrit : « À la fin

45. *Ibid.*, p. 229.
46. Ce n'était pas la première invitation de ce genre : une patiente, L. G. « est venue une fois chez moi un soir et sera régulièrement invitée » (S. Freud, *Lettres à Wilhelm Fliess, 1887-1904*, *op. cit.*, p. 514). « E. a enfin mis un terme à sa carrière de patient par une soirée chez moi » (*ibid.*, p. 517).
47. S. Freud, *L'Homme aux rats. Journal d'une analyse* [1907-1908], *op. cit.*, p. 211.
48. *Ibid.*, p. 221.
49. *Ibid.*, p. 159.

du cinquième mois, en mars [1922], Freud commença à me dire : "*Herr Doktor, ein bischen Durcharbeitung*[50]." Cette suggestion provoqua chez moi une profonde stupéfaction[51]. » Kardiner révèle aussi certains détails sur l'analyse de Clarence Oberndorf avec Freud, au cours de laquelle celui-ci ne voulait pas démordre d'une interprétation : « L'interprétation [de Freud] mit Oberndorf hors de lui, et ils ergotèrent sur ce rêve jusqu'à ce que Freud, fatigué, mît fin à l'analyse[52]. »

> On savait à Vienne que Freud me parlait et cela suscitait une certaine curiosité, tant et si bien qu'un jour j'eus l'honneur de recevoir une invitation de James Strachey et John Rickman à venir prendre le thé. [...] Rickman me dit : « Je me suis laissé dire que Freud parle avec vous. — Oui, répliquai-je, il me parle, tout le temps. » Ils dirent : « Et comment faites-vous ? » Je répondis : « Je ne sais pas très bien. [...] Et comment est-il avec vous ? »
>
> Tous les deux dirent d'un commun accord : « Il ne dit jamais un mot[53]. »

Freud ne voyait pas l'analyse comme un lieu dénué de toute morale quand il déclara à Smiley Blanton : « Il n'y a rien dans l'analyse qui aille à l'encontre de l'accomplissement humain et de la dignité morale[54]. » Le 13 février 1930, il lui a même offert une édition de ses œuvres complètes, non sans remarquer que Blanton « tirerai[t] grand

50. « Un peu de *Durcharbeitung* [perlaboration], Docteur. »
51. A. Kardiner, *Mon analyse avec Freud*, trad. de l'américain par A. Lyotard-May, Paris, Belfond, 1978, p. 95.
52. *Ibid.*, p. 114.
53. *Ibid.*, p. 115-116.
54. S. Blanton, *Journal de mon analyse avec Sigmund Freud*, trad. de l'anglais par I. David, Paris, PUF, 1973, p. 34.

bénéfice de leur lecture[55] ». John Dorsey, qui fut en analyse avec Freud entre 1935 et 1937, explique par exemple : « Je me souviens d'une séance durant laquelle il s'est penché sur le divan pour me chanter [!] un ou deux airs du *Don Giovanni* de Mozart[56]. » Et qu'advint-il au cours de la séance de 1933 évoquée par Hilda Doolittle [H. D.] ?

> Quant à moi, je me tourne et me voici assise de manière non orthodoxe, droite et rigide, les pieds au sol. Le Professeur se comporte aussi de façon peu orthodoxe ; il est en train de frapper de la main, du poing sur l'appui-tête du divan démodé, rempli de crin [...]. Et même alors que je me retournais, lui faisant face, mon esprit était encore suffisamment détaché pour que je me demandasse si cette attitude était une idée *à lui* destinée à accélérer l'analyse ou à réorienter le flot des images associées. Le Professeur dit : « L'ennui, c'est que je suis un homme âgé. *Vous ne pensez pas qu'il vaut la peine de m'aimer*[57]. »

Et dans une lettre à Doolittle, il écrit : « Ce que vous m'avez donné, ce n'était pas des louanges, mais de l'affection et je n'ai pas à avoir honte de ma satisfaction. La vie à mon âge n'est pas facile mais le printemps est magnifique et tel est l'amour[58]. »

Souvenons-nous aussi dans ce contexte que Freud ne souhaitait pas endosser le rôle de mère.

---

55. *Ibid.*, p. 40.
56. J. M. Dorsey, *An American Psychiatrist in Vienna, 1935-1937, and His Sigmund Freud*, Detroit, The Center for Health Education, 1976, p. 51.
57. H. D. [H. Doolittle], *Visage de Freud...* [1956], trad. par F. de Gruson, avec, en appendice, lettres de S. Freud à H. Doolittle, Paris, Denoël, 1977, p. 129-130 (c'est H. Doolittle qui souligne).
58. *Ibid.*, p. 230.

Il [Freud] m'avait dit : « *Et*… il faut que je vous dise (vous avez été franche avec moi, je le serai donc avec vous), je n'aime *pas* être la mère dans un transfert. Cela me surprend et me choque toujours un peu. Je me sens tellement masculin. » Je lui ai demandé si d'autres avaient effectué sur lui ce qu'il appelait un transfert maternel. Il m'a répondu avec ironie et peut-être un certain désenchantement : « Oh ! Oui, *beaucoup*[59]. »

De façon similaire, il avait dit à Kardiner : « […] je suis beaucoup trop un père[60] », et à Groddeck : « […] votre insertion de ma personne dans la série maternelle – dans laquelle manifestement je ne suis pourtant pas à ma place –, montr[e] clairement comment vous voulez éviter le transfert paternel[61]. » Souvenons-nous également que Freud n'appréciait pas les psychotiques :

> Je m'avouai enfin à moi-même que je n'aime pas cette maladie, qu'elle m'irrite, que je la perçois comme tellement éloignée de moi et de tout ce qui est humain. Forme étrange d'intolérance […]. Si, en l'occurrence, je me comporte comme les médecins de jadis vis-à-vis des hystériques, c'est la conséquence d'une prise de position de plus en plus claire pour le primat de l'intellect, l'expression d'une animosité contre le Ça ? Ou quoi d'autre[62] ?

---

59. *Ibid.*, p. 65 (c'est H. Doolittle qui souligne).
60. A. Kardiner, *Mon analyse avec Freud*, *op. cit.*, p. 103.
61. S. Freud, G. Groddeck, *Ça et Moi. Lettres à Freud, Ferenczi et quelques autres*, trad. de l'allemand par R. Lewinter, Paris, Gallimard, 1977, p. 93.
62. Lettre à István Hollós, *in* M. Schur, *Das Es und die Regulationsprinzipien des psychischen Geschehens*, Frankfurt am Main, S. Fischer, 1973, p. 10.

À plusieurs reprises, Freud s'est exprimé avec mépris au sujet de ses « fous[63] » et a confié à « quelques intimes » son « point de vue pessimiste » : « [...] les névrosés sont de la racaille, juste bons à nous entretenir financièrement et à nous permettre de nous instruire à partir de leur cas : la psychanalyse comme thérapie serait sans valeur[64]. » Quand Binswanger lui demanda quelle était sa position vis-à-vis de ses patients, il répondit : « Je pourrais leur tordre le cou à tous[65]. » Et à Fliess, il écrit : « Chacun de mes malades est pour moi un cauchemar quand je ne suis pas serein et concentré. J'ai vraiment cru que j'allais succomber à l'instant[66]. » À Eduardo Weiss : « Pensons aussi que, malheureusement, seuls peu de malades sont dignes des efforts que nous leur consacrons, si bien que notre position ne doit pas être thérapeutique, mais que nous devons nous estimer heureux d'avoir dans chaque cas appris quelque chose[67]. »

Pourtant, quand quelqu'un était proche de lui ou de la « cause », Freud pouvait se montrer presque tendre.

---

63. Par exemple, S. Freud, C. G. Jung, *Correspondance, 1910-1914* (tome II, trad. de l'allemand et de l'anglais par R. Fivaz-Silbermann, Paris, Gallimard, 1975, p. 98) et S. Freud, S. Ferenczi, *Correspondance, 1914-1919* (trad. de l'allemand par le groupe de traduction du Coq-Héron, Paris, Calmann-Lévy, p. 278).
64. S. Ferenczi, *Journal clinique : janvier-octobre 1932*, trad. du manuscrit par le groupe de traduction du Coq-Héron, Paris, Payot, 1986, p. 256.
65. L. Binswanger, « Souvenirs sur Freud », in *Analyse existentielle et Psychanalyse freudienne. Discours, parcours et Freud* [1956], trad. de R. Lewinter, Paris, Gallimard, 1981, p. 309.
66. S. Freud, *Lettres à Wilhelm Fliess, 1887-1904*, *op. cit.*, p. 510.
67. S. Freud, E. Weiss, *Lettres sur la pratique psychanalytique*, trad. par J. Etoré, Toulouse, Privat, 1975, p. 58.

Il appelait les membres du comité secret ses « enfants » ou ses « enfants d'adoption[68] ». À Ferenczi, avec qui Jones faisait justement son analyse à cette époque, il donna le conseil suivant : « Soyez sévère et tendre avec lui [Jones]. C'est un homme très bon. Nourrissez la larve afin qu'elle puisse devenir une reine[69]. » Au sujet de Loe Kann, la compagne de Jones qui faisait à la même époque une analyse avec lui, il admettait : « Je me suis extraordinairement attaché à cette Loe et j'ai développé auprès d'elle un sentiment très chaleureux avec une complète inhibition sexuelle, comme rarement auparavant (probablement grâce à l'âge)[70]. » C'est précisément pendant l'analyse de Kann que Jones couchait avec Lina, l'amie et l'infirmière de sa compagne, ce qui amena Freud à constater que le respect qu'il éprouvait à l'égard de Jones était intact, puisqu'il était parvenu à maîtriser cet épisode dans l'analyse et qu'il devait être reconnaissant à Jones pour cette expérience tout de même assez dangereuse[71] !

Il est de notoriété publique qu'il a soutenu financièrement « l'homme aux loups » lorsque celui-ci perdit toute sa fortune. « Freud a également encouragé Bruno Goetz, qui souffrait en 1904 de névralgies faciales, à poursuivre son auto-éducation, et outre une ordonnance contre ses maux de tête, il lui donna une somme

68. S. Freud, S. Ferenczi, *Correspondance, 1908-1914*, *op. cit.*, p. 488 et 490.
69. *Ibid.*, p. 519.
70. *Ibid.*, p. 529.
71. S. Freud, E. Jones, *Correspondance complète, 1908-1939*, trad. de l'anglais et de l'allemand par P.-E. Dauzat, Paris, PUF, 1998, p. 247.

de deux cents couronnes pour qu'il puisse se permettre plus souvent de manger un bifteck[72]. » Le Dr Max Graf, père du « petit Hans », raconte l'anecdote suivante : celle qui devint plus tard sa femme et qui faisait une analyse avec Freud eut des problèmes avec ses parents, et sa mère déclara « "qu'elle ne paierait plus sa cure". À la suite de cela, la jeune femme s'est rendue chez Freud et lui a dit : "Professeur Freud, je ne peux malheureusement plus poursuivre ma cure, n'est-ce pas, pardonnez-moi, je n'ai plus l'argent nécessaire", et elle lui raconta toute l'histoire. Freud lui répondit : "*No*, et vous ne pouvez pas vous résoudre à poursuivre votre cure en tant que jeune fille pauvre ?" Elle a accepté, n'est-ce pas ? ! Il l'a traitée sans lui demander un seul paiement[73] ».

Par ailleurs, Freud n'hésitait pas à exprimer des jugements de valeur sur d'autres analysants pendant les séances : « Et du Dr Horney [il m'a dit] : "Elle est très compétente, mais malveillante – méchante même[74]." » Son engagement allait parfois si loin qu'il se mêlait massivement de la vie de ses analysants : ainsi, il a « énergiquement encouragé[75] » Pfister à divorcer, il a incité Horace Frick à quitter sa femme et à en épouser une

72. S. Goldmann (éd.), « Sigmund Freuds Briefe an seine Patientin Anna v. Vest. Eine Kur aus der Frühzeit der Psychoanalyse », art. cité, p. 316.
73. Interview de Kurt Eissler le 16 décembre 1952, Library of Congress, Manuscript Division.
74. S. Blanton, *Journal de mon analyse avec Sigmund Freud*, *op. cit.*, p. 68.
75. S. Freud, C. G. Jung, *Correspondance, 1910-1914*, tome II, *op. cit.*, p. 204.

autre[76], il a cherché à empêcher Ferenczi de se marier avec Elma Pálos, et Helene Deutsch a mis un terme sur son initiative à l'analyse de Victor Tausk qu'il avait lui-même refusée[77] – dans beaucoup de cas, ces interventions eurent des conséquences désagréables, voire catastrophiques.

Ces déclarations brossent du thérapeute Freud[78] un portrait aux facettes multiples – même s'il est sûrement déformé et incomplet. Sans vouloir interpréter ou évaluer ces témoignages, il faut tout de même retenir que Freud était manifestement très réservé dans certains cas, mais extraordinairement engagé dans d'autres, qu'il réagissait avec les patients qui l'intéressaient, leur faisait des cadeaux ou leur donnait des contrats (par exemple de traduction), sans pour autant renier sa personnalité qu'il engageait par ailleurs souvent. Tout cela tranche nettement avec les prises de position qu'il a publiées et dans lesquelles il conseillait une attitude beaucoup plus retenue.

En d'autres termes, Freud a si souvent passé outre, dans sa propre pratique, aux « *don't* » qu'il avait lui-même établis qu'il serait tout à fait erroné de considérer

---

76. L. Edmunds, « His Master's Choice », *Johns Hopkins Magazine*, avril 1988, p. 40-49.
77. P. Roazen, *Animal mon frère, toi. L'histoire de Freud et Tausk*, trad. de l'anglais par Th. [Dr Marie-Thérèse] Neyraut-Sutterman, Paris, Payot, 1971.
78. Au sujet du développement de la technique de Freud, nous disposons d'une littérature considérable que nous ne pouvons évoquer ici. On trouve chez Marina Leitner (*Ein gut gehütetes Geheimnis. Die Geschichte der psychoanalytischen Behandlungstechnik von den Anfängen in Wien bis zur Gründung der Berliner Poliklinik im Jahr 1920*, Gießen, Psychosozial Verlag, 2001) la description à ce jour la plus complète de sa technique et, d'une façon plus générale, des techniques psychanalytiques jusqu'en 1920.

ses écrits techniques comme une indication quelconque sur la façon dont il travaillait. On dirait presque que ces « écarts » étaient chez lui la norme et non pas l'exception[79]. Au vu des bêtises que ses apprentis sorciers étaient parfois capables de faire, il lui arrivait de se sentir à certains moments comme leur « digne vieux maître[80] » qui pouvait se permettre lui-même d'ignorer ses propres conseils s'il lui semblait ne pas convenir pour une raison quelconque.

D'autre part, il accordait à ses élèves le droit de ne pas se soumettre servilement à ses règles – un aspect que l'on souligne peut-être trop rarement. Pour ne citer qu'un seul exemple : le jour où son analysante Irmarita Putnam lui parle de l'une de ses patientes pour laquelle elle avait fait beaucoup de choses qui enfreignaient le commandement de « l'abstinence » (elle lui avait notamment donné de l'argent ou avait demandé à un peintre de faire son portrait), Freud commente : « Parfois, il est nécessaire d'être à la fois la mère et le père d'un patient » et « Vous faites ce que vous pouvez »[81]. Selon Putnam, Freud était « très peu orthodoxe[82] ». La seule chose qui lui importait, c'était que

79. Paul Roazen pense même que le fossé entre ce que Freud conseillait dans ses publications et ce qu'il pratiquait lui-même était si grand qu'il s'instaura parmi ses disciples qui en étaient informés ce qu'il appelle une « conspiration du silence » (P. Roazen, *Dernières Séances freudiennes. Des patients de Freud racontent*, trad. de l'américain par R. Havas, Seuil, 2005, p. 23).

80. S. Freud, C. G. Jung, *Correspondance, 1906-1909*, tome I, trad. de l'allemand et de l'anglais par R. Fivaz-Silbermann, Paris, Gallimard, 1975, p. 237.

81. P. Roazen, *Dernières Séances freudiennes. Des patients de Freud racontent*, *op. cit.*, p. 245.

82. *Ibid.*

« l'analyste agiss[e] dans l'intérêt du patient et non pour obtenir une satisfaction personnelle[83] ». « Plus important que ce que l'on fait est ce que l'on est[84]. »

Cependant, Freud ne se montrait pas seulement d'une très grande souplesse quand il s'agissait de « technique » proprement dite, mais aussi dans le cadre du *setting* analytique. Cela ne vaut pas seulement pour l'« analyse » célèbre de Max Eitingon, qui s'est déroulée pendant des promenades qu'ils faisaient tous les deux (tout comme l'intervention auprès de Gustav Mahler qui a eu lieu au cours d'une promenade de quatre heures), mais une caractéristique de la pratique de Freud consistait même à ne pas proposer systématiquement une sorte d'analyse standard (tant de séances par semaine pendant une période de telle ou telle durée). Au contraire, la forme des analyses variait fortement, soit parce qu'il pensait que le cas l'exigeait, soit à cause d'éléments extérieurs, comme par exemple quand il s'agissait d'analysants résidant à l'étranger et qui ne disposaient que d'un temps et/ou de moyens financiers limités. Pour la période allant de 1910 à 1920, concernant la durée de l'analyse et la fréquence des séances, on constate que les analyses pouvaient durer de quelques jours à de nombreuses années, ne compter que quelques rares séances ou plus de mille et avoir une fréquence allant de trois à dix-neuf heures et demie par semaine[85].

83. *Ibid.*
84. S. Freud, cité par C. Bertin, *La Dernière Bonaparte*, Paris, Perrin, 1982, p. 291.
85. U. May, « Neunzehn Patienten in Analyse bei Freud (1910-1920) » (« Zur Dauer von Freuds Analysen » [partie I], « Zur Frequenz von Freuds Analysen und weitere Beobachtungen » [partie II]), *Psyche – Z Psychoanal*, 61, 2007, p. 590-625, 686-709.

Parmi toutes ces sources, le journal d'une analyse avec Freud d'Anna G., publié pour la première fois dans son intégralité dans le présent ouvrage, a un statut particulier : premièrement, il s'agit d'une intervention purement thérapeutique, à la différence de ce que l'on appelle une analyse didactique[86], deuxièmement, elle a eu lieu avant le cancer de Freud, et troisièmement, ces notes sont apparemment des comptes rendus transcrits mot pour mot de ce qui se disait dans le cabinet de Freud. Certes, il existe un nombre relativement important de documents qui remplissent tel ou tel de ces critères, mais parmi ceux qui ont été publiés à ce jour, il ne s'en trouve aucun qui réunisse les trois. L'immense majorité des témoignages conservés concernent des analyses entreprises au moins partiellement dans le but d'avoir une formation de psychanalyste. Et une grande partie d'entre eux date d'après l'opération de Freud dont les conséquences ont notablement influencé sa « technique » : il était devenu sourd de l'oreille gauche, et parler était devenu difficile et douloureux pour lui, ce qui le rendit nettement plus silencieux, sans compter que la plupart de ces analyses didactiques se déroulaient en anglais[87]. Et

86. Même si les différences entre ces deux types d'analyse s'estompent, surtout aux débuts de la psychanalyse, jusqu'à ne plus pouvoir être distingués. Dans le cas d'Anna G., cependant, il est clair qu'elle a entamé cette analyse dans le but de mieux comprendre ses relations amoureuses et non avec l'intention de devenir psychanalyste.

87. « En tant que praticien de l'analyse, l'événement le plus significatif dans sa vie fut son cancer de la mâchoire qui débuta en 1923 ; pour les analysants que j'ai rencontrés, cet événement constitua une véritable catastrophe. À partir de là, et c'est tout à fait

finalement, rares sont ceux qui rendent compte avec autant de précision du dialogue thérapeutique.

La façon dont Freud a travaillé dans ce cas précis doit être éclairée par les différentes contributions de cet ouvrage. En général, on peut dire que l'image que nous nous faisons du Freud clinique, telle qu'elle s'est précisée sans cesse au cours des dernières décennies, n'en est pas fondamentalement modifiée, mais elle s'enrichit de quelques facettes, et c'est un plaisir d'avoir pour ainsi dire la possibilité de regarder par-dessus l'épaule de Freud[88]. Nous ne pouvons qu'être reconnaissants à Anna Koellreuter et à sa mère – la fille d'Anna G. – d'avoir décidé de publier ce précieux document.

---

significatif, Freud n'écrivit plus jamais une histoire de cas. [Il s'exprimait] moins qu'auparavant durant les séances. Freud souffrait dès qu'il parlait » (P. Roazen, « Freud's Patients : First-Person Accounts », *in* T. Gelfand, J. Kerr (éd.), *Freud and the History of Psychoanalysis*, Hillsdale, The Analytic Press, 1992, p. 293).

88. J. Cremerius, « Freud bei der Arbeit über die Schulter geschaut. Seine Technik im Spiegel von Schülern und Patienten », *Jb. d. Psa.*, 6, 1981, p. 123-158.

ANNA G. : FRAGMENT D'UN AUTRE CAS DE PETITE HYSTÉRIE[1]

Juliet Mitchell

> On voit distinctement trois niveaux dans votre vie : l'étage supérieur, c'est votre conflit actuel avec Richard, etc., l'étage intermédiaire concerne votre relation avec votre frère, l'étage inférieur, qui est en rapport avec vos parents, est encore totalement inconscient pour vous, et c'est le plus important. Il en découle la relation à votre frère.
> L'*amour* porté à votre frère – un amour bien conscient, lui – ne se situe pas dans la strate la plus profonde, et c'est pourquoi la conscience de son existence ne *sert* à rien[2].

J'affirme qu'il y a dans ce témoignage une *haine* meurtrière à l'égard du frère dont le niveau le plus profond est dénié et qui est donc effectivement inconscient. Il ne s'agit pas de remettre en question les interprétations œdipiennes de Freud, mais de pointer une dimension manquante. Il me semble qu'une des raisons pour lesquelles on peut estimer que l'analyse ne s'est pas bien terminée, c'est que – comme pour Dora –

1. La traduction française de ce texte a été établie d'après la version allemande, traduite de l'anglais par Anna Koellreuter [NdT].
2. C'est J. Mitchell qui souligne.

les relations latérales, c'est-à-dire avec la fratrie, n'ont été prises en compte que dans leurs dimensions conscientes ou préconscientes. Mais le « clivage » entre passion et haine pour le frère ne peut être ramené au rang de « refoulement » des passions parentales, comme s'il n'avait aucune importance en lui-même.

Freud affirme ici, comme ailleurs, que la fixation sur les frères ne survient que parce que l'amour et la souffrance sont si profondément refoulés dans la relation avec le père que l'admiration interdite pour celui-ci est déplacée sur l'amour, acceptable, pour le frère. En plaçant une fois de plus l'hystérie du côté féminin[3], Freud insiste sur le fait que l'amour pour le père est plus fort que toute autre forme d'amour, comme si l'hystérique cherchait refuge auprès de son frère pour ne pas être contrainte de reconnaître son père. Pour ma part, je pense plutôt que la haine et l'amour à l'égard de la fratrie permettent à l'enfant de ne pas atteindre le père œdipien, lequel est rétrogradé au rang de frère – comme Freud l'est à certains moments dans cette thérapie. Au bout du compte, il s'agit là d'une partie du mythe œdipien : les enfants d'Œdipe étaient en fait ses frères et sœurs. Mais lorsque tout va bien, j'avancerai l'argument que la sexualité et la violence, le donjuanisme lié à l'inceste latéral (celui de la fratrie) et la mort sont sublimés dans la morale sociale civilisée. Le groupe social naît grâce au refoulement du « tuer-ou-être-tué », conséquence du traumatisme inévitable que cause le

3. J. Mitchell, *Frères et Sœurs. Sur la piste de l'hystérie masculine* [2000], trad. de l'anglais par F. Barret-Ducrocq, Paris, Des Femmes-A. Fouque, 2008.

fait d'être remplacé par des frères et sœurs puînés[4]. Nous n'envisageons le complexe d'Œdipe que sous l'angle de sa signification pour l'instauration des différences sexuelles – celles des mères et pères potentiels[5] – pendant l'adolescence. Mais si nous abordions le complexe fraternel, l'asociabilité de l'adolescent en deviendrait bien plus compréhensible : la passion pour le sexe, qui est violence, et la violence, qui est sexuelle.

Anna G., une psychiatre de vingt-sept ans qui travaille au Burghölzli, est victime selon Freud d'une incapacité pathologique à prendre une décision : après sept ans de fiançailles, elle ne sait toujours pas si elle doit épouser son promis. Elle dit même avoir songé à devenir psychanalyste par amour pour son frère Adolf, qui souffre de névrose et qu'elle se considère comme la plus apte à aider. Pourtant, c'est pour elle-même qu'elle entreprend cette cure avec Freud pendant trois mois et demi.

Selon Freud, Anna est restée bloquée parce qu'elle n'a pas résolu la question de son désir démesuré (car infantile) d'être aimée par son père – peut-être sa passion était-elle d'une intensité inhabituelle et peut-être son père s'est-il comporté de façon déplacée. Anna G. semble avoir eu pour modèle le « cas Dora ». Mais, même sans

---

4. J. Mitchell, *Siblings : Sex and Violence*, Cambridge, Polity Press, 2003 ; « From Infant to Child : The Sibling Trauma, the Rite of Passage and the Construction of the "Other" in the Social Group », *Fort Da*, 12 (2), 2006, p. 35-49 ; « Sibling trauma : a theoretical consideration », *in* P. Coles (éd.), *Sibling Relationships*, London, Karnac Books, 2006.
5. J. Mitchell, « Procreative Mothers (Sexual Difference) and Child-Free Sisters (Gender) », *in* J. Browne (éd.), *The Future of Gender*, Cambridge, Cambridge University Press, 2007.

les nombreuses imitations, ou plutôt à cause d'elles, ne serait-ce pas un cas d'hystérie « narrative » avec des tendances schizoïdes, lesquelles sont à l'origine de son angoisse de la schizophrénie ? Chez les onanistes compulsifs de cette époque, cette peur équivaut à celle de la folie chez les patients « borderline » d'aujourd'hui[6].

Le premier rêve raconté par Anna G. évoque un homme schizophrène. Et elle enchaîne immédiatement avec un autre rêve, ce qu'elle fait régulièrement. Comme s'il fallait pointer l'importance de cette peur, Freud rompt avec sa propre règle en interprétant d'abord le premier rêve et pas le second. La patiente, qui ne connaît pas encore cette règle, consigne dans son journal cette seule première interprétation, parce que la schizophrénie est ce qu'elle redoute – très probablement à tort[7] : Freud lui dit qu'elle est « l'homme schizophrène ». Nous devrions cependant prendre en compte le fait que l'homme du rêve, bien qu'il soit accompagné par sa mère et sa grand-mère, la met en scène elle *en tant que* le fiancé (qui, comme elle, était « bloqué »), *en tant que* son collègue Hans Peter, *en tant que* son ami Immer, *en tant que* son amant, le sculpteur, *en tant que* le frère ou la sœur de celui-ci : rien que des relations latérales situées au niveau de la

6. Herbert Rosenfeld considère la peur de la folie comme une caractéristique déterminante de la personnalité « borderline » et l'aspect « borderline » comme caractéristique des candidats à la schizophrénie (note privée adressée par H. R. à J. M.).

7. Je traite les notes du journal comme s'il s'agissait d'une patiente dont j'accepte ce qu'elle dit, que ses déclarations soient exactes ou non.

fratrie. Personnellement, je trouve assez aberrant de mettre en rapport la peur d'une psychose en assimilant une représentation délirante anormale au rêve normal. En outre, il s'agit là non pas de transferts ou d'identifications projectives ; ce sont simplement des identifications dans le droit fil du « self-à-la-place-d'un autre[8] ».

Anna G. raconte des rêves – qui semblent être parfois des rêves éveillés ou des fantasmes – et des histoires plutôt qu'elle ne se livre à des associations. Freud l'introduit à la compréhension des symboles du rêve[9]. Peut-être dans l'espoir que cette jeune consœur, qui travaille dans l'hôpital psychiatrique de Bleuler et Jung, institution célèbre pour sa connaissance de la schizophrénie (Freud, ayant peut-être à l'esprit Sabina Spielrein, se demande aussi : s'agit-il de donjuanisme ?), deviendra psychanalyste comme sa propre fille Anna, qui a le même âge qu'elle et qui comme elle fait des rêves éveillés et raconte des histoires.

Freud songeait probablement autant à sa fille, avec ses fantasmes de fustigations, qu'à Dora, que la bonne de sa sœur aînée qu'elle détestait appelait Anna. De 1918 à 1921, l'année au cours de laquelle se déroule ce traitement, Freud analyse donc aussi Anna, son plus jeune enfant. Si l'on écoute sa fille, qui lui disait tout[10],

8. J. Mitchell, « From King Lear to Anna O. and Beyond : some speculative theses on hysteria and the traditionless self », *The Yale Journal of Criticism*, 5 (2), 1992, p. 91-107.
9. Koellreuter, A., « Being Analysed by Freud in 1921 : The Diary of a Patient », *Psychoanalysis and History*, 9, 2007, p. 137-152 (voir *supra*, p. 19).
10. E. Young-Bruehl, *Anna Freud*, trad. de l'anglais par J.-P. Ricard, Paris, Payot, 1991.

ses propos trahissent, à leur manière, l'inadéquation des pères. Mais l'élément central était la passion inhabituelle d'une fille pour son père. Les analyses de ces deux Anna – l'une longue, l'autre courte – mériteraient d'être comparées et opposées. C'est comme si Freud avait transmis à cette autre Anna ce qu'il avait appris avec la sienne, qui deviendrait l'auteur de « Fantasme d'être battu et rêverie diurne[11] ». Contentons-nous ici de mentionner qu'il s'est référé nommément à « son » Anna comme étant son Antigone – fille dévouée et sœur « refoulée ».

Anna la Zurichoise est un don Juan féminin qui séduit tous les hommes et jalouse toutes les femmes. La séduction et la jalousie sont les deux faces d'une même médaille ; dans l'hétérosexualité aussi les genres sont interchangeables. Avoir deux frères plus jeunes qu'elle assure au comportement social d'Anna G. une normativité superficielle sur le plan sexuel. Par contre, dans nombre de ses rêves et de ses fantasmes, elle est un « homme », tout comme Anna Freud au même âge. La jeune hystérique qu'elle est n'a pas encore assimilé la signification de la différence sexuelle et de la reproduction sexuée[12] – et c'est bien cette omission que Freud

---

11. A. Freud, « Fantasme d'être battu et rêverie diurne » [1922], trad. de l'allemand dans *Féminité mascarade. Études psychanalytiques réunies par Marie-Christine Hamon*, textes traduits de l'anglais et de l'allemand par P. Penisson, C. Christien *et al.*, Paris, Seuil, 1994, p. 57-76 [note d'A. Koellreuter : Anna Freud a fait cette conférence le 31 mai 1922 devant la Wiener Psychoanalytische Vereinigung].
12. J. Mitchell, « Procreative Mothers (Sexual Difference) and Child-Free Sisters (Gender) », art. cité.

analyse avec insistance comme une envie de pénis et une castration. Ce n'est pas qu'Anna G. ne le comprenne pas, mais elle fonctionne dans un autre registre, « inutile » au regard de Freud, à savoir le registre des frères et de leurs compagnons d'âge.

Si nous comprenons la première note de la première séance comme une anticipation, nous nous rendons compte que la patiente comme l'analyste connaissent la scène originaire de sa pathologie. Dans cette première note, Anna G. se rappelle qu'elle a tourmenté sa cousine, un nourrisson, qu'elle a détruit les jeunes plantes et s'est masturbée. Freud lui demande si elle a fait la même chose avec son frère cadet. Il semble qu'elle ait été (et qu'elle soit toujours) animée d'une jalousie et d'une haine indomptables, mais qu'elle ait trouvé en même temps que ces passions avaient quelque chose d'excitant sexuellement. Elle n'était plus (et n'est toujours pas) aimée comme *la fille unique* de sa *mère* ou de Freud.

Peu à peu, Anna G. se laisse prendre au jeu de Freud. Ses rêves intègrent l'axe vertical des générations (grands-mères, mères, pères), alors que son esprit reste envahi par la passion qu'elle éprouve pour ses frères et leurs compagnons d'âge. Elle sait et ne sait pas que c'est son « amour » qui est meurtrier. L'avortement, la sorcellerie, la destruction de sa fratrie et des jeunes de son âge sont au centre de la scène. Anna G. veut sauver son frère – qu'elle tue dans son rêve –, un élément qui se retrouve dans la réalité par le truchement des tendances suicidaires de celui-ci. Grâce à son amour unique et démesuré, elle veut sauver les jeunes gens tués et tristes et rendre ainsi leur vie possible. Comme toutes les hystériques, Anna G. « aime là où elle hait » (Freud).

Il s'agit ici du scénario hystérique de Don Juan *par excellence*[13].

Lorsque Freud fait allusion au fait que ce ne sont pas sept *enfants*, mais sept *hommes* qu'elle veut avoir, elle le conduit avec elle sur un terrain glissant en parlant d'enfants dévorés, ce que Freud interprète comme un repas-totem : les pères dévorent leurs enfants ; ensuite, ce sont eux qui se font dévorer par leurs enfants. Bien qu'elle acquiesce, elle revient à ce qui la préoccupe vraiment : cette fois, elle explique qu'elle remplace son frère Adolf par le benjamin Walter – l'amour de sa vie. Et à cet instant, Freud ne démord pas du point focal qui caractérise le syndrome de Don Juan : la prédisposition à considérer l'autre comme remplaçable.

« Remplacer » renvoie d'une part à la mort, d'autre part à la possibilité de s'en défendre. Être vraiment remplacé, cela signifie ne plus exister. Quand un nouveau bébé est attendu ou qu'il vient de naître, l'autre enfant, l'enfant tout-puissant, fait pour la première fois l'expérience de ce qu'il n'est pas « irremplaçable ». Cette « annihilation » peut être surmontée, et l'expérience du remplacement atténuée par celle du déplacement. Ou alors l'effroi peut être mis en acte à la manière d'Anna-Don Juan : tous les autres sont remplaçables. La petite fille Anna a été remplacée par Adolf, qui l'a été par Walter, le benjamin. Elle va donc à présent remplacer les deux l'un après l'autre. Freud dit : « Vous glissez de l'un à l'autre comme avec vos amants. Vos amants sont un substitut de vos frères,

13. En français dans le texte [NdT].

c'est pourquoi ils ont tous le même âge, alors qu'en réalité ils sont plus jeunes. »

Cette interprétation ne plaît pas à Anna G. – elle veut sortir du monde dans lequel elle vit, ce qui lui rappelle un texte de Schnitzler.

Dans l'année qui précéda son analyse, Vienne s'était révoltée contre une pièce de théâtre du même Schnitzler, *La Ronde*, le manège : dix dialogues sur l'insensibilité des hommes et des femmes prisonniers du désir sexuel. Plus personne n'a d'importance, car chacun peut être remplacé ; la terreur de la mort n'a plus aucun sens. Adolf est suicidaire, et Anna G. explique sa propre « mort » lorsqu'elle a été remplacée par ses frères : « [...] il m'est venu en rêve que je tombais dans un précipice, et quand je me suis retrouvée au fond, j'étais allongée sur d'innombrables myosotis ».

Elle ne s'attendait pas à ce que son absence fût remarquée quand elle se trouvait loin de la maison – l'enfant qui a envie de rentrer chez elle, qui supplie qu'on veuille bien ne pas l'oublier, est une réfugiée, totalement esseulée, dans un pays qu'elle ne connaît pas – la petite fille se voit comme un personnage de second plan à côté de sa mère et du landau dans lequel elle n'a plus sa place.

Ce que le « tuer-ou-être-tué » a de meurtrier s'est transformé en tristesse : « [...] Dölf et Richard furent pris de tristesse, et moi aussi, car mes mauvaises intentions avaient atteint leur objectif ».

L'enfant le plus convenable survit, soit qu'il est reconnu comme un enfant plus âgé parmi d'autres enfants, soit parce que Anna G. cherche en permanence auprès de tous et de toutes une sorte de confirmation qu'elle est bien le seul enfant vraiment aimé. De façon subliminale, cette enfant reste meurtrière et donc, pense-t-elle, n'est pas digne d'être aimée. Elle ne peut jamais être en tort parce que c'est précisément ce qu'elle redoute.

Elle ne renonce pas à sa jalousie vis-à-vis de ses frères et de ses camarades, en dépit des efforts de Freud pour la convaincre de l'« envie de pénis » qui, certes, est présente mais concerne davantage le frère que le père. Elle est « partagée », au sens commun du terme : quand elle était gentille, elle l'était vraiment, et quand elle était méchante, elle était odieuse. Le bien et le mal, la meurtrière et la sainte surgissent comme dans un « courant (ou flux) de conscience », plutôt que selon le principe de l'« association libre ».

> *Bas ?* Je crois qu'on appelle les préservatifs des « bas parisiens ». C'était une broderie grossière, du brocart bon marché comme celui d'un petit sac à main que je comptais offrir à ma cousine pour Noël.
>
> [...]
>
> Un jour, j'ai été jalouse de cette cousine. Elle aussi avait l'intention d'aller à Genève, et j'ai songé à la possibilité que Richard puisse tomber amoureux d'elle. Je me suis dit : elle doit mourir, et j'ai pensé qu'il était possible de la tuer rien qu'en le souhaitant.

Puis, en réaction à l'interprétation de Freud : « Un jour, j'ai cru que ma mère était une sorcière, [...] que mon arrière-grand-mère était en cire. » Les sorcières fabriquent des personnages en cire et y plantent des aiguilles pour tuer quelqu'un. À la limite de la période de latence et de la puberté, beaucoup de jeunes filles se transforment en méchantes sorcières et revivent le désir meurtrier qu'elles ont ressenti, enfant, lorsqu'elles ont été évincées par leur petit frère. Les associations d'Anna G. trahissent le clivage dominant : elles ne sont pas névrotiques mais relèvent du registre du délire banal, comme un rêve :

> *Fr : Pensiez-vous qu'il ne lui porterait pas bonheur ?* Oui. Un jour, j'ai cru que ma mère était une sorcière[14]. Un jour, lorsque j'étais enfant, j'ai rêvé que mon arrière-grand-mère était en cire. [...] Une fois, j'étais allée à une foire avec mon autre grand-mère [...]. J'ai vu un homme [...]. Il était en train d'assassiner quelqu'un. [C'était a]ussi évocateur que la cire[15].

Le thème (leitmotiv) subconscient est un double jeu : j'ai l'air d'une petite fille aimante, jolie, mais en réalité, je suis une sorcière meurtrière. Quand on en arrive à la meurtrière, c'est qu'il y a sûrement la possibilité que nous ayons atteint quelque chose d'illusoire ou au moins d'hallucinatoire.

Freud la prie de refréner ses aventures donjuanesques et de supporter cette privation afin que le matériel psychique (ou inconscient) puisse accéder à la conscience. Nous ne savons pas si Anna G. a respecté cette consigne d'abstinence. Nous savons en revanche que le matériel concernant les frères et sœurs est dominant. Ce qui pouvait susciter l'abstinence, c'était simplement un déplacement de terrain – de l'extérieur vers l'intérieur. Les hystériques scénarisent à travers des conversions

14. Fantasme remontant au passé.
15. Illusion ?

somatiques (Freud), dans des rêves éveillés (Anna Freud) ou des histoires[16].

Freud, lui, est didactique, on le sent. Il essaie par tous les moyens de contenir le « flux d'associations » dans le but de trouver un lien inconscient : « Le mouchoir brodé et le manteau se sont donc condensés en une robe brodée. »

Il propose des interprétations symboliques, parce que les associations ne sont pas « libres » – « pas libres » signifiant qu'elles ne sont pas déterminées par des processus inconscients. Ainsi, la cire se décharge dans toutes les directions : personnages en cire, objets en cire, de la cire qui semble morte et permet de façonner une personne comme si elle était en cire… Anna G. a peur, elle va, elle vient, virevolte, nous fait savoir qu'elle est « une grande hypocrite », mais qu'elle est également submergée par l'angoisse de se retrouver éventuellement enceinte du sculpteur (et d'autres ?) dont elle a rêvé qu'il l'embrassait, après quoi des taches apparaissaient sur sa robe. Elle est telle une enfant pubertaire qui exprime son angoisse et dissocie des objets et des états d'âme avant de les intérioriser. Freud dit à sa patiente que l'analyse doit obéir à un double mouvement, lié à une disposition de l'esprit, ouvert à l'expression de contenus inconscients et à celles des souvenirs conscients. Anna G. s'y engage, mais ses souvenirs remontent à des temps anciens et sont majoritairement associés à des sentiments.

16. E. Showalter, *Hystories : Hysterical Epidemics and Modern Culture*, London, Picador, 1997.

Pouvons-nous analyser cet état ? L'arrivée d'un nouveau bébé – vécu comme la réalisation d'un désir refoulé ou toujours attendu – est sans nul doute traumatisant[17]. Le refoulement (*replacement*) peut être dépassé par un déplacement (*displacement*) : par le *rite de passage*[18] du petit enfant qui passe du nourrisson à l'enfant. Avant ce dépassement, c'est la phase de la première rencontre du narcisse avec l'Autre. Dans l'interprétation brillante qu'en fait Anna G., l'automasochiste devient « auto-érotiste » – se masturbant (parallèlement à des rêves éveillés) pour se défendre de la perte de son unicité. Le nouveau bébé n'ajoute rien à son existence – comme elle s'y attendait –, au contraire, il lui enlève quelque chose – expérience destructrice. L'enfant qui ne peut effectuer ce *rite de passage* ou l'adulte qui régresse à ce stade demeure bloqué dans la haine – en fait de la jalousie – et dans un amour qui est plaisir violent et insatiable.

Quand Anna G. dit que, soudain, son arrière-grand-mère se transforme en cire, Freud lui répond que c'est un substitut du désir de mort qu'elle éprouve à l'endroit de sa mère. Mais elle reprend en évoquant un frère, puis glisse dans une autre relation latérale : « Lorsque je me suis fait une entorse au genou, je me suis dit : c'est comme pour mon frère qui s'est foulé le pied après son baccalauréat alors qu'il voulait s'amuser ; mais c'est sûrement une punition, parce que j'avais

17. J. Mitchell, « From Infant to Child : The Sibling Trauma, the Rite of Passage and the Construction of the "Other" in the Social Group » (art. cité) et « Sibling trauma : a theoretical consideration » (art. cité).
18. En français dans le texte [NdT].

souhaité que la sœur de Richard ait un genou bloqué. » J'ai souhaité la mort de ma grand-mère, de ma mère, de mon frère. Cela n'est pas un déplacement : menacée dans sa propre existence par la naissance de son frère, elle voudrait que tous soient morts. « Je pense tour à tour que c'est lui [son fiancé] qui doit mourir ou moi. »

L'omniprésence du « tuer-ou-être-tué » est manifestée par un flux de fantasmes et de représentations bizarres. Dans son travail sur le rêve éveillé, Anna Freud explique qu'il existe une histoire principale et une multitude de sous-histoires. Je soulignerai ici que les liaisons entre les deux sont plutôt fondées sur des sentiments que sur des idées – plutôt sur des sentiments refoulés que sur des représentations refoulées. Anna G. a envie de rentrer chez elle, Freud lui pose une question sur « son père absent ». Elle se sent obligée de se rappeler qu'elle voulait dormir avec lui (sans connotation sexuelle) ; mais le désir de rentrer chez soi n'étant pas un concept mais un sentiment, il est plus vaste et omniprésent : une grand-mère morte, une ballade du *Faust* de Goethe, une mère morte sur un rocher, un rocher sur lequel est assis un frère suicidaire, et enfin elle-même qui en rêve « tombe dans un précipice ».

Freud pense à juste titre qu'Anna G. souhaite un vrai mariage et une vraie relation sexuelle – en effet, elle le souhaite, mais elle n'est pas encore prête. Son rêve (son fantasme ?) d'une petite noce avec de petits personnages découpés dans du papier, si bien qu'ils peuvent être redressés, cache son intention diabolique : « Je voulais en donner à Margrit, mais cela me faisait mal au cœur. » L'une de mes patientes, ayant qui avait pris conscience de la signification de milliers de cadeaux achetés mais jamais offerts qui s'étaient accumulés sans qu'elle puisse ni les offrir ni les utiliser elle-même, m'a fait en riant le commentaire suivant : « Je suis si jalouse de tout un chacun, que j'en suis même jalouse de moi-même. »

Bien qu'Anna G. réagisse aux interprétations œdipiennes de Freud, elle ne peut en rester là. Elle est fixée sur ses propres réminiscences qui ne tardent pas à inclure des souvenirs du traitement analytique, lequel se transforme en une sorte de métamanège carnavalesque : le scénario œdipien de Freud, Anna G. qui se souvient d'un chant ; l'idée de dévorer des enfants, dont ils avaient parlé auparavant dans la thérapie ; un chien auquel elle jette « les branches d'un bouquet » – invraisemblable – pour empêcher qu'il ne la morde ; une baguette, une branche de lilas évoquée dans un rêve éveillé au cours d'une séance précédente. Freud essaie de revenir au début afin d'interrompre le retour incessant ou le caractère interminable de ses réminiscences et de mettre aussi un terme aux constantes répétitions. Une étude qu'il a publiée[19] et l'analyse de sa propre fille lui permettent de stopper ce flux en interprétant les fantasmes de fustigation masturbatoires. Anna G. ne lui dit pas de se taire et de laisser vagabonder ses pensées comme Mme Emmy l'avait fait jadis dans des circonstances similaires[20]. Au lieu de cela, elle remarque

19. S. Freud, « Un enfant est battu » [1919], in *Névrose, Psychose, Perversion*, trad. de l'allemand sous la direction de J. Laplanche, Paris, PUF, 1973.
20. S. Freud, J. Breuer, *Études sur l'hystérie* [1895], trad. de l'allemand par A. Berman, Paris, PUF, 1956.

grâce à l'une de ses innombrables identifications (elle est une autre Anna, qui était elle aussi au Burghölzli) qu'elle ne parvient plus à se concentrer, qu'elle ne peut plus entendre ce qu'il dit. Quelque chose s'est-il déplacé ?

Malgré cette concession importante à la signification de l'intervention, Freud et Anna G. continuent de se tourner autour. La répétition feuille de lilas/branche de lilas nous rappelle pourquoi Narcisse aimait Echo et avait besoin d'elle. Pour Anna G., « association libre » signifie : « Je raconte absolument tout dans l'analyse », alors que c'est précisément ce qu'elle ne fait pas. Trois jours après l'évocation des fantasmes de fustigation, elle revient à son carrousel, dans la mesure où elle attire Freud résolument sur le manège sexuel : elle explique son amour pour des hommes plus âgés (Freud), en plus de tous les autres. Au moment où Freud souligne qu'il est une figure de transfert représentant le père, son trouble ou son irritation le trahit. Il confond le Hongrois et l'Espagnol et considère que son rôle dans le transfert n'est pas celui du père mais celui d'un des amants interchangeables entre lesquels Anna G. ne cesse de « glisser ».

Pendant un temps, la petite enfant détrônée, chassée et détruite ne peut faire bonne figure que grâce à une fausse vertu, une nouvelle voix, un « faux moi ». Anna G. prend Freud en défaut en faisant intervenir ses anciennes stratégies de survie : le nourrisson est bête – il l'est effectivement, comparé à l'être socialisé qu'est le petit enfant. Anna G. est un « bandit » qui se déguise tantôt en femme, tantôt en homme. Freud se rend-il compte qu'elle l'abuse en empruntant tantôt tel chemin, tantôt tel autre, en louchant à gauche, puis à droite, en faisant un transfert tantôt sur sa mère, tantôt sur son père, en agissant en garçon ou en fille, si bien qu'il ne sait jamais qui elle est[21]. Le problème, c'est qu'elle ne le sait pas non plus.

En termes freudiens, Anna G. devient de plus en plus résistante à l'analyse. Pour elle, il semble qu'elle soit arrivée grâce à une « idée folle », comme elle l'appelle, dans un hôpital (la thérapie), pour une opération dont elle ne veut pas. Elle croyait qu'il lui suffirait de parler de sexe pour que l'analyse lui en apporte davantage. Dans une certaine mesure, c'est ce qui s'est produit, mais cela se solde par la même voie sans issue que la ronde de sa vie. L'analyse qui devait mettre la dimension psychique en lieu et place de l'agir a en réalité déplacé l'agir dans le psychisme et attiré de plus en plus Freud dans le manège de haine, de bêtise, de sexe et de séduction.

À mi-chemin de l'analyse, pendant la cinquième semaine, il me semble que le moment est arrivé où la patiente s'arrête sur sa piste et ne parvient plus à se concentrer : un déplacement se produit – ils ne parlent effectivement plus *autour de*, ils parlent *de* la sexualité d'Anna G. Cela commence pendant la séance du 4 mai avec les points noirs. Anna G. a « pressé une grosseur rouge » et Freud interprète le sens de ce *Mitesser* et poursuit avec le thème qu'il avait tenté d'aborder auparavant sans succès : manger ou être mangé, parents et enfants – le repas-totem. Il poursuit en expliquant que cela n'est ni spécifique à Anna G. ni inhabituel, mais que c'est universel : « Cela se produit souvent. » Jusque-là, le seul

21. Voir *supra*, p. 65.

thème régulièrement abordé était le complexe d'Œdipe, dans le contexte de son amour démesuré pour son père.

Une fois de plus, Freud dirige les choses vers la différence sexuelle reproductive et la maternité qu'il espère pour sa patiente. Tout d'abord, elle réagit brièvement et avec complaisance, puis elle redevient fidèle à elle-même en déclinant sa liste idéale d'hommes à jamais interchangeables. Freud, pour sa part, réitère son observation : c'est l'air du catalogue de Leporello, elle est un don Juan. Anna G. est capable de mettre en relation la masturbation avec sa peur des chats et la fascination qu'elle éprouve pour eux. Mais à partir de là, elle évolue vers la dimension meurtrière qui se cache sous sa sexualité : elle est parvenue à mettre un terme à la relation amoureuse de son frère avec Ruth et elle rêve qu'elle a tué son grand-père – déjà décédé – en lui faisant peur. Les yeux du grand-père assassiné sont comme les yeux du chat contre le pelage duquel elle se masturbait. Elle écrit :

> Je me suis approchée du lit et je l'ai étranglé. Il s'est rendu compte de mon intention et m'a regardée avec ses yeux, terribles, mais je l'ai fait tout de même.
>
> Quand je me suis réveillée, je n'ai pu m'empêcher de pleurer et j'ai pensé que cela signifiait que j'avais donné le coup de grâce à l'amour agonisant d'Adolf. Ses yeux étaient affreux. C'était une peur similaire à celle que j'ai ressentie face au regard du chat, où j'avais eu peur aussi qu'il me comprenne.
>
> *Fr : Ce rêve me semble particulièrement important.*

Quelle place donner aux points noirs et aux fantasmes de fustigation ? En anglais, il n'est pas possible de faire un jeu de mots avec « *Mitesser* », et ce manque nous permet de considérer plutôt l'action que l'association. Le fait de presser un bouton et le frisson qui s'ensuit n'est-il pas une action masturbatoire, le pus équivalant au liquide séminal, c'est-à-dire : de la saleté et une dépravation ?

Presser ses points noirs, ses boutons ou ceux d'un proche est souvent lié à des fantasmes de fustigation en tant qu'élément constitutif de l'activité masturbatoire. Freud a déjà intégré le frère battu évoqué par Anna G. À présent, il y revient en rapportant de façon masochiste au moi – d'où il provient – le mouvement d'identification à un frère. Mais dès qu'il tente de le relier à la constellation œdipienne – et cette fois il s'agit de la castration –, Anna G. se moque de lui : « Le matériau est comme ce tuf dont sont faits les merveilleux bâtiments romains, de la lave figée dont on peut faire tout ce que l'on veut. »

Peut-être pense-t-il qu'elle est complètement folle, mais il devrait au contraire remarquer à quel point elle est sensée. Anna G. n'est pas seulement capable de modeler la cire, elle apporte la preuve qu'elle sait aussi changer la forme des rochers de l'analyse.

Elle rêve qu'elle est traitée de « sale » (« Boche, sale boche »), et elle fait comprendre qu'elle a la réputation d'être une femme facile – la maîtresse de France ou de S. Elle se rappelait probablement que Freud avait cité *deux* raisons pour lesquelles certaines personnes se sentent salies par le complexe d'Œdipe. Elle se sert de la deuxième raison : c'est vraiment son père qui est dans l'erreur, si bien que, pour ce qui est de la castration, c'est lui qui est castré pour l'avoir embrassée (dans son rêve) en la pressant contre lui. Son père dissimule aussi, de sorte qu'on ne peut pas voir ce qui arrive. Le cachottier n'est pas le père d'Anna G., mais Papa Freud – « l'homme qui est assis derrière moi », qui semble tout voir (il « ouvre grand les yeux », mais, en réalité, il est totalement aveugle à ce qui se passe réellement). Anna G. se moque-t-elle et imite-t-elle dans cette farce le rêve que Freud avait fait de son propre père[22] ? Après avoir affaibli son père – et tandis que Freud demeure concentré sur lui –, elle fait maintenant comprendre (probablement à juste titre) que sa mère est plus importante. Mais elle présente cette mère réintroduite comme une « hypocrite » et tout bonnement comme une variante de mère maquerelle – d'elle aussi elle se moque. Sa mère est tout droit sortie de la série de ses selfs (de la bande des hypocrites) qu'elle hait et maltraite, tout comme Minka et, une fois encore, la sœur de son fiancé. De plus, il y a une partie clivée représentée par sa grand-mère qui, même si c'est impossible en réalité, « sait tout ». « Tout », cela signifie les jeux sexuels de l'enfance avec des petits garçons qui persistent jusque dans le présent. L'omniscience de l'analyste est aussi grande que le savoir de la (grand-)mère qui sait que les petites filles ont des relations sexuelles sales et interdites avec d'autres petits garçons ou filles.

Le traitement s'achève après trois mois et demi, alors que Freud avait exigé au départ qu'Anna G. reste « assez longtemps pour que l'analyse ait une chance d'aboutir à quelque chose, c'est-à-dire quatre à six mois ; moins, cela ne vaudrait pas la peine[23] ». Et sa mère, dans sa

---

22. S. Freud, *L'Interprétation des rêves* [1900], trad. de l'allemand par I. Meyerson, révisée par D. Berger, Paris, PUF, 1967.
23. Voir *supra*, p. 19.

sagesse, la presse de continuer tout l'été avec Freud, laissant même entendre que la thérapie peut éventuellement nécessiter plus d'un an.

Anna G. dit à Freud que son traitement est tout simplement un journal humoristique très bête, une histoire illustrée idiote, mais que son état amoureux pour lui masque tout cela. Et Freud lui dit que tous ses jeux sexuels remplis de haine et que son donjuanisme ne sont pas des « expériences », mais une poursuite de son *in*expérience infantile, une puberté prolongée. Comme un jeu sur un échiquier qui n'en est pas un.

Échec et mat ou pat ?

Dans *Frères et Sœurs. Sur la piste de l'hystérie masculine*[24], j'ai utilisé le personnage de Don Juan pour illustrer l'hystérie – « Le mensonge hystérique. Le Donjuanisme et la normalisation de l'hystérie masculine ». Nous avons ici un don Juan féminin qui confirme les qualités pour lesquelles je l'ai choisi. Il illustre ma thèse selon laquelle nous devons étudier l'axe horizontal pour pouvoir comprendre l'hystérie – c'est-à-dire les relations latérales entre frères et sœurs de même que le groupe social des camarades de son âge qui constitue son héritage. Selon cette argumentation, la portée de l'hystérie s'étend de la presque normalité à la « folie », le clivage peut être conscient ou mettre en mouvement les pensées turbulentes de la schizophrénie. La nécessité et le traumatisme normal qui consistent à être remplacé ou chassé par un frère ou une sœur ont pour conséquence une jalousie meurtrière et une demande impérative d'attention sexuelle (c'est-à-dire une attention que je

24. *Op. cit.* : cf. *supra* p. 224.

conçois comme sexualisée), pour s'assurer de sa propre existence.

Freud a raison : l'hystérique doit œdipienniser et dépasser les pulsions œdipiennes. Pourtant, j'objecterai que les rapports entre frères et sœurs ne doivent pas seulement être un prélude à l'œdipien parental ou l'un de ses avatars. Ils ont leur propre autonomie, ils doivent être résolus pour eux-mêmes, si bien que le groupe social peut être organisé[25]. Anna G. n'a ni accepté la « différence sexuelle » liée au complexe de castration[26], ni sublimé la jalousie meurtrière et la sexualité incestueuse au sein de la fratrie. Je souhaite choisir quelques attributs caractéristiques de l'hystérie donjuaniste courante ou banale et les illustrer grâce au matériel abondant que nous livre Anna G. Les remarques à propos d'un journal intime ne sont bien sûr que des suppositions, des hypothèses.

Adolf, le frère d'Anna G., naît quand elle a deux ans (Dölfli rappelle la plus jeune sœur de Freud, Dolfi). Deux ans plus tard, C'est le tour de Walter. La première remarque au cours de cette thérapie est un souvenir où elle tourmente sa petite cousine. Au début, mais aussi plus tard, Freud met cela en relation avec Adolf. Il est révélateur qu'Anna G., aux prises avec la haine du bébé qui l'a évincée et avec son sentiment d'absolue solitude dans le monde, ait choisi de se réfugier dans

25. J. Mitchell, « From Infant to Child : the sibling trauma, the rite of passage and the construction of the "Other" in the social group », art. cité.
26. S. Freud, « La féminité » [1933], in *Nouvelles conférences d'introduction à la psychanalyse*, trad. de l'allemand par R.-M. Zeitlin, Paris, Gallimard, 1984.

l'amour passionné, ensorcelant, et dans la séduction compulsive : chacun – hormis moi – est *remplaçable.*

Le frère attendu et aimé de façon narcissique est détesté et adulé en même temps : « Les hystériques aiment comme ils haïssent » (Freud). Il s'agit là d'un renversement rapide et toujours possible dans son contraire. Le fiancé d'Anna G. (et cette attente irrésolue qui lui est associée) est l'héritage de son ambivalence effrénée et virulente.

Le nouveau-né a reçu tout l'amour et l'attention – Anna G. se sentirait inexistante si elle ne récupérait pas tout cela pour elle seule. Cela signifie qu'elle ne doit jamais avoir tort. La moindre erreur est perçue comme un comportement fautif, catastrophique, dont il faut rendre autrui responsable. Il faut qu'elle soit la « gentille petite fille » – les parents exigent toujours cette qualité chez l'enfant évincé. Pour rendre supportable une jalousie démesurée, il est nécessaire de veiller à ce que les jaloux soient les autres. Cela est possible parce que nous avons toutes ces racines spécifiques dans notre relation avec la fratrie. Dans le cas présent, nous voyons ces racines avec la cousine-nourrisson, avec le fiancé du frère, avec la sœur du fiancé, et ainsi de suite. La jalousie qui circule entre les gens est la monnaie d'échange négative du groupe social. Le traumatisme fraternel fait que chaque enfant se sent inexistant à cause de la naissance d'un cadet. On peut simplement espérer que cet état sera transitoire, alors que nous nous développons – dans la thérapie comme dans la vie – pour devenir quelqu'un parmi les autres, individu unique et en même temps « commun », semblable aux autres. Anna G. est restée trop longtemps dans cette situation déplaisante ou bien, confrontée à son futur mariage, elle a régressé. Parce qu'elle n'est pas « en elle », elle doit simuler, elle doit se présenter soit comme homme, soit comme femme dans un monde qui fonctionne en catégories – c'est un garçon ou c'est une fille. Le sexe de l'hystérique est incertain, bisexuel.

La personnalité ou le comportement hystérique doit être une représentation ou une histoire ayant recours au comportement ou à la parole comme représentation du non-représentable[27]. Car la perte à laquelle on ne peut se confronter est la perte du sujet lui-même. Par l'incitation à « l'abstinence », Freud espère déplacer cette mise en acte dans le psychisme. Mais ce n'est pas possible sans reconnaître le traumatisme que constitue la perte du sujet. Les airs de Don Juan dans l'opéra de Mozart – les paroles comme les actions – sont non réflexifs. Ces histoires, ces rêves éveillés, ces fantasmes inhabituels ne cachent cependant pas une action quelconque, ils masquent le geste masturbatoire central, interdit, c'est-à-dire les fantasmes de fustigation qui sont profondément inconscients et constituent par là même un élément à analyser[28]. Ici, l'histoire est une mise en scène substituée.

En 1921, Anna G. et Freud avaient probablement tous les deux Don Juan à l'esprit. Cette année-là, l'opéra de Vienne donna une représentation de *Don Giovanni*, un opéra que Freud aimait par-dessus tout et

27. M. David-Ménard, *L'Hystérique entre Freud et Lacan. Corps et langage en psychanalyse*, Paris, Éditions universitaires, 1983.
28. A. Freud, « Fantasme d'être battu et rêverie diurne » [1922], art. cité.

qui a inspiré Otto Rank : l'année suivante, Rank publie *The Don Juan Legend* qui réduit l'histoire à sa dimension œdipienne, de façon presque aussi marquée que Freud l'a fait dans son travail avec Anna G. Pourtant, bien des caractéristiques non œdipiennes de la théorie de Rank et de la thérapie de Freud concordent avec le livret de Da Ponte. Les innombrables identifications contiennent les significations psychiques autour desquelles tourne non seulement la jalousie, mais aussi la presque folie (la schizophrénie projetée d'Anna G.). Une fois encore, ces identifications ne reposent pas sur la perte du sujet mais sur un doublement du « moi » dans le frère en tant qu'Autre.

Dans l'analyse, on croit devoir apporter le sexe et les rêves. Anna G. se prête à cette attente, si bien qu'on doute souvent que les rêves soient vraiment des rêves – il s'agit peut-être de fantasmes. Leur répétition et leur multiplication montrent la répétition du traumatisme et celle de la défense contre la mort (Freud dirait : la castration). Dans la description que j'ai faite d'un patient, un musicien donjuanesque, je notais : « Il répond souvent aux commentaires que je fais sur un rêve, par exemple en m'en racontant un autre, car les situations oniriques doivent être répétées, comme les femmes et les compositions musicales[29]. » Chez mon patient, tout comme chez Anna G., il n'y a, au bout du compte, « plus rien à faire » parce que le patient se sent à ce point stupide qu'il lui faut rendre le thérapeute encore plus bête. De la même façon que l'enfant en bas

29. J. Mitchell, *Frères et Sœurs. Sur la piste de l'hystérie masculine*, *op. cit.*, p. 354.

âge s'efforce de se convaincre que c'est le nouveau bébé qui est idiot, pas lui.

L'amour fraternel commence par du narcissisme – l'autre est plus que soi-même. Il faut espérer que cela peut se déplacer vers l'amour d'objet, ce qui correspondrait bien au niveau de la sexualité physique – qui est auto-érotique, masturbatoire et parthénogénétique. La remarque de Freud au sujet du fantasme de fustigation et la confirmation d'Anna G. indiquent peut-être un noyau de fantasme névrotique masturbatoire dont nous pouvons déduire le contenu fraternel[30] ; ici se trouve ce qu'Anna G. « associe » à sa façon brillante : maso-érotisme – la passion masochiste en tant que fantasme masturbatoire, chargée de culpabilité vis-à-vis du plaisir. Cela nous dévoile bien des choses sur l'hystérie et sur les fratries : le besoin désespéré d'être aimé. Mais pour garantir la survie, on a recours au dénigrement de l'autre à l'aide du scénario inoffensif qui garantit sa propre survie : être dévoré a la même signification que d'être aimé en tant que sujet (toute l'attention du père) et d'être haï en tant qu'objet (le frère qui est puni). La « jumelle » si proche d'Anna G., Anna Freud, a aidé Freud à comprendre cette dimension dans le cas d'Anna la Zurichoise.

La sexualité, qu'elle soit auto-érotique, masochiste ou masturbatoire, est du côté de la pulsion de vie. Avec les représentations et les histoires, elle se défend contre la mort. Don Juan, un jeune homme comme beaucoup

30. J. Mitchell, « "Seitwärts schauen". Die Psychoanalyse und das Problem der Geschwisterbeziehung », The Karl Abraham Lecture, Berlin, *Jb. D. Psa.*, 43, 2001.

d'autres, meurt parce qu'il ne connaît pas la signification de la mort, parce qu'il ne comprend pas son caractère inéluctable et irrémédiable. Dans le complexe fraternel, l'expérience de la mort et l'effroi qui lui est lié sont présents, mais pas leur sens, et c'est probablement pourquoi beaucoup d'adolescents trouvent la mort. La signification de la mort en tant que condition de la vie ne devient tangible que lorsqu'on intègre la reproduction sexuelle. La dimension suicidaire d'Anna G. est montrée par la névrose et la tragédie de son frère qu'elle ressuscite pour le « guérir » : la méchante fille deviendrait un bon médecin – et là, il n'y a pas de place pour Freud, de la même façon que, pendant la jeunesse, les parents doivent être défiés et rejetés pour faire place au groupe social.

Le paradoxe du complexe fraternel réside dans le fait que le meurtre secret (dénié) qu'on commet pour survivre (tuer-ou-être-tué) est normal – chacun le commet. Lorsque Freud fait savoir à Anna G. que ses fantasmes de fustigation sont communs, il lui ouvre une porte : ce qui lui semble insupportable est le meilleur de ce que la vie peut offrir. Mais renoncer au caractère unique de sa méchanceté suppose aussi d'abandonner beaucoup de choses. Par ailleurs, cette dimension somme toute « banale », dans la thérapie comme dans la vie, peut se révéler un immense soulagement : on devient tout simplement un parmi d'autres.

Le « réseau » horizontal de la fratrie doit devenir une « série » d'autres sur le plan social[31], tout comme l'axe

31. R. D. Laing, « Series and Nexus in the Family », *New Left Review*, 15, 1962, p. 7-14.

vertical préœdipien (paternel et maternel) doit être œdipiennisé. Quoi qu'il en soit : un idéal social sublimé est toujours assombri précisément par ce cycle de jalousie, d'envie et de séduction. Anna G. et sa *petite hystérie* donjuanesque, c'est nous tous !

NOTES ET QUESTIONS ADRESSÉES À FREUD ET À ANNA G. À PROPOS DU « CAS ANNA G. »[1]

André Haynal

Le texte qui suit ne veut rien prouver. Il ne présente pas d'idées censées illustrer le discours d'Anna G. Nous souhaitons seulement suivre son discours et l'explorer un peu, en faisant appel à « la troisième oreille[2] ». Ce discours nous incite en effet à tourner notre regard vers une pratique thérapeutique et vers la théorie qui la sous-tend à un moment donné de l'histoire, et à y réfléchir.

Ce qui ne s'offre pas à notre regard, c'est la théorie justement. Elle a beau se déployer sous nos yeux, nous ne la distinguons pas clairement. Mais nous voyons les images d'une vie et d'une volonté de vivre, ainsi qu'une culture nouvelle, incarnée par l'analysante, qui se fait jour au prix de grandes difficultés. À l'arrière-plan, nous découvrons un Freud qui se présente tel un professeur. Nous sommes confrontés à des souvenirs qui, comme

1. La version allemande de ce texte a été éditée par Ernst Falzeder [NdT].
2. Voir Theodor Reik, *Écouter avec la troisième oreille. L'expérience intérieure d'un psychanalyste*, Paris, Bibliothèque des introuvables, 2002 [NdT].

tous les souvenirs, sont déformés et défigurés. Bien sûr, se souvenir, c'est bien plus que la somme des souvenirs. En même temps, le travail de la mémoire ne se fait pas sans eux. D'anciennes images deviennent intéressantes quand elles nous montrent des choses qui n'existent plus. Les notes de ce journal nous disent *en quoi* consiste le « *chimney sweeping* » (« ramonage de cheminée »). Se remémorer le passé, c'est toujours évoquer un peu plus que des réminiscences ou des souvenirs, tels ceux qu'on rapporte de voyage, mais la remémoration n'est pas possible indépendamment d'eux. De vieux documents ont un intérêt s'ils nous montrent des choses qui n'existent plus sous la forme qu'elles avaient, mais dont les conséquences sont toujours perceptibles et présentes.

Une femme moderne, médecin de son état, est décidée à vivre sa propre vie. Dans ce document dont elle est l'auteur, Freud y devient comme son *libérateur*. Nous sommes en 1921, sept ans après « Remémoration, répétition et perlaboration[3] ». Freud l'a dit de lui-même, on agit, « autant que faire se peut, en *instructeur* là où l'ignorance a provoqué quelque crainte, en *professeur*, en représentant d'une conception du monde, libre, élevée et mûrement réfléchie[4] ». Manifestement, il incarne pour la patiente une autorité. Il n'est probablement plus possible aujourd'hui de savoir si Freud, en 1921, se percevait ainsi généralement ou s'il s'agit

3. S. Freud, « Remémoration, répétition et perlaboration » [1914], in *La Technique psychanalytique*, trad. de l'allemand par A. Berman, Paris, PUF, 1953, p. 105-115.
4. S. Freud, J. Breuer, *Études sur l'hystérie* [1895], trad. de l'allemand par A. Berman, Paris, PUF, 1956, p. 228 (c'est A. Haynal qui souligne).

d'un aspect propre à ce traitement. Peut-être voulait-il, dans ce cas précis, mener une psychothérapie analytique plutôt qu'une véritable analyse, c'est-à-dire un traitement destiné à *résoudre un problème* – la brièveté de la cure semble abonder dans ce sens. L'analysante et son entourage voyaient manifestement en Freud le *grand homme*. Dans une lettre du 17 juin 1921, voici ce que la mère de la patiente dit de ses écrits :

> Je me suis demandé aussi si le Prof. Freud ne pourrait pas t'accorder une heure par jour pendant les vacances, une interruption aussi longue n'est évidemment pas bonne, puisqu'il souligne lui-même dans son livre que l'on parle même de séances dominicales qui sont analysées le lundi. Tu pourrais bien te rendre dans la même villégiature, ou alors dis-moi comment tu vois les choses. Et d'ailleurs, combien de temps durent les congés de Freud ? Six semaines ? Ou davantage ? Tout cela est bien difficile[5].

Au début de la cure apparaissent des thèmes (agression du petit frère, masturbation) sur lesquels Freud semble se précipiter. On ne peut cependant pas écarter l'hypothèse qu'il s'agisse d'une sélection involontaire de la patiente. Quoi qu'il en soit, nous constatons que Freud entame très rapidement une reconstruction que l'on peut considérer comme courageuse, voire téméraire, et dans laquelle il distingue trois strates – le rapport aux parents, le rapport au frère et finalement le conflit avec le fiancé Richard. Tous ces éléments sont interprétés comme constitutifs d'un conflit œdipien dans lequel le thème de la « trahison » par le père est central.

5. Voir *supra*, p. 25.

Le scénario est donc le suivant : une jeune femme n'a pas envie de faire ce que l'on attend d'elle, elle préférerait une autre option, beaucoup plus *libre*... Être libre ou ne pas être, prendre sa liberté ou se soumettre aux attentes des autres, telle est la question qui se pose ici : *to be free or not to be, that is the question.* Est-ce permis ? La question se pose sous forme d'un doute. Et Freud le comprend : il est du côté de la liberté. *Conformément* à ses attentes préconscientes, la jeune femme reçoit le soutien de Freud qui devient un Freu*n*d, un ami. Elle trouve le courage de vivre ce qu'elle croit devoir vivre. L'idée que l'analysante se fait de Freud semble correspondre à celle d'un professeur et d'un ami, autrement dit d'un professeur aimable ayant de l'autorité.

Rappelons les possibles limites méthodologiques de ce document. Nous sommes en droit de supposer que l'analysante a consigné dans son journal ce qu'*elle* considérait comme intéressant ou significatif, que ses notes ont fait l'objet d'une sélection personnelle. Dans un premier temps, Freud se saisit de ce qui a rapport avec l'interdit (arracher une jeune plante sur le balcon, pincer son petit frère, se masturber). Est-ce Freud qui choisit de relever ces thèmes ou s'agit-il d'un effet de transfert qui fait écrire ces lignes à l'analysante ?

Après l'évocation des « tourments » qu'elle inflige à son petit frère, l'analysante raconte un souvenir datant de l'époque où elle allait au lycée. Elle souhaitait « être amoureuse d'un garçon qui serait infiniment triste, et grâce à [elle], la vie redeviendrait possible pour lui, et alors il serait heureux lui aussi » (non daté) : voilà un contexte qui se situe entre souffrance et réparation et qui rappelle Melanie Klein. S'y ajoute l'association selon laquelle elle aimerait bien avoir des enfants. Mais les enfants sont tués par les hommes, Hungerueli Isegrind et les matous sauvages dévorent leurs propres enfants. Ce qui étonne aujourd'hui, c'est que Freud n'ait pas commenté tout cela (ni d'ailleurs beaucoup d'autres aspects dans ce récit), à en croire les notes du journal. Peut-être n'était-il pas très bavard – nous savons grâce à d'autres comptes rendus qu'il pouvait se montrer assez réservé. Par ailleurs, il lui arrivait d'être pontifiant.

Si nous considérons tous les thèmes que Freud a abordés et interprétés durant la cure d'Anna G., nous retrouvons ceux qui l'ont préoccupé sa vie durant, qui sont devenus des points nodaux de sa théorie et qui tournent autour du complexe d'Œdipe : *père, jalousie œdipienne, désir de remplacer le parent du même sexe, peur de la castration, bisexualité.* Selon ses propres déclarations, la vie intime de la femme et la réponse à la question « Que veut la femme ? » sont restées pour lui un mystère. Ce continent noir[6] si souvent évoqué, et le caractère énigmatique de la femme sur lequel « de tout temps les hommes se sont creusé la tête[7] », ne paraissent cependant pas lui donner ici beaucoup de fil à retordre ; seules exceptions, quelques références à la jalousie et à l'envie qui rappellent la théorie développée ultérieurement par Klein.

6. S. Freud, *La Question de l'analyse profane* [1926], trad. de l'allemand par J. Altounian, A. Bourguignon, O. Bourguignon, P. Cotet et A. Rauzy, Paris, Gallimard, 1985, p. 75.
7. S. Freud, *Nouvelles Conférences d'introduction à la psychanalyse* [1933], trad. de l'allemand par R.-M. Zeitlin, Paris, Gallimard, 1984, p. 151 (voir également p. 170 *sqq.*).

Dans un article publié à l'occasion du centième anniversaire de la naissance de Freud (1956), Raymond de Saussure[8] soulignait qu'à cette époque (1921) il donnait l'impression d'être davantage préoccupé par la présentation et l'explication de sa propre pensée que par la découverte d'éléments nouveaux dans le discours de son analysant. D'un point de vue contemporain, on pourrait dire qu'il a poursuivi son auto-analyse à l'aide du matériel psychique que lui apportaient ses patients. Le fait de comprendre chez l'autre ce qu'on a découvert chez soi-même est une conception qui était déjà apparue, de façon sibylline, dans une controverse qui l'avait opposé à Fliess[9]. En effet, celui-ci pensait que Freud trouvait dans le matériel des analysants ce qu'il avait auparavant projeté sur eux. *Selon Freud*, Fliess lui avait *reproché* quelque chose « qui dévalu[ait] tous [s]es efforts : "Le liseur de pensées ne fait que lire chez les autres ses propres pensées[10]" ». Aujourd'hui, cela signifierait cependant qu'on ne peut comprendre chez le patient (au cours du processus analytique) que ce qui est devenu clair et compréhensible chez soi-même au cours d'une auto-analyse (d'où l'importance d'élaborer le contre-transfert et la nécessité de l'analyse didactique !).

Le thème du « départ », de l'abandon par la famille, de l'exclusion, semble entraîner chez l'analysante une association avec la nouvelle de Schnitzler *Die Flötenton*

8. Raymond de Saussure (1884-1971), psychiatre et psychanalyste suisse [NdT].
9. S. Freud, *Lettres à Wilhelm Fliess, 1887-1904*, trad. de l'allemand par F. Kahn et F. Robert, Paris, PUF, 2006.
10. *Ibid.*, p. 564.

(en réalité *Die Hirtenflöte, La Flûte du pâtre*), dans laquelle l'héroïne est incitée par son époux (Freud ?) à céder à un désir ardent et à mettre son mariage de côté : cette image, sous forme prophétique, laisse peut-être deviner la décision ultérieure d'Anna G...

D'après ces notes, nous voyons que Freud développe l'analyse en se servant avant tout de l'*interprétation des rêves*. Ce n'est pas le transfert, mais bien le rêve qui donne à cette interaction une première signification. Par la suite, il semble que Freud se lassera plutôt de cette prépondérance de rêves et dira alors à Anna G. qu'il existe des gens « chez qui il y a assez de matériel psychique, [et qui] affrontent tout dans le psychisme » (15 avril). En attendant, à partir d'un rêve rapporté par l'analysante, dans lequel elle cherche refuge auprès de son père contre l'agression de jeunes hommes, Freud confirme son hypothèse selon laquelle son père a été « son premier amant » (18 avril) – auparavant il lui a dit : « vos amants sont des substituts de vos frères » (non daté). Il fait en outre lui-même référence (*idem*) à son étude sur *Dora*[11]. Selon lui, Anna G. se met à la place de Dora qui était amoureuse de son père – un souvenir peut-être oppressant pour lui. Freud suppose que la conscience de son amour pour son frère « ne [sert] à rien, vous ne pouvez pas vous en libérer, car il est conditionné à un niveau plus profond » (18 avril).

L'expression récurrente « il m'est venu en rêve » (19 avril) – elle n'utilise jamais des expressions comme

11. S. Freud, « Fragment d'une analyse d'hystérie (Dora) » [1905], in *Cinq Psychanalyses*, trad. de l'allemand par M. Bonaparte et R. M. Loewenstein, Paris, PUF, 1954.

« j'ai rêvé » – donne le sentiment qu'elle contemple son « ça » d'un point de vue extérieur. Et elle a besoin que Freud l'aide à rectifier les choses. Elle commence à imaginer « comment ce serait de dormir » avec son père, tout en s'empressant d'ajouter : « mais ce n'était qu'un jeu dépourvu de désir » (19 avril). Pas un désir donc, un simple « jeu » de l'esprit. Ou convient-il de voir dans sa remarque une *dénégation*, ou un *déni* ? Nous ne savons pas si Freud lui fait une remarque à ce sujet. Pense-t-il à quelque chose ? Et si oui, à quoi ? Est-ce à mettre en relation avec la demi-phrase suivante qu'Anna G. a barrée dans le journal : « Ce qui m'étonne tout de même, c'est que… » Nous ne le saurons probablement jamais.

Juste après, c'est la thématique de la séparation qui entre à nouveau en jeu, mais Freud ne l'interprète pas comme telle. En revanche, il évoque la mort de sa mère « que vous appelez de vos vœux » – encore une séparation ! Par la suite, Anna G. parlera encore de plusieurs ruptures : s'agit-il d'un prélude possible à sa décision ultérieure de rompre ses fiançailles ?

C'est grâce à un rêve (21 avril) dans lequel elle a aidé « Oesch » « à franchir un mur », après quoi il l'a « embrassée », que Freud nous surprend : « Faisons intervenir les symboles que nous savons grâce à nos connaissances », lui dit-il. Ce « grâce à nos connaissances » semble énoncé de façon assez péremptoire. Lorsque l'analysante expose ensuite un rêve et ses associations à propos d'un échiquier, ainsi que le souvenir que son père jouait aux échecs avec sa mère « avant leurs fiançailles », Freud lui dit : « Vous pouvez aussi faire intervenir vous-même les symboles pour retrouver un lien *si vous êtes bloquée dans vos associations*[12] » (21 avril). À propos du mur à franchir, il dit : « C'est l'hymen. » Ici, les associations de l'analysante sont remplacées par la méthode de « l'interprétation des symboles », comme dans les passages de *L'Interprétation des rêves* ajoutés dans les éditions successives de l'ouvrage, sous l'influence de Stekel et de quelques autres. À moins que cette impression ne soit que le résultat d'une sélection effectuée par la rédactrice du journal, en l'occurrence l'analysante. Il se peut qu'elle ait été marquée ou touchée davantage par ces interprétations de symboles qui lui ont donné le sentiment *de se frayer vraiment un chemin jusqu'au ça*... Ou bien ces interprétations de symboles sont-elles l'expression d'une résistance, dans la mesure où Anna G. se détourne alors des aspects plus personnels – elle prend finalement peu de notes à ce sujet –, pour se concentrer au contraire sur ce que Freud lui propose ?

Le travail interprétatif de Freud est fortement déterminé par ses conceptions. Par exemple, il déclare sans douter que « le soleil [...] est toujours le père » (21 avril). Ensuite, il souligne que lorsque les résistances surviennent dans la cure, – par exemple « l'idée que la cure ne sert à rien » (22 avril) –, Anna G. se comporte avec lui comme avec son père, puisque c'est lui qui *représente* le père.

À cet endroit sont évoqués les fantasmes de fustigation qui suscitent chez Freud un intérêt certain : « cela signifie pour une jeune fille (enfant) d'être aimée sexuellement » (22 avril). Peut-on supposer qu'il est

12. C'est A. Haynal qui souligne.

influencé par l'analyse de sa fille Anna qui recoupe sur ce point celle d'Anna G. et qui a eu des répercussions sur son étude « Un enfant est battu[13] » ?

Par la suite, Freud s'autorise un petit sarcasme bien viennois : « Tiens, tiens, un diagnostic national helvétique ! » (22 avril), une remarque suivie dans le journal d'Anna G. par trois pages blanches – trois pauses entre le 22 et le 25 avril. Cette intervention l'aurait-elle blessée ?

S'agit-il ensuite d'une tentative de réparation quand elle songe soudain à Goethe et se dit qu'elle aimerait bien épouser un monsieur plus âgé (25 avril) ? Cette idée est bien sûr interprétée par Freud comme un « transfert sur le père ». Et c'est l'un des rares passages où il évoque *explicitement* le transfert pendant la séance.

Le journal se poursuit par une étude détaillée de la dynamique de l'*autodépréciation* chez l'analysante, que Freud interprète en se référant à l'autodépréciation, sur le plan physique cette fois, « d'autres femmes », « qui racontent par exemple qu'elles ont des hémorroïdes ». Après quoi, l'analysante semble bloquée, elle note : *« rien* ne me vient à l'esprit » (26 avril). Pour Freud, il s'agit là d'une « résistance particulière qui est en relation avec le transfert ». Anna G. est affligée : « Je vous aime d'une façon si indescriptible, comme jamais auparavant je n'ai aimé quelqu'un, me semble-t-il » (26 avril). Freud n'est pas du tout impressionné par cette déclaration d'amour et poursuit imperturbablement : « Cet amour *pour votre père* était si démesuré

13. S. Freud, « Un enfant est battu » [1919], in *Névrose, Psychose, Perversion*, trad. de l'allemand sous la direction de J. Laplanche, Paris, PUF, 1973.

que tout ce qui a suivi n'en était qu'un pâle reflet. » Docile, Anna G. associe avec des sentiments qu'elle éprouvait enfant, ce qui donne à Freud l'occasion de revenir à la dame aux *hémorroïdes* et à l'autodépréciation qu'Anna G. utilise, selon lui, pour le « dégoûter de l'amour ». Nous voyons ici que même pour Freud il n'était pas si simple de *manier l'amour*.

Fait-elle un *demi-lapsus* (si toutefois cela existe) quand elle dit de son père : « il éprouvait *à mon encontre* des sentiments érotiques » (26 avril), au lieu de « à mon égard » ou « pour moi » ? Ce peut être un *choix* lexical, pas nécessairement une *erreur*, mais le tour est assez intéressant pour laisser supposer que cet amour a été vécu aussi comme une agression.

C'est également dans ce contexte qu'apparaît la *nudité* : elle se promenait nue avec son père. S'agit-il d'une séduction érotique ou au moins d'une tentative ? Ce qui suit, c'est une sorte d'approfondissement, une goutte de sang sur un doigt (4 mai), des gonocoques (4 mai), qui tous, sur le plan de l'interprétation, pourraient être mis en relation avec les organes génitaux. Suivent la condamnation, la mutilation, la castration (4 mai) et « sale boche » (10 juin).

Nous voyons à quel point Freud est influencé dans son travail interprétatif par ses propres conceptions et ses théories. Mais il est des aspects dont nous regrettons l'étonnante absence : les aspects relationnels, le jeu du transfert et du contre-transfert et, d'une façon générale, toute la dimension affective qui n'apparaissent quasiment pas. Il fallait que Ferenczi et Rank arrivent pour rendre la psychanalyse vraiment réceptive à cette dimension relationnelle. Nous ne savons pas ce que

Freud a *ressenti*. Mais, et ce journal en témoigne, il s'en est rarement expliqué (tant vis-à-vis de lui-même que des autres). Pour des raisons de place, je n'ai sélectionné assez arbitrairement que quelques exemples, parmi la foule de ceux qu'on peut trouver dans ce document, mais qui nous rendent témoins du développement considérable que la psychanalyse a connu depuis lors.

En 1921, Freud est manifestement encore attaché à ses conceptions initiales. Longtemps, on a projeté sur lui l'image d'un homme « d'une noble simplicité et d'une grandeur discrète », d'un homme qui avance constamment, *sans variations* ni écarts. Cette image, née dans la littérature traditionnelle, finira par se corriger lorsque Freud s'engagera sur d'autres voies, par exemple celles de la sexualité féminine, du fétichisme et, après 1936, entre autres celle de son *Moïse*. Mais en 1921, tout cela est encore bien loin. On peut concevoir que le cercle viennois de l'époque ait idéalisé son image et tenté de la préserver ensuite, à l'époque de l'exil, notamment en Amérique du Nord et au sein du groupe Hampstead à Londres. Mais il faut admettre que d'autres personnes, plus fortement motivées par l'aspect thérapeutique, comme Ferenczi, aient dû en partie prendre leurs distances. Finalement, on peut comprendre le souci de Ferenczi face à la « psychologie du moi », laquelle est devenue peu à peu dominante[14]. Ferenczi, Rank, Reik, Federn et Weiss échouent à lutter contre ce mouvement, Helene Deutsch s'adapte, et

14. S. Ferenczi, *Journal clinique : janvier-octobre 1932*, trad. du manuscrit par le groupe de traduction du Coq-Héron, Paris, Payot, 1986.

l'école berlinoise autour d'Abraham devient le modèle dominant en Europe et, plus tard, aux États-Unis, notamment à New York. Melanie Klein se réclamait de lui, même si, parfois, elle confondait ses idées avec celles de Ferenczi – et peu à peu, elle a commencé, avec prudence et à contrecœur, à parler de contre-transfert dans la situation analytique.

Nous sentons que la psychanalyse *n'a cessé de se développer*. Il suffit de songer que l'analyse d'Anna G. est tout à fait différente de celles que conduisait Ferenczi à la même époque ou d'une analyse actuelle, à Paris ou à Londres, qui se concentrent davantage sur l'analyse de la dimension relationnelle et affective. Est-ce dû au fait que Freud s'intéressait davantage à la théorie, à la métapsychologie (anthropologie), comme il a souvent été dit, et qu'il considérait que ses patients lui apportaient un matériel psychique permettant de nourrir sa réflexion théorique ? Ferenczi en parle dans son journal de 1932, citant certaines remarques de Freud au sujet de patients qualifiés, par exemple, de « racaille », « juste bons pour faire de l'argent et étudier »[15]. Il n'y a pourtant aucun doute : Freud, malgré sa fatigue, n'a ménagé ici ni son temps ni son énergie, s'est montré aussi secourable que bienveillant, et s'est vraiment mis à l'écoute d'Anna G., et, sans doute aucun, d'autres personnes également. On reste cependant pantois quand certains ouvrages sérieux affirment de nos jours encore que la pratique et la technique psychanalytiques n'ont pas ou que peu changé[16].

15. *Ibid.*, p. 177.
16. P. Fonagy, M. Target, *Psychoanalytic Theories. Perspectives from Developmental Psychopathology*, London, Whurr Publishers, 2003.

Cette analyse marque le tournant d'une époque qui fut considérée ultérieurement comme classique. Grâce à elle, nous sommes à même d'en étudier et d'en comprendre les idées fondamentales *comme* les limites. Nous avons cherché à aiguiser l'appétit du lecteur et nous voudrions l'inciter à lire ce document.

D'un point de vue historique, je souhaiterais conclure mes réflexions par quelques remarques.

Tous les grands thèmes des fantasmes *freudiens* sont présents. *Anna G.*, en dépit de la manière directe et parfois un peu théorisante de Freud, ne s'en sent pas moins comprise, et elle parvient à prendre les décisions souhaitées, celles qui sont (pour elle) essentielles, et qui furent probablement les bonnes. Peu à peu, son analyse semble s'éloigner de la problématique initiale et déboucher sur des questionnements autres. Ces notes offrent au lecteur contemporain une image fidèle de la méthode de travail mise en œuvre par Freud à cette époque, mais une image forcément altérée par les choix d'Anna G. qui se sont portés sur ce qui était particulièrement important à ses yeux. Néanmoins, nous constatons, ébahis, que le jeu du transfert et du contre-transfert ainsi que l'échange affectif – le fondement de la pensée analytique d'aujourd'hui – sont apparemment absents. *Tempora mutantur et nos mutamur in illis* (Les temps changent, et nous avec).

FREUD TRAVAILLAIT AUTREMENT. REMARQUES SUR LE JOURNAL DE L'ANALYSE D'ANNA G.[1]

Ulrike May

« Things, get in telling, sometimes strangely twisted. »

Hilda Doolittle[2]

La source et la problématique de son exploitation

Un nouveau compte rendu d'analyse avec Freud vient s'ajouter à la liste de ceux dont nous disposons déjà : c'est le journal d'Anna G. (1894-1982), qui a été en analyse avec lui pendant trois mois et demi en 1921[3]. D'emblée, la chose semble palpitante, et nous nous

1. Je remercie les collègues de l'Académie de psychanalyse et de psychothérapie de Munich, en particulier Hannelore Bodansky, Adelaide Herrmann et Herbert Will, pour le débat stimulant que nous avons eu au sujet de certains extraits de ce journal.

2. H. D. [H. Doolittle], *Palimpsest*, Carbondale, Southern Illinois University Press, 1968, p. 64.

3. Nous disposons de comptes rendus détaillés : voir en bibliographie, p. 345, Blanton (1973), Blum (Pohlen, 2006), Doolittle (1977), Dorsey (1976), Kardiner (1978), Pankeïev (1981), Wortis

plongeons immédiatement dans la lecture de ce témoignage pour avoir une idée de la façon dont « il » s'y prenait. Certes, nous faisons nous aussi la même chose quotidiennement, sans être sûrs de nous y prendre correctement et en doutant parfois que nous sommes vraiment à même d'aider l'analysant ou de lui être utile.

La lecture de ce journal est passionnante, c'est vrai, mais elle devient aussi rapidement frustrante. Pas seulement parce que certains mots du manuscrit n'ont pu être déchiffrés, mais parce que la compréhension de nombreux passages n'est pas évidente. Nous entendons ce qu'une jeune femme a retenu de ses séances avec Freud, mais nous ne savons pas comment elle a perçu Freud ni comment elle a vécu ses séances avec lui, car elle n'en dit pratiquement rien. Nous ne savons pas non plus comment ces séances se sont *vraiment* déroulées, ni ce que Freud a *vraiment* dit. Nous entendons seulement ce qu'Anna G. raconte, et peut-être même pas, car ses notes n'étaient pas destinées à être lues, et ce qui était évident pour l'auteur demeure parfois inaccessible au lecteur. C'est comme si nous avions sous les yeux des fragments d'une pièce de théâtre ou d'une partition de symphonie et qu'il nous faille découvrir comment la pièce a été représentée ou la symphonie exécutée à tel moment. Le journal ne rend pas compte du déroulement des séances et ne traduit même pas la

(1974) ; d'autres, plus brefs, parmi lesquels Helene Deutsch (1986), Ferenczi (1986), Lampl-de Groot (1976), Money-Kyrle (1979) ; on peut citer aussi Grinker, Riviere, Saussure et Stern ; pour ce qui est des comptes rendus de seconde main, voir surtout Roazen (2005).

réalité subjective, psychique de l'analysante. Il s'apparente plutôt au récit d'un rêve pour lequel nous ne disposons pas des associations du rêveur – c'est une situation impossible dans laquelle on ne peut rien dire qui soit défendable sur le plan analytique.

Le cadre dans lequel s'est déroulé cette analyse nous offre cependant une première échappatoire, parce que nous pouvons le comparer avec celui d'autres analyses.

Le cadre : termes de l'accord, durée, nombre de séances, fréquence

L'analyse d'Anna G. s'est déroulée d'avril à juillet 1921 ; les conditions matérielles correspondent à la pratique habituelle de Freud entre 1910 et 1920[4]. Les similitudes commencent avec les termes de l'accord concernant le traitement : Freud a accepté de prendre Anna G. en analyse sans l'avoir vue auparavant ni avoir pu se faire une idée de la pertinence de sa démarche. Des lettres de recommandation – dans le cas présent celles d'Oskar Pfister et d'Emil Oberholzer, deux confrères suisses –, ont été suffisantes à ses yeux. Il procédait d'ailleurs de la même manière dans d'autres cas[5]. L'acceptation inconditionnelle de cette analysante n'était en rien motivée par le fait qu'il avait besoin de

4. Voir les œuvres d'Ulrike May en bibliographie (p. 347).

5. Par exemple, Lucy Ernst-Hoesch, Aranka Schwarcz ou encore Loe Kann ; après 1920, John Dorsey, Abram Kardiner et Smiley Blanton. Ces patients lui avaient été recommandés et/ou l'avaient contacté eux-mêmes. Ils se rendirent à Vienne et commencèrent leur analyse après un bref entretien préliminaire portant sur les

prendre de nouveaux patients pour des raisons financières. Au contraire : en avril 1921, son cabinet ne désemplissait pas. Le 27 mars 1921, au moment précis où il reçut les demandes concernant sa jeune consœur suisse, il écrivait à Eitingon : « Les vagues de travail s'abattent sur ma tête. Je n'ai plus la moindre petite heure de libre, je refuse ce que je peux, mais personne ne se laisse repousser[6]. »

Savoir si Anna G. acceptait le montant de ses honoraires et l'emploi du temps qu'il lui proposait était plus important aux yeux de Freud que de savoir si elle avait les qualités requises pour faire une analyse. Le 20 mars 1921, il écrivit à Pfister que cette analysante pouvait commencer ses séances le 1er octobre et qu'elle devait prévoir que l'analyse durerait quatre à six mois, « moins, cela ne vaudrait pas la peine[7] ». Quelques jours plus tard, la situation avait déjà changé : une place s'était libérée pour le 1er avril, et il la proposa à

honoraires et l'emploi du temps. Avec certains analysants, Freud convenait d'une période d'analyse probatoire de plusieurs semaines, par exemple avec Nacht, Kann et Wortis (S. Freud, M. Eitingon, *Correspondance, 1906-1939*, trad. de l'allemand par O. Mannoni, Paris, Hachette, 2009, p. 80 ; May, « Neunzehn Patienten in Analyse bei Freud (1910-1920) », *Psyche – Z Psychoanal*, 61, 2007, p. 610 ; J. Wortis, *Psychanalyse à Vienne. Notes sur mon analyse avec Freud*, trad. de l'américain par P. Rousseau, Paris, Denoël, 1974, p. 30). Nous ne savons pas si une telle période d'essai a été décidée également avec Anna G.

6. S. Freud, M. Eitingon, *Correspondance, 1906-1939*, *op. cit.*, p. 258.

7. S. Freud, O. Pfister, *Correspondance avec le pasteur Pfister, 1909-1939*, trad. de l'allemand par L. Jumel, Paris, Gallimard, 1966, p. 127.

Anna G., à la condition qu'elle puisse rester au moins jusqu'au début des vacances d'été, le 15 juillet. Les quatre à six mois s'étaient donc transformés en trois mois et demi parce que l'organisation de son agenda l'exigeait. Mais il attendait de la part de son analysante qu'elle s'engage fermement pour cette durée.

On voit ici que Freud proposait des analyses dont la durée était définie d'emblée ou qu'il imposait une durée minimale. Cet aspect est en contradiction avec notre conception de l'analyse pure et dure, non tributaire du temps, telle qu'elle a été défendue récemment encore par Anne-Marie Sandler[8]. Nous exigeons ou attendons de la part des analysants qu'ils ne fixent pas préalablement de terme à l'analyse. C'est probablement ce que Freud souhaitait aussi, mais il acceptait tout de même des traitements limités dans le temps. Ce fut le cas d'Anna G., mais aussi, entre autres, d'Emil Oberholzer ou de Claire Wallentin-Metternich[9]. Les confrères qui le rejoignirent après 1920 pour apprendre la technique analytique avaient vraisemblablement fait pour la plupart des analyses didactiques limitées dans le temps[10].

---

8. A.-M. Sandler, « Psychoanalyse in Deutschland heute und morgen », in *Psychoanalyse – heute ?*, Gießen, Psychosozial Verlag, 2007, p. 49-62.
9. U. May, « Freuds Patientenkalender : Siebzehn Analytiker in Analyse bei Freud (1910-1920) », *Luzifer-Amor : Zeitschrift zur Geschichte der Psychoanalyse*, 19, 2006, p. 57 ; et « Neunzehn Patienten in Analyse bei Freud (1910-1920) », art. cité, p. 599.
10. Voir, par exemple, A. Kardiner, *Mon analyse avec Freud*, trad. de l'américain par A. Lyotard-May, Paris, Belfond, 1978, p. 29, 101.

La durée relativement courte de l'analyse d'Anna G. (trois mois et demi) n'était donc pas une exception : près de la moitié des trente-six analyses menées par Freud entre 1910 et 1920 durèrent moins de six mois[11]. Et cela vaut tant pour les analysants qui venaient le voir en tant que patients que pour ceux qui étaient déjà psychanalystes ou qui le devinrent après leur passage chez lui. La séance quotidienne d'une heure d'Anna G. n'était pas non plus une exception : entre 1910 et 1920, la moitié des analysants ont bénéficié de cette fréquence[12]. Si Anna G. a effectivement commencé son analyse le vendredi 1er avril et l'a terminée le jeudi 14 juillet 1921, si elle n'a pas été souffrante et si elle ne s'est pas absentée pour passer des week-ends prolongés chez elle, en Suisse, elle a bénéficié de quatre-vingt-huit séances, c'est-à-dire à peu près autant que la moitié des analysants qui ont consulté Freud entre 1910 et 1920 : quinze sur trente-six ont suivi une cure qui a comporté moins de cent séances[13].

---

11. U. May, « Neunzehn Patienten in Analyse bei Freud (1910-1920) », art. cité, p. 620.
12. *Ibid.*, p. 694.
13. *Ibid.*, p. 621. Pour avril 1921, j'évaluerai le nombre de séances à 26 et pour mai à 24, parce que Freud a annulé ses séances le jour de son soixante-cinquième anniversaire (6 mai) à cause du grand nombre de personnes venues le féliciter (Freud à Max Halberstadt le 8 mai 1921 ; avec mes remerciements à Michael Schröter). Le lundi de Pentecôte (16 mai), il n'a probablement pas travaillé non plus, comme ç'avait été régulièrement le cas pendant la décennie précédente. Après, et jusqu'au début de ses vacances, il n'y eut plus aucun jour férié. Comme Freud avait écrit à sa fille Anna que tous les patients resteraient jusqu'au 14 juillet (S. Freud, A. Freud, *Briefwechsel, 1904-1938*, I. Meyer-Palmedo [éd.], Frankfurt am Main, Fischer Verlag, 2006, p. 316), on peut considérer que ce fut aussi le cas d'Anna G., si elle était encore en

Globalement, et compte tenu des conditions extérieures, cette analyse a été tout à fait banale : ce ne fut pas une longue analyse de plusieurs années, comme on peut en trouver ici ou là dans la pratique de Freud, mais une analyse courte, dense.

D'après ce que nous savons, Anna G. s'est adressée à Freud parce qu'elle avait un problème à régler : sept ans de fiançailles ne lui avaient pas permis de savoir si elle devait épouser l'homme, alors que le mariage était programmé pour l'automne 1921. Mais elle était aussi psychiatre, elle travaillait au Burghölzli, et dans le journal, elle note même qu'elle avait voulu, à un moment donné, « apprendre » la psychanalyse. Peut-être avait-elle déjà fait une analyse, car elle évoque le psychanalyste suisse Franz Riklin, qui avait toujours mis l'accent sur la piste maternelle, alors que Freud, comme elle le remarque judicieusement, insistait sur la piste paternelle. Il n'est donc pas exclu qu'elle soit aussi allée voir Freud pour savoir si elle allait exercer le métier de psychanalyste. Certains patients ont tout d'abord cherché de l'aide auprès de Freud avant de se décider, pendant l'analyse ou à l'issue de celle-ci, à devenir eux-mêmes analystes (par exemple, Spitz, Dubovitz, Lévy[14]). Comme le dit sa petite-fille Anna Koellreuter, Anna G. n'a pas rejoint un cercle psychanalytique après la fin de

---

analyse ce mois-là. Si elle est restée jusqu'au début des vacances de Freud, elle a dû avoir 26 séances en juin et 12 en juillet, soit 98 séances d'une heure (26 + 24 + 26 + 12). Du point de vue de la caisse d'assurance maladie, une demande de thérapie psychanalytique (50 + 30 + 20 heures) aurait suffi, mais celle-ci n'aurait pas été acceptée à cause de la fréquence élevée des séances.

14. U. May, « Freuds Patientenkalender », art. cité.

son analyse et n'a suivi aucune formation dans ce domaine, même si ce métier aurait très bien pu lui convenir. Nous ne savons pas si elle a discuté de cette question avec Freud. Nous ignorons aussi si Freud a vu en elle une future psychanalyste : elle venait tout de même du Burghölzli, ce grand hôpital zurichois où l'on avait très tôt manifesté un grand intérêt pour la psychanalyse et qui avait déjà valu à Freud de nombreux élèves.

L'analysante vue par Freud

Après quelques semestres d'études littéraires, Anna G., âgée de vingt-sept ans (elle était née en 1894) et qui avait donc à peu près le même âge que la fille de Freud, Anna (née en 1895), acheva des études de médecine et de psychiatrie et travailla comme médecin assistant dans un service de psychiatrie. On peut s'imaginer qu'elle était une jeune diplômée compétente. Parvenue à l'âge adulte, elle se retrouva dans une impasse, incapable de se décider à épouser l'homme auquel elle était fiancée depuis sept ans ou à le quitter.

Au centre de la problématique d'Anna G., Freud perçoit la fixation œdipienne sur le père. Comme elle n'a pas pu surmonter le rejet par son père de ses désirs d'amour, elle reste liée à lui et se venge en quelque sorte par procuration, sur les hommes qu'elle rencontre. Elle recherche l'homme qui voudrait l'embrasser et la dévorer « à force d'amour », mais elle est incapable de rester avec lui, elle « glisse » de l'un à l'autre. Comme Dionyse dans la nouvelle de Schnitzler *Die Hirtenflöte*

(*La Flûte du pâtre*), qu'elle évoque dans son analyse, elle ne peut résister aux tentations que lui offre le monde, elle veut être aimée et désirée, et à partir de là, elle échafaude son idéal du bonheur en fuyant son propre malheur – la « blessure » narcissique d'être une fille et d'avoir été abandonnée pour cette raison par son père qui lui préférait sa mère et ses frères. C'est ainsi qu'est né le désir d'être un garçon ou celui que son père lui fasse des enfants, de même que, plus tardivement, le désir d'avoir des relations avec des hommes sans cesse différents.

Si ce journal ne nous abuse pas, c'est le désir œdipien pour le père qui se trouve au centre de l'interprétation de Freud. Dans les notes d'Anna G., et peut-être même dans l'analyse ou les remarques de Freud, sa mère prend moins de place. Elle apparaît comme une concurrente dont Anna souhaite la mort ; la jalousie et l'envie marquent la relation qu'elle entretient avec elle (et avec d'autres femmes) : à un endroit du journal, une composante homosexuelle est évoquée (30 avril). Son identification avec sa mère est hésitante, sa propre féminité fragile. Au-delà, on voit apparaître dans le journal bien d'autres aspects du développement de la sexualité infantile : les sentiments de culpabilité dus à ses désirs sexuels, la peur de la sexualité masculine agressive, les souhaits de castration vis-à-vis de l'homme. Mais ce qui domine, c'est ce fameux « secret », comme le dit Freud : les immenses désirs d'amour de l'enfant qui sont susceptibles de déterminer sa vie jusqu'à l'âge adulte.

Anna G. a raconté plus tard que ce n'étaient pas les paroles de Freud qui avaient entraîné sa transformation, mais « sa présence dans la même pièce[15] ». Nous ne sommes pas en mesure de le confirmer, mais il se peut que la présence de Freud dans le même lieu qu'elle lui ait permis de trouver une part du bonheur que lui avait refusé son père. Mais peut-être se trompait-elle, peut-être les « paroles » de Freud, la façon dont il a pu mettre des mots sur ses désirs, ses angoisses et ses déceptions infantiles lui ont-ils permis de rompre ses fiançailles au terme de l'analyse, de quitter Zurich et de prendre un nouveau départ dans la vie.

Au centre de la pratique de Freud : le complexe d'Œdipe et le narcissisme

J'ai choisi deux passages dans le journal d'Anna G. où Freud revient de façon surprenante sur les déclarations de son analysante. Les concepts théoriques qui sous-tendent ses remarques ne correspondent pas, me semble-t-il, à l'image que nous avons de sa façon de travailler et sont aussi assez éloignées de nos conceptions analytiques actuelles.

Voyons tout d'abord les notes qui ouvrent ce journal :

> Lorsque j'avais quatre ans, à Strasbourg, il y avait ma petite cousine, un gros nourrisson. Je la pinçais et la tourmentais toujours quand j'étais seule, jusqu'à ce qu'elle se mette à crier. Un jour, j'ai arraché sur le balcon toutes les jeunes plantes que je considérais comme de mauvaises

15. A. Koellreuter, *Als Patientin bei Freud 1921 – Aus dem Tagebuch einer Analysandin*, manuscrit, 2007, p. 21 (voir *supra*, p. 19).

herbes. C'est par hasard que je découvris alors la masturbation en me pressant contre une balustrade.

Freud semble alors lui avoir demandé si elle avait aussi tourmenté son petit frère, ce qu'Anna G. a confirmé. Freud commente :

Fr. : Vous avez commencé la masturbation quand vous vous sentiez esseulée On ne vous aimait plus comme lorsque vous étiez encore seule. C'est pourquoi vous vous êtes vengée sur le petit enfant et sur le symbole, les jeunes plantes.

Bien sûr, nous ne savons pas ce que l'analysante a dit d'autre au cours de cette séance ni dans quel contexte se situait cette intervention de Freud. Le lien établi entre l'agression, la masturbation et la solitude vient probablement de Freud lui-même. Il considérait manifestement le sadisme et la masturbation comme des réactions à la déception amoureuse provoquée par le père : la petite fille se sentait désavantagée par rapport à son frère cadet, et s'est vengée sur lui, sur sa cousine et sur les jeunes plantes[16].

J'ai lu le premier paragraphe de ce passage à deux confrères. Je leur ai indiqué l'âge de la patiente, la raison de son analyse et le fait que l'analysante avait deux frères plus jeunes qu'elle. Indépendamment l'un de l'autre, tous deux ont considéré qu'il pouvait s'agir de désirs sadiques à l'égard des frères et qu'ils pouvaient

16. Du point de vue de la psychologie du moi, cette brève séquence serait tout simplement classique parce qu'on pourrait y voir, comme Kohut l'a affirmé, que les motions pulsionnelles agressives et sexuelles se manifestent quand le moi est menacé de fragmentation parce qu'il ne se sent pas pris en considération ni estimé.

être dommageables pour la relation de l'analysante avec les hommes ; selon eux, il s'agissait peut-être du désir d'arracher le pénis de ses frères, donc de les castrer, et l'analyse devrait faire prendre conscience à l'analysante de ses fantasmes sadiques et lui permettre de les explorer.

Freud semble avoir interprété différemment les propos de sa patiente. Il voit dans son sentiment de frustration et sa déception amoureuse les motifs de ses désirs de vengeance. Bien sûr, là encore, nous ne savons pas ce que Freud a vraiment dit. Supposons cependant, à titre d'hypothèse, qu'Anna G. ait fidèlement reproduit les remarques de son analyste. Qu'a fait Freud à ce moment, comment a-t-il compris l'analysante ?

Dans le passage en question, Anna G. souligne à Freud à quel point, enfant, elle était mauvaise et méchante. Au désir sadique, Freud répond par un acquiescement et une compréhension bienveillants. Et c'est sous forme « digérée », comme on aime à le dire aujourd'hui, qu'il lui restitue ses terribles désirs, lui permettant ainsi de les intégrer dans son moi. Il ne se laisse pas entraîner à réagir à son sadisme ; il ne le condamne pas ni ne souhaite en savoir davantage. De cette manière, il contourne la démarche de l'analysante qui cherche à s'entendre confirmer à quel point elle est méchante ; au lieu de cela, il lui fait remarquer la vanité de son désir d'amour et sa retraite dans la solitude.

Freud a-t-il nié et minimisé l'agressivité ou le sadisme des souvenirs du balcon ? Quoi qu'il en soit, à ce moment-là, il ne commente pas ces aspects. Pour le reste, c'est lui-même qui a affirmé que le sadisme était un moteur pulsionnel du développement psychique[17] et qui, dans l'année qui a précédé l'analyse d'Anna G., a introduit dans la théorie psychanalytique le concept de pulsion de mort et celui qui en découle, à savoir la pulsion d'agression[18]. On voit ainsi combien Freud était attentif au surgissement des mouvements sadiques et agressifs chez son analysante, et il n'hésitait pas à lui faire remarquer ses désirs de mort à l'égard de ses objets d'amour infantiles.

J'emprunte le deuxième exemple à une note où Freud réagit à la « pitié démesurée » qu'Anna G. éprouve vis-à-vis de son frère et à l'évocation répétée de mutilés, de castrés et d'aveugles dans les associations de son analysante (mention non datée, entre le 5 mai et le 10 juin).

Le thème de la pitié était déjà apparu auparavant dans l'analyse, par exemple dans le fantasme qu'elle a de vouloir rendre heureux un jeune homme triste. À cela, Freud réagit logiquement en disant que ce ne sont pas les autres qui sont dignes de pitié, mais l'analysante elle-même : « Vous étiez *la défavorisée. C'est votre mère qui a eu un enfant, au lieu de vous. Ensuite, vous avez voulu tout de même ressembler à votre frère. Soit [être] une femme et avoir un enfant, soit être un homme doté d'un pénis*[19]. »

Quand il est question de pitié, nous songeons aujourd'hui immédiatement à la formation réactionnelle :

---

17. S. Freud, *Trois Essais sur la théorie sexuelle* [1905], trad. de l'allemand par P. Koeppel, Paris, Gallimard, 1987.
18. S. Freud, « Au-delà du principe de plaisir » [1920], in *Essais de psychanalyse*, trad. de l'allemand sous la responsabilité d'A. Bourguignon, Paris, Payot, 1981.
19. Voir *supra*, p. 77.

derrière la pitié démesurée peuvent se cacher des motions sadiques. Freud lui-même a défini la pitié comme un éventuel blocage psychologique acquis très tôt[20] et a parlé de « la transmutation des tendances agressives en pitié[21] ». Selon lui, cette conception de la pitié s'accorderait très bien avec les actes et les fantasmes sadiques que l'analysante a mentionnés dès la première page de son journal.

Cependant, lorsqu'il réagit à la pitié qu'elle avait ressentie, Freud ne confronte pas l'analysante avec ses désirs sadiques, mais avec son sentiment de toute-puissance défensive, son refus de percevoir la blessure narcissique[22]. Il lui rappelle que, enfant, elle se sentait défavorisée. Il va encore plus loin en objectivant la réalité psychique de l'analysante : il ne lui dit pas qu'elle s'est *sentie* défavorisée mais qu'elle l'a *été* – si toutefois Anna G. a correctement noté ce moment probablement très émouvant pour elle.

Il s'agit là d'une prise de parti en faveur de l'analysante que l'on pourrait éventuellement trouver problématique. Freud s'est manifestement accommodé du flou que sa remarque a suscité. Je suppose qu'à ce stade

20. S. Freud, *Trois Essais sur la théorie sexuelle* [1905], *op. cit.*
21. S. Freud, « Analyse d'une phobie chez un petit garçon de cinq ans (Le petit Hans) » [1909], in *Cinq Psychanalyses*, trad. de l'allemand par M. Bonaparte et R. M. Loewenstein, Paris, PUF, 1954, p. 173.
22. Cette défense est comprise un peu comme pour l'homme aux loups : « L'origine narcissique de la pitié, de la "sympathie" que ce dernier mot exprime en lui-même, est d'ailleurs ici impossible à méconnaître » (S. Freud, « Extrait de l'histoire d'une névrose infantile (L'homme aux loups) » [1918], in *Cinq Psychanalyses*, *op. cit.*, p. 392).

sa conception des blessures narcissiques inévitables, qu'il venait de décrire une fois encore, et en termes dramatiques, dans « Au-delà du principe de plaisir[23] » a joué à plein. Selon lui, le mépris infligé par les parents – et surtout par le parent du sexe opposé –, l'impossibilité humiliante d'avoir soi-même des enfants, l'échec de son exploration sexuelle, et, chez la fille, l'absence de pénis, tout cela faisait partie des blessures réelles. Comme le dit Freud, la « floraison précoce de la vie sexuelle infantile est destinée au déclin parce que les désirs y sont incompatibles avec la réalité et parce que l'enfant n'a pas atteint un stade de développement suffisant[24] ». Il ajoute qu'elle « trouve sa fin dans les circonstances les plus pénibles, au milieu de sentiments profondément douloureux[25] ».

Ainsi, en disant à sa patiente qu'elle a été défavorisée, Freud lui fait remarquer cette blessure narcissique qu'elle ne voulait ni ne pouvait voir. Il valide son sentiment d'être défavorisée et lui fait comprendre qu'il était justifié. Sur le plan théorique, cela signifie que, pendant l'analyse d'Anna G., Freud a été attentif au devenir du narcissisme infantile et qu'il a travaillé sur les phénomènes de défense. Non parce qu'il aurait voulu « soutenir » sa patiente, mais parce que le narcissisme était un élément essentiel de sa théorie du développement : les expériences humiliantes de l'enfant qui, dans le cas d'Anna G., étaient cachées derrière son

23. S. Freud, « Au-delà du principe de plaisir » [1920], in *Essais de psychanalyse*, *op. cit.*, p. 66 *sqq.*
24. *Ibid.*, p. 66.
25. *Ibid.*

« comportement insupportable » et son donjuanisme, doivent être amenées à la conscience tout autant que les désirs d'amour refoulés.

Aujourd'hui, on interpréterait différemment les deux passages que j'ai choisis. On les aborderait surtout sous l'angle du destin des pulsions : on se poserait la question de savoir contre quelles motions pulsionnelles et contre quels fantasmes agressifs ou sadiques interviennent les mécanismes de défense[26]. Au centre de l'analyse de Freud, en revanche, il y a le travail sur la défense contre la perception des motions d'amour et leur déception, et sur la blessure narcissique. Dans les notes d'Anna G., l'agression et le sadisme n'ont aucune dynamique autonome mais vont chercher leur force pulsionnelle (*Triebkraft*) dans les motions amoureuses œdipiennes. Par ailleurs, l'analysante évoque peu de phénomènes liés à l'érotisme oral et anal. Peut-être n'avait-elle pas encore établi de fixations très marquées dans ce domaine. Peut-être n'ont-ils eu qu'un rôle secondaire dans les recherches de Freud. Par exemple, Anna G. a noté plusieurs fois des idées et des souvenirs liés à l'acte de dévoration : le père qui dévore les enfants ; le bien-aimé censé la dévorer ; la vermine qui la dévore. Si l'on en croit les notes du journal, Freud n'associe pas ces idées à la phase orale infantile. Il est

---

26. Naturellement, il existe des dominantes régionales dans la pensée et la pratique analytiques, éventuellement liées à telle ou telle institution. Quand j'évoque la psychanalyse d'aujourd'hui, je me réfère à la pratique que je connais parce que c'est la mienne et celle de mes confrères, notamment ceux de Munich et de Berlin, et que je la retrouve fréquemment dans les publications d'auteurs contemporains.

possible qu'il ait interprété ici l'oralité manifeste comme il l'a fait pour l'homme aux loups, à savoir comme un univers linguistique et imagé régressif, où la thématique œdipienne est peu élaborée.

Freud et le maniement du transfert

À la lecture du journal, on a l'impression que Freud n'aborde pas fréquemment la question du transfert. Il semble attendre que les sentiments de l'analysante à son égard deviennent très forts – il est en l'occurrence en totale adéquation avec le conseil qu'il donne de n'interpréter le transfert qu'à partir du moment où il perturbe l'analyse. C'était probablement le cas lorsque Anna G., après trois semaines de cure, lui dit qu'elle serait prête à « l'épouser éventuellement », qu'elle l'aime déjà beaucoup (25 avril). Il répond alors : « Il s'agit là du transfert sur moi de l'ancien amour et du sentiment amoureux que vous éprouviez autrefois à l'égard de votre père. La déception, la jalousie douloureuse, etc. viendront alors elles aussi. » Quand Anna G., au cours de la séance suivante, réitère sa déclaration – « Je vous aime d'une façon si indescriptible, comme jamais auparavant je n'ai aimé quelqu'un, me semble-t-il » –, elle transcrit ainsi la réponse de Freud : « Cet amour pour votre père était si démesuré que tout ce qui a suivi n'en était qu'un pâle reflet. On n'a pas idée de l'intensité de l'amour des enfants. »

Freud semble avoir réagi très calmement au transfert amoureux d'Anna G. et lui avoir indiqué en même temps qu'il fallait désormais qu'elle s'attende à éprouver des sentiments négatifs à son égard et au sujet de l'analyse. Il ne serait pas étonnant qu'Anna G. ait perçu cette réaction comme un rejet : Freud a ignoré sa révélation en mettant l'accent sur le passé. Mais il se pourrait aussi que Freud nous apparaisse à travers ces notes sous un jour plus froid qu'il ne l'était vraiment, un père distant correspondant bien à l'histoire intime de son analysante. Mais peut-être les choses se sont-elles déroulées tout autrement encore : la réponse de Freud peut avoir fait beaucoup de bien à sa patiente en l'amenant à être en mesure de vivre une situation où l'on peut dire à un homme combien on l'aime sans être pour autant rejetée. Dans ce cas, la blessure narcissique aura été identifiée au cours de ces séances parce que aucune répétition traumatisante de la déception n'aura eu lieu. Mais, une fois encore : nous n'en savons rien[27].

Nous ignorons ce qu'Anna G. a ressenti, néanmoins les notes de son journal confirment notre supposition que Freud maniait le transfert autrement que nous ne le faisons aujourd'hui, dans la mesure où il ne l'élaborait pas constamment. Ses propres descriptions de cas vont dans ce sens. Ernst Blum, qui a été en analyse avec Freud peu après Anna G. (de mars à juin 1922), se souvient : « Freud n'a pratiquement jamais établi de lien avec lui-même quand je parlais de mon père ; il n'établissait pas non plus de lien entre lui-même et mon

27. Freud a peut-être provoqué la déclaration d'amour d'Anna G., car pendant la séance du 21 avril, où elle lui fait sa première déclaration, il semble avoir dit à l'analysante qu'elle souhaitait une « véritable défloration ». S'il a formulé les choses de cette manière, je considérerais cela comme une erreur, comme un passage à l'acte.

père quand je parlais de ce dernier. S'il l'avait fait, il aurait concentré sur lui tout le processus analytique, et ce ne fut jamais le cas[28]. » Freud cherchait moins à travailler les phénomènes de répétition dans le transfert. Il s'intéressait avant tout à la reconstruction du passé, c'est là, dans ce qui s'était passé jadis, qu'il cherchait la solution des problèmes du moment.

J'ose une comparaison un peu bancale : Freud utilisait le transfert comme une bombe, et pas seulement dans le cas d'Anna G. La mèche est allumée par une perception, une idée subite, un souvenir de l'analysant – en l'occurrence, selon Freud, le cadre analytique lui-même en crée les conditions. Il attendait alors que la flamme s'approche de la bombe et utilisait l'explosion pour faire comprendre à l'analysant qu'il se promenait avec des bombes sur lui. Je veux dire par là que Freud utilisait ce moment pour souligner le caractère illusoire du transfert. Dans l'analyse d'Ernst Blum, le transfert a « explosé » au moment où il est apparu qu'il voulait épouser la fille de Freud, à quoi ce dernier a répondu qu'il n'y était pas opposé. Cela permettait à Freud de ne pas alimenter les suppositions selon lesquelles il entretenait une proximité incestueuse avec sa fille. Le jeune homme a perçu la réaction de Freud comme un soutien narcissique lui permettant de choisir lui-même un objet d'amour qui lui convienne. Avec Anna G., la première explosion a eu lieu au cours de la séance où

28. M. Pohlen, *Freuds Analyse. Die Sitzungsprotokolle Ernst Blums*, Reinbek bei Hamburg, Rowohlt Verlag, 2006, p. 263. Arthur Couch (voir bibliographie, p. 345) dit la même chose sur son analyse avec Anna Freud.

Freud a voulu lui faire comprendre que ses sentiments ne s'adressaient pas à lui, mais à son père. Une deuxième explosion s'est peut-être produite au cours de l'avant-dernière séance consignée dans le journal (j'y reviendrai plus loin).

Contrairement à Freud, nous tendons aujourd'hui à faire du transfert le sujet central de l'analyse, à ne plus rien voir d'autre et à porter moins l'accent sur le travail de reconstruction. C'est certes confortable, mais c'est aussi une véritable perte. Car le passé ne s'expose pas totalement dans le temps présent ; au contraire – et, comme Freud, j'en suis persuadée –, il faut le chercher et le trouver[29].

Éléments non analytiques dans la pratique de Freud : support, structuration, enseignement

Dans sa pratique, Freud utilisait des éléments non analytiques. Nous le savions déjà, et Anna G. nous le confirme. Ainsi, il qualifie un jour les souvenirs de sa patiente d'« excellents », une autre fois, c'est un rêve qu'il juge « extrêmement important ». Il donne ainsi des orientations et autorise l'analysante à éprouver une satisfaction narcissique – ce faisant, il adopte une attitude de soutien, comme nous le dirions aujourd'hui.

29. À propos d'une critique du maniement du transfert dans la pratique contemporaine, que je partage en grande partie, voir M. Klemann, « "Wer nicht hören will, muß fühlen !" Übertragungsanalyse und die unbewußten Wünsche des Analytikers », *Psyche – Z Psychoanal.*, 62, p. 397-422.

On pourrait y inclure sa tendance à comparer ses analysants à des modèles littéraires – dans le cas d'Anna G. il s'agit entre autres du parallèle avec Don Juan[30]. Cette façon de la distinguer comporte également des gratifications narcissiques et a certainement aidé l'analysante à comprendre les aspects problématiques et humiliants de sa propre vie amoureuse.

L'enseignement que Freud a dispensé à Anna G. est un autre élément remarquable de sa pratique. Il lui a révélé la signification de certains symboles, lui a dit quand et comment utiliser des interprétations symboliques, comment il faut entendre un discours direct dans un rêve et, à plusieurs reprises, il relève sa mise en relation de deux rêves ou son rapprochement entre deux idées quand elle associe librement. De cette manière, il transmet à son analysante des principes fondamentaux de la pensée analytique et perfectionne sa capacité à s'observer elle-même.

Je ne suis pas en mesure de dire si Freud considérait l'enseignement comme une dimension essentielle de sa pratique. Il est certain cependant que les interventions de soutien étaient selon lui nécessaires. Rappelons-nous l'homme aux loups, dont le traitement a nécessité de nombreux mois d'« éducation préparatoire » avant qu'une analyse au sens strict soit possible[31]. L'or pur de l'analyse doit toujours être allié à des métaux impurs. Si je comprends bien Freud, c'est regrettable

30. Ainsi qu'avec le personnage de Dionyse, dans la nouvelle de Schnitzler, et avec le cas Dora.
31. S. Freud, « Extrait de l'histoire d'une névrose infantile (L'homme aux loups) » [1918], in *Cinq Psychanalyses*, *op. cit.*, p. 405.

pour l'analysant, mais nullement déshonorant, ni immoral ni négatif ; c'est nécessaire au plan thérapeutique ; ce travail préparatoire est la condition de l'analyse.

Aujourd'hui, les analystes voient les choses autrement, en tout cas certains d'entre eux comme Segal[32], qui a distingué deux traditions analytiques. La première se réfère à Freud, on y trouve par exemple Klein et Bion. Les analystes de cette école voient avant tout l'analyse comme « *the search of truth* », la recherche de vérité, et la préservation du *setting* analytique. La seconde débute avec Ferenczi, et on peut y inclure Balint, Winnicott et Kohut entre autres. Les analystes de cette mouvance défendent une autre conception de la guérison et du changement : « Une nouvelle préoccupation surgit qui touchait à un certain nombre de questions concernant la cure et le changement visé, et qui ne se limitait pas à trouver simplement la vérité ; elle prenait en compte l'influence personnelle de l'analyste, c'est-à-dire son soutien, son conseil et son réconfort comme faisant partie intégrante du processus analytique[33]. » Cela est essentiellement « non analytique » et « dirigé contre l'effort psychanalytique qui prétend produire un changement à travers la recherche de la vérité. Lorsque l'analyste occupe lui-même activement le rôle parental, il invite le patient à vivre dans le mensonge. Ce qui a pour conséquence de promouvoir un fonctionnement dans un registre concret plutôt que de favoriser la symbolisation et la croissance

32. H. Segal, « Reflections on truth, tradition, and the psychoanalytic tradition of truth », *Amer. Imago*, 63, 2006, p. 283-292.
33. *Ibid.*, p. 288 *sqq*.

psychique »[34]. Vu ainsi, Freud n'a aucune chance d'être considéré comme un analyste *stricto sensu.* Car il se comportait de façon « non analytique » quand cela lui paraissait nécessaire, et il me semble qu'au cours de ses séances ce n'est pas la vérité qu'il recherchait avant tout. Je dirais plutôt que, dans la mesure où il le pouvait, il s'adaptait à l'analysant et tentait d'avancer avec lui aussi loin que possible dans le travail d'analyse. C'était vrai notamment pour des patients dont il avait « percé à jour » la problématique, ceux qui n'étaient pas pour lui une *terra incognita* scientifique. La situation était certainement différente avec les analysants dont il pensait ne pas avoir encore compris le tableau clinique. Dans ces cas-là, il recherchait peut-être la « vérité », mais sans la composante morale que je perçois dans la remarque de Segal. Il était animé, je crois, par une recherche de connaissance. Toutefois, il soulignait le risque de cette position pour le travail en séance[35]. Si je comprends bien Freud, la recherche rigoureuse de

34. *Ibid.*, p. 289. Dans une lettre adressée à *American Imago*, où l'étude de Segal était parue, cinquante membres de la British Psychoanalytic Society protestèrent contre cette présentation des choses et exigèrent des excuses (« Letter to the editor », « Après-coup. Tradition and Truth », *Amer. Imago*, 64, 2007, p. 121-124). Segal s'excusa tout en maintenant sa position (H. Segal, « Après-coup. Response to a letter to the editor », *Amer. Imago*, 64, p. 124-125).

35. Kardiner évoque ces propos autocritiques de Freud : « Je souffre d'un certain nombre de handicaps qui m'empêchent d'être un grand analyste. [...] Deuxièmement, je m'occupe tout le temps de théorie, je m'en occupe beaucoup trop, si bien que les occasions qui se présentent me servent plus à travailler ma propre théorie qu'à faire attention aux questions de thérapie » (A. Kardiner, *Mon analyse avec Freud*, *op. cit.*, p. 103-104).

connaissance, la quête de vérité font partie de la pensée et de la réflexion, mais pas du rapport thérapeutique.

La représentation d'attente – À propos du dogmatisme de Freud

Selon la conception freudienne, les analyses se décomposent souvent en deux phases : dans la première, l'analyste acquiert une certaine compréhension du cas et « développe » devant le patient « la construction de la genèse de son mal ». Dans la deuxième, le patient vérifie ce qu'il convient d'en penser[36]. Comme Freud l'a souligné à différentes reprises, l'analyste a l'obligation d'exposer à l'analysant une partie de la théorie qui, à son avis, éclaire la problématique : « [...] Nous donnons au patient une idée consciente d'expectation dont la ressemblance avec l'idée inconsciente refoulée l'amène à retrouver lui-même celle-ci.[37] » C'est ce qui s'est produit dans l'analyse d'Anna G. : Freud n'a pas tardé à lui confier le « mystère » à l'origine de son incapacité à prendre une décision quant à son mariage.

36. S. Freud, « Sur la psychogenèse d'un cas d'homosexualité féminine » [1920], in *Névrose, Psychose, Perversion*, trad. de l'allemand sous la direction de J. Laplanche, Paris, PUF, 1973, p. 250 *sqq*.
37. S. Freud, « Perspectives d'avenir de la thérapeutique analytique » [1910], in *La Technique psychanalytique*, trad. de l'allemand par A. Berman, Paris, PUF, 1953, p. 24. À propos de la représentation d'attente, voir également : « Analyse d'une phobie chez un petit garçon de cinq ans (Le petit Hans) » [1909], in *Cinq Psychanalyses*, *op. cit.*, p. 167 ; *Conférences d'introduction à la psychanalyse* [1916-1917], trad. de l'allemand par F. Cambon, Paris, Gallimard, 1999, p. 514, 532.

Je n'ai pas d'avis tranché sur cette façon de procéder. Freud était-il dogmatique lorsqu'il expliquait à sa patiente dans quelle mesure il convenait d'expliquer sa problématique actuelle par une non-résolution du conflit œdipien ? Était-il ouvert à des tentatives d'explications alternatives ? et un analysant est-il en mesure de vérifier la validité de la théorie exposée par son analyste ?

La règle d'abstinence – composante du *setting* analytique

Lorsque Freud invite Anna G. à, « si c'est possible, laisse[r] tomber [ses] aventures [...] de sorte que tout apparaisse d'autant plus clairement pendant la séance », il ne s'agit pas d'une mesure éducative mais d'appliquer la règle d'abstinence : l'analyste ne doit pas satisfaire les désirs de l'analysant et celui-ci ne doit pas, pendant la durée de l'analyse, s'adonner à des ersatz de satisfaction afin que « l'énergie requise pour le fonctionnement de la cure » ne « s'échappe » pas[38]. Selon Freud, la règle d'abstinence crée des conditions favorables à l'analyse, et dans cette mesure, elle fait partie du *setting* analytique. On pense aujourd'hui que seul l'analyste se doit de respecter strictement cette règle.

Apparemment, Anna G. a tenté de s'y soumettre. Car après une première série de notes couvrant la

---

38. S. Freud, « Les voies de la thérapie psychanalytique » [1919], trad. de l'allemand par A. Berman, in *La Technique psychanalytique*, *op. cit.*, p. 163.

période du 15 avril au 5 mai, elle a laissé deux pages blanches et noté sur la dernière ligne de la deuxième page : « Je me retire de F. » Ce « F. » représentait probablement France, avec qui elle avait noué une relation pendant son séjour viennois. À la page suivante, elle rapporte un rêve mais aussi une intervention de Freud : « Puisque vous retirez votre libido de Fr… » Le 14 juin[39], Anna G. note cependant : « Hier, France m'a embrassée dans l'escalier devant la pension », et quelques lignes plus bas : « Aujourd'hui une scène d'amour a de nouveau eu lieu entre Fr. et moi ».

Il semble que la jeune femme soit retournée auprès de « Fr. ». Si ce fut effectivement le cas, elle n'aurait pas respecté la règle d'abstinence, mais Freud n'en aurait pas pour autant interrompu son analyse. Peut-être cette reprise des relations avec Fr. l'a-t-il amené à dire à l'analysante, deux jours plus tard (16 juin), qu'elle aimait France par défi à l'égard de ses parents. Mais, une fois encore, nous n'en savons rien. Ce qui me semble important, c'est que Freud considérait probablement la règle d'abstinence comme un souhait, une demande ou une recommandation. Il voulait certainement que l'analysante se comporte d'une façon qui soit favorable à l'analyse ; mais je ne crois pas qu'il la considérait comme « psychotique » ou « perverse » quand

39. Je ne suis pas en mesure de commenter plus avant le fait qu'Anna G. se soit liée d'amitié avec un certain France et qu'elle abrège son nom par « F. » ou « Fr. », et que l'on ne peut naturellement pas s'empêcher de penser aussi à « Freud », ou que la première série de notes s'achève précisément le 5 mai, la veille de l'anniversaire de Freud – jour où toutes les séances avaient été annulées.

elle dérogeait à sa préconisation[40]. Une autre de ses patientes, Loe Kann, alors compagne d'Ernest Jones, a fait durant son analyse la connaissance d'un homme qu'elle a épousé – Freud a même assisté au mariage en tant que témoin ! On peut donc affirmer sans risque de se tromper que Freud ne maniait pas la règle d'abstinence comme un principe dogmatique, mais qu'il adaptait son application de manière acceptable et productive pour chaque cas.

La fin du journal

Anna G. a relaté son expérience analytique sous forme d'un compte rendu, et rapportait ses interventions et celles de Freud au discours direct. L'ensemble du journal, à une exception près, ne contient pas un seul commentaire *sur* les séances ou *sur* Freud. Peut-être était-elle à ce point subjuguée et impressionnée par son analyste – elle était pour ainsi dire positivement traumatisée – qu'elle parvenait seulement à fixer ce qui se passait à travers les mots qui s'échangeaient, mais qu'elle était incapable d'exprimer comment elle se sentait alors. Je suppose qu'elle a commencé son analyse par un transfert idéalisant où Freud a été dans un premier temps le père idéal, semblable à celui qu'elle avait

40. Segal écrit : « Pour le dire succinctement, le *setting*, le cadre, est du côté de la santé, et c'est la partie psychotique ou perverse du patient qui attaque le *setting*. » (H. Segal, « Après-coup. Response to a letter to the editor », art. cité, p. 125). Par « *setting* », Segal entend tous les facteurs qui sont nécessaires à une analyse ou à la protection de l'espace analytique.

intériorisé et auquel elle ne pouvait pas renoncer. Dans cette forme de transfert, elle se faisait objet pour Freud : celle avec laquelle « il » parlait et qui « lui » racontait quelque chose.

À la fin du journal se produit peut-être un début de désidéalisation et, parallèlement, le début de l'individuation d'Anna G. Le 16 juin, elle note : « *Fr. : Vous êtes sous l'emprise du défi à vos parents* », et elle poursuit : « (Il croit que cet amour peut s'expliquer en majeure partie par là, mais ce n'est pas vrai, ô mon Dieu. Comme je l'aime.) »

C'est la première fois qu'Anna G. exprime des sentiments et des pensées à elle. Désormais, elle est identifiable tel un individu autonome, elle est Anna G. ; elle se libère à un moment significatif de la fusion idéalisatrice avec Freud et lui fait face, même si c'est encore, au sens propre du terme, entre parenthèses. Quelques lignes plus loin, le journal s'arrête. Il est possible qu'elle ait alors pu s'approprier davantage ses pensées et ses sentiments, devenant ainsi capable de prendre une décision, y compris quant à son mariage. Il n'est plus aussi important pour elle de consigner ce que Freud et elle disaient. Elle peut désormais utiliser les séances pour trouver avec Freud ce qu'elle attendait de la vie.

Conclusion

J'ai lu le journal d'Anna G. en limitant fortement ma grille de lecture. J'ai cherché à savoir si et dans quelle mesure la méthode de travail de Freud était différente de la pratique actuelle. Que Freud ait travaillé autrement que nous me semble indubitable, quand bien même le caractère fragmentaire du journal rend un tel jugement difficile.

1. Maintes analyses conduites par Freud l'ont été avec une densité qui n'a plus cours aujourd'hui ; dans le cas d'Anna G., la densité a certainement renforcé l'intensité du transfert et l'ampleur de la régression analytique. 2. La brièveté de la plupart d'entre elles est moins étrangère à la pratique moderne, mais elle surprend tout de même, surtout comparée aux normes en cours et à nos souhaits. 3. La durée limitée de l'analyse d'Anna G. est en contradiction avec la revendication d'analyses « atemporelles ». 4. Cette analyse contenait un grand nombre d'éléments didactiques, structurants et permettant de soutenir l'analysante. Freud les considérait comme nécessaires à la conduite de la cure alors qu'il existe aujourd'hui une tendance à considérer les éléments non analytiques comme contraires au traitement, voire tout simplement immoraux. 5. La théorie qui fondait le travail de Freud se distingue de notre pratique dans la mesure où les désirs œdipiens en constituaient le cœur ; les facteurs préœdipiens avaient une importance moindre. 6. Il s'agissait d'amener à la conscience les désirs œdipiens refoulés et déniés, ainsi que les blessures narcissiques, mais pas l'agression primitive. 7. La vulnérabilité narcissique et le besoin de l'enfant qu'avait été l'analysant comme de l'adulte qu'il était étaient pris en compte plus fortement qu'aujourd'hui. 8. Freud a indiqué explicitement à Anna G. avec quelle théorie il travaillait et en quoi consistait, à son avis, l'étiologie de sa problématique ; il défendait semble-t-il vigoureusement ses fondements théoriques. Son point

de vue sur la nécessité de révéler certains aspects théoriques généraux, applicables dans ce cas particulier, n'est plus courant de nos jours. Contrairement à aujourd'hui, le transfert jouait à l'époque un rôle différent, moins élaboré durant la cure. 9. À certains moments, rares, la résolution du transfert devient un facteur essentiel de la cure. 10. C'est la reconstruction qui est considérée comme la mission et le travail essentiels, et non le travail sur et dans le transfert.

En dépit de sa brièveté, le processus analytique aura aidé Anna G. dans la mesure où elle a pu résoudre le problème qui avait motivé son entrée en analyse. Il nous est impossible de dire si la « transformation structurelle » que nous cherchons à obtenir aujourd'hui a été atteinte. Vu la durée limitée du traitement, c'est assez peu vraisemblable. Il semble que Freud ait eu une ambition plus modeste que nous sur ce point et il a mis un terme à l'analyse au bout de trois mois et demi, comme convenu.

« JE BATS UN ENFANT ». QUELQUES REMARQUES SUR LE CAS D'ANNA G.

August Ruhs

Les comptes rendus d'analyse et leur fiabilité

Chaque analyse avec Freud, indépendamment de sa durée, et même si elle n'a été que peu influencée par la relation avec l'analyste, semble avoir laissé à ses analysants une impression profonde et durable. Les témoignages oraux et écrits, à ce sujet, se distinguent, de la part des analysants, par une relative résistance vis-à-vis de remaniements mnésiques.

L'auteur de ces lignes a eu une confirmation de cette supposition le jour où, par une heureuse coïncidence, il a eu la possibilité de s'entretenir, en 1998, avec une dame âgée de quatre-vingt-dix-huit ans qui se révéla être le personnage féminin de « Sur la psychogenèse d'un cas d'homosexualité féminine[1] ».

1. S. Freud, « Sur la psychogenèse d'un cas d'homosexualité féminine » [1920], in *Névrose, Psychose, Perversion*, trad. de l'allemand sous la direction de J. Laplanche, Paris, PUF, 1973, p. 245-270.

Il était étonnant de voir combien sa description de sa rencontre avec Freud correspondait parfaitement au récit que celui-ci en a fait, tant pour ce qui concerne les propos rapportés que pour ce qui est de l'atmosphère qui régnait pendant le traitement. On pouvait se demander si les analogies des deux récits n'étaient pas le résultat d'une possible reprise par cette dame des formulations que Freud a finalement publiées, mais ce doute a été considérablement atténué par l'authenticité de ses propos. Vu sa position ambiguë vis-à-vis de Freud, elle n'aurait pas vraiment eu de raison de lui être agréable par une restitution rigoureusement fidèle de la perspective freudienne.

> « Bon, commence-t-elle, je n'estimais pas particulièrement le docteur Freud. Il faut dire que ça n'a rien donné, je le considérais comme un vieil homme sans intérêt [...]. D'ailleurs, il m'a dit un jour : "Quand je vous montre les motions les plus profondes de votre psychisme, pour vous, c'est comme si je vous lisais un article de journal" [...]. »

Chez Freud, on peut lire la mention suivante – probablement altérée et exagérée par l'écriture : « Un jour que je lui expliquais un point de théorie particulièrement important et qui la concernait de près, elle me fit cette repartie sur un ton inimitable : "Ah, mais c'est très intéressant !" – telle une dame du monde que l'on promène dans un musée et qui considère avec son face-à-main des objets qui lui sont parfaitement indifférents[2]. » Dans les notes que j'ai prises ce jour-là, je relève aussi le propos suivant : « J'avais dix-neuf ans à l'époque, et puis tout cela n'a duré que quelques mois et

2. *Ibid.*, p. 262.

n'a servi à rien. Mais il faut bien dire aussi que je n'avais aucune envie de changer. Après tout, c'est mon père qui m'avait amenée chez lui. Un jour, il a dit à mon père : "En tout cas, elle est aussi innocente qu'une enfant de cinq ans." Sur ce point, il avait raison, j'étais une enfant, et j'étais totalement ingénue. Je ne savais rien, je n'avais aucune expérience de la vie amoureuse[3] [...]. »

Il faut donc considérer comme relativement authentiques les nombreuses autres interviews de personnes qui ont suivi une thérapie analytique avec Freud, mais aussi les témoignages, les documents et les ouvrages grâce auxquels nous avons la possibilité de jeter un regard dans le cabinet de Freud grâce à des comptes rendus détaillés de l'expérience vécue par ses analysants.

La cure d'Anna G. vue dans le contexte historique de la psychanalyse

À cet égard, le journal psychanalytique rédigé en 1921 par une jeune femme et dont nous devons la publication à sa petite-fille, la psychanalyste suisse Anna Koellreuter, peut être considéré comme un document primordial pour la compréhension de l'histoire de la psychanalyse. Dans ce qui suit, l'auteur de ce témoignage sera appelée le cas « Anna G. ».

3. Voir à ce sujet A. Ruhs, « Freud 1919 : Ein Fall von weiblicher Homosexualität und gewisse Folgen... », *in* C. Diercks, S. Schlüter (éd.), *Sigmund-Freud-Vorlesungen 2006. Die großen Krankengeschichten*, Wien, Mandelbaum Verlag, 2008, p. 119-128.

C'est le 1er avril 1921 qu'Anna G. a commencé son « auto-analyse », qui dura un peu moins de quatre mois et s'acheva selon toute vraisemblance le 14 juillet de la même année. Elle rencontre alors un Freud âgé de soixante-cinq ans, qui, n'étant manifestement pas encore accablé par les pressentiments quant aux coups du sort que lui réservait l'avenir, s'est remis de la funeste expérience de la Première Guerre mondiale et des terribles années qui l'ont suivie, liées pour lui à des deuils tragiques qui ont frappé son entourage le plus proche. Toutefois, c'est un homme qui est toujours perturbé dans son travail quotidien parce qu'il doit réduire les tensions et arbitrer les conflits qui opposent ses collaborateurs et les sociétés internationales qui leur sont liées. Ces querelles ne sont pas sans lien avec les efforts qu'il déploie pour organiser et consolider la maison d'édition psychanalytique internationale qu'il a fondée en 1919. Par ailleurs, sur le plan privé, il n'a pratiquement plus de soucis financiers, si bien qu'il n'est plus tributaire des patients fortunés et des élèves que ses confrères étrangers lui adressaient. De même, il ne se trouve plus dans la position humiliante de devoir emprunter de l'argent, une situation dans laquelle il s'était trouvé par le passé, à son grand dépit et au grand désarroi de sa famille[4]. Deux ans plus tôt, en 1919, dans une lettre adressée à Jones, il reconnaissait encore à quel point son humeur était sombre à cette époque – mais elle ne devait finalement pas le rester : « Je ne puis me souvenir d'une période de ma vie où l'horizon

4. E. Jones, *La Vie et l'Œuvre de Sigmund Freud*, tome III [1961], trad. de l'anglais par A. Berman, Paris, PUF, 1992, p. 4.

me soit apparu aussi sombre, mais si cela a jamais été le cas, j'étais alors plus jeune et pas encore irrité par les premiers maux d'une vieillesse qui s'ébauche[5]. »

Cependant, son caractère, marqué entre autres par un « joyeux pessimisme », comme il le dit lui-même, ainsi que par sa tendance à une euphorie compensatrice, le préserve du développement d'une dépression durable, si bien qu'il peut non seulement poursuivre ses activités scientifiques avec son énergie habituelle, mais aussi affronter avec un calme quasi stoïque les coups du destin qui l'ont accablé : confronté à la mort inattendue de sa deuxième fille Sophie et par la perte prématurée quasi contemporaine, en janvier 1920, de son jeune ami et protecteur Anton von Freund, il semble que Freud ait voulu rassurer ses collègues, qui s'inquiétaient beaucoup pour lui, et ne pas devenir l'objet de la pitié et de la compassion des autres.

Dans ces conditions, et malgré l'honnêteté intellectuelle de ce tempérament apparemment inflexible, il n'est pas étonnant qu'entre 1919 et 1921, alors que Freud envisage pendant un temps d'émigrer en Angleterre, les progrès de ses travaux théoriques soient déterminés par ces aspects négatifs et les restrictions de l'existence, liés à des questions comme l'agression, le sadisme, le masochisme, la guerre et la mort, dans leurs intrications paradoxales avec le plaisir conscient et la jouissance secrète. Et lorsqu'il remarque incidemment, et de façon probablement ironique, au sujet de la résurgence de sa créativité à cette époque : « Je ne sais si c'est le printemps particulièrement froid ou le

5. *Ibid.*, p. 7.

régime végétarien qui m'a soudain rendu si productif[6] », il ne fait pas de doute que, pour échapper aux difficultés et aux soucis du moment, il se jette délibérément dans le travail intense, comme pour fuir les difficultés et les privations.

C'est dans ces conditions « climatiques » et « ascétiques » que Freud publie en 1919 son essai « Un enfant est battu[7] » ; la même année paraît « Das Unheimliche » (« L'inquiétante étrangeté »), qui est la reprise et le remaniement d'un vieux manuscrit qu'il avait provisoirement laissé de côté et auquel il se consacre au cours des pauses qu'il s'accorde pendant le travail visiblement passionnant sur « Au-delà du principe de plaisir » (paru en décembre 1920) : comme confrontation avec les forces pulsionnelles inhérentes à la mort. Parallèlement, et à partir de 1919, il écrit également : « Psychologie des foules et analyse du moi », dont il envoie le manuscrit à l'impression en mars 1921.

En ce qui concerne l'autre aspect – analytique et thérapeutique – de son travail, dans ce contexte et dans cette atmosphère, deux événements méritent d'être particulièrement soulignés, qui ne sont pas sans rapport entre eux et qu'il faut également considérer dans le contexte de son travail sur le masochisme évoqué plus haut. À l'automne 1918, Anna Freud commence son analyse avec son père – et il n'est pas anodin que l'échec de l'analyse de cette jeune femme se produise précisément à cette époque, entre l'automne 1918 et le printemps 1919 : Freud la

6. *Ibid.*, p. 44.
7. S. Freud, « Un enfant est battu » [1919], in *Névrose, Psychose, Perversion*, *op. cit.*, p. 219-244.

publiera finalement en 1920 sous le titre « Sur la psychogenèse d'un cas d'homosexualité féminine ». On peut supposer d'une part que l'article « Un enfant est battu » a un rapport avec l'analyse de sa fille, puisqu'il est fort probable que le cinquième cas évoqué dans cet ouvrage est lié à celui d'Anna et que le sixième fait apparaître de fortes similitudes avec celui-ci[8]. Dans une lettre adressée à Lou Andreas-Salomé, Anna justifie cela en invoquant le retour perturbant de ses fantasmes de fustigation et de leurs conséquences masturbatoires[9]. Finalement, elle se servira à nouveau des travaux de Freud pour l'essai qu'elle a elle-même consacré à ce sujet : c'est grâce à la présentation de celui-ci qu'elle a obtenu son admission au sein de l'Association viennoise de psychanalyse.

L'identité féminine, le problème du masochisme (féminin) et la question de l'homosexualité féminine sont ainsi des sujets prééminents dans l'activité clinique et la réflexion de Freud pendant les années qui nous intéressent ici. Cette thématique ne se limite cependant pas au domaine thérapeutique ou professionnel. Elle concerne également la vie privée de Freud et aussi, d'une certaine manière – sur un plan de la politique institutionnelle –, le développement et l'organisation ultérieurs du mouvement psychanalytique international, notamment pour ce qui concerne la possibilité de remplacer Freud et la gestion de son héritage[10].

8. J. Allouch, « Die Fehlbezeichnung "passage à l'acte" », *Texte/Psychoanalyse, Ästhetik, Kulturkritik*, 3, p. 56.
9. Voir E. Young-Bruehl, *Anna Freud*, trad. de l'anglais par J.-P. Ricard, Paris, Payot, 1991, p. 111.
10. J. Allouch, « Die Fehlbezeichnung "passage à l'acte" », art. cité, p. 62 *sqq.*

Les transferts et les attentes dans le transfert

Ce tour d'horizon permet d'esquisser le contexte dans lequel l'analyse d'Anna G. se déroule. Freud pose tout d'abord deux conditions qui concernent le paiement et la durée du traitement : quarante francs suisses l'heure et une analyse d'une durée de quatre à six mois, afin que cela vaille la peine, ajoute-t-il[11]. Il ne faut néanmoins plus accorder trop d'importance à cette référence à l'argent, car ses problèmes financiers sont désormais réglés, et il dispose d'un nombre plus que suffisant de patients ou d'analysants, si bien qu'il doit reconnaître en juillet 1921 « avoir promis d'analyser deux fois plus de monde qu'il ne lui serait en fait possible d'accepter lorsqu'il reprendrait son travail en octobre[12] ». On peut ainsi supposer que Freud ne tenait pas particulièrement à prolonger plus que nécessaire le traitement d'Anna G., ce qui expliquerait une attitude thérapeutique plus active alliée à une issue précipitée par lui. Les notes de sa patiente montrent que Freud suit bien, au cours du traitement, les lignes directrices et les objectifs qu'il a exposés brièvement en 1919 dans « Un enfant est battu » et qu'il recommande vivement à ses collègues :

> Rigoureusement parlant – et pourquoi n'en parlerait-on pas aussi rigoureusement que possible ? –, ne mérite d'être reconnu psychanalyse correcte que l'effort

11. Voir *supra*, p. 19.
12. E. Jones, *La Vie et l'Œuvre de Sigmund Freud*, tome III [1961], *op. cit.*, p. 88.

analytique qui a réussi à lever l'amnésie qui dissimule à l'adulte la connaissance des débuts de sa vie infantile (c'est-à-dire de la période qui va de la deuxième à la sixième année). On ne le dira jamais assez fort et on ne le répétera jamais assez souvent parmi les psychanalystes. Les motifs pour lesquels on ne tient pas compte de cet avertissement sont certes compréhensibles. On aimerait bien obtenir des résultats pratiques en un temps plus court et avec moins de peine. Mais actuellement la connaissance théorique est incomparablement plus importante pour chacun de nous que le succès thérapeutique, et celui qui néglige l'analyse de l'enfance doit nécessairement succomber aux erreurs les plus lourdes de conséquences[13].

Nous sommes en droit de supposer que la thérapie analytique de la « jeune homosexuelle » qui, à notre connaissance, intervient à l'époque de la rédaction de l'article consacré au masochisme et se déroule parallèlement à l'analyse d'Anna Freud devrait être placée fondamentalement sous le signe de ces lignes directrices. Cependant, si l'on en croit ce que Freud en dit, il n'a pas ménagé ses efforts pour s'empêcher d'atteindre les objectifs qu'il s'était fixés et pour faire littéralement échouer ce cas. Comme on le sait, il se sent abusé par la soumission apparente de sa patiente et par ses rêves, qui lui semblent construits, et lorsqu'elle indique qu'elle se comporte vis-à-vis de lui comme vis-à-vis de son père (attitude accompagnée par la crainte, de la part de Freud, d'être d'abord

---

13. S. Freud, « Un enfant est battu » [1919], in *Névrose, Psychose, Perversion*, *op. cit.*, p. 233.

séduit, puis tout simplement laissé tomber), il interrompt l'analyse et propose à la « jeune fille » de la poursuivre avec une analyste.

Dans deux de ses séminaires consacrés à la question de la position de l'analyste et au maniement du transfert, Lacan revient sur l'échec de cette analyse – qui n'est pas très différent, au fond, de celui du cas Dora.

Dans son séminaire intitulé *La Relation d'objet*[14], Lacan défend le point de vue selon lequel Freud, en se concentrant sur le « transfert imaginaire » (c'est-à-dire sur son rôle de père), n'a pas tiré parti du « transfert symbolique », en laissant de côté les textes des rêves qui ne sont même pas mentionnés dans sa casuistique, renforçant ainsi la relation imaginaire et précipitant une fin prématurée. En d'autres termes, il aurait donc dû donner la priorité à l'interprétation dans le transfert plutôt qu'à l'interprétation du transfert.

En 1963, dans son séminaire *L'Angoisse*[15], Lacan précise l'effet de cette omission en soulignant la position de Freud dans le processus du transfert comme celle d'un objet « a » sous la forme du regard phallique qui était analogue au regard destructeur du père réel et qui, dans un « passage à l'acte[16] », a amené la jeune fille à enjamber la balustrade du pont du métro aérien et à sauter dans le vide. Selon Lacan, l'analyse de Freud

14. J. Lacan, *La Relation d'objet*, Le Séminaire, Livre IV [1956-1957], Paris, Seuil, 1994.
15. J. Lacan, *L'Angoisse*, Le Séminaire, Livre X [1962-1963], Paris, Seuil, 2004.
16. En français dans le texte [NdT].

s'apparentait à un traitement hypnotique, elle s'est achevée en laissant – littéralement – tomber sa patiente, et l'obstination de Freud à rester dans sa position d'objet (sur le plan imaginaire) a interdit à celle-ci de le laisser tomber en tant qu'objet pulsionnel et d'ouvrir ainsi la voie au désir. Dans un commentaire sur ce sujet, Allouch va dans le sens de l'argumentation de Lacan, entre autres par une justification narrative du contre-transfert de Freud qu'il met en acte et qui procède de la structure narrative du cas : « En adressant sa jeune patiente à une femme, Freud la renvoie à la *situation à trois*[17] de l'*acting-out.* Dans le meilleur des cas, l'analyste femme pourrait remplacer la dame, la jeune fille pourrait tomber amoureuse d'elle et se retrouver avec un Freud qui prendrait la place du père par rapport à sa relation à la dame. Le père serait donc enfin évacué[18]. » Allouch poursuit : « Lacan critique Freud non seulement à cause de son positionnement dans le transfert imaginaire, *mais aussi et surtout parce qu'il a détruit ce transfert imaginaire par son interprétation*[19]. »

Selon Allouch, Freud a dû accepter une critique analogue de la part de Lou-Andreas Salomé dans une lettre datée du 20 juillet 1920 au sujet de ce traitement : « [...] comme il est dommage qu'il [ce cas] l'ait interrompu ; derrière le transfert négatif sur vous se cachait celui, originaire et positif, sur le père : la mise en acte

17. En français dans le texte [NdT].
18. J. Allouch, « Die Fehlbezeichnung "passage à l'acte" », art. cité, p. 50.
19. *Ibid.*, p. 51 (c'est J. Allouch qui souligne).

du [transfert] négatif n'aurait-elle pas permis que ressurgisse cet originaire-là[20] ? »

En d'autres termes, il est dit : si Freud, par contre, s'était concentré sur le transfert symbolique, il aurait pu profiter du transfert imaginaire au lieu de le détruire. La formulation précise de l'événement et de ce en quoi consistait l'erreur de Freud n'a pris son sens qu'avec les réflexions de Lacan au sujet de la relation de l'analyste à l'objet « a » :

> Car c'est précisément pour cette raison que Freud laisse tomber la jeune fille, parce qu'il ne veut pas s'exposer au risque d'être laissé tomber par elle. Il s'agit là de la même pulsion scopique (où le regard fonctionne sans aucun doute aussi comme excrément). S'il avait emprunté la voie esquissée par Lacan, Freud aurait ouvert à la jeune fille la possibilité de le laisser tomber mais en tant que porteur du regard phallique paternel, si ce n'est pas en tant que ce regard lui-même[21].

Les femmes sur le divan de Freud ou quelques leçons en matière d'amour

Avec le cas d'Anna G., nous disposons à présent d'un compte rendu d'analyse supplémentaire d'une analysante de Freud dont la cure s'est déroulée à une époque mouvementée et émouvante, un témoignage qui vient s'ajouter aux documents concernant l'analyse d'Anna Freud et de la jeune homosexuelle. En

20. *Ibid.*, p. 56.
21. *Ibid.*, p. 52.

l'occurrence, on peut se demander quels synchronismes et quelles contradictions il est possible de constater en comparant les trois traitements, tant pour ce qui relève de la situation de départ que pour ce qui est du processus thérapeutique et de la méthodologie de Freud.

Contrairement à la « jeune fille » homosexuelle, comme Freud appelle sa patiente, Anna G., à l'époque de son analyse, est ce que l'on pourrait appeler une « vraie femme » ou, en d'autres termes, une femme qui n'a plus rien à prouver. Elle est émancipée et a une confiance en elle-même qui lui permet – en dépit de tous ses efforts couronnés de succès pour abandonner derrière elle un rôle féminin stéréotypé et pour s'affirmer dans un monde dominé par les hommes – de ne pas remettre sérieusement en question son identité sexuelle en tant que femme ni d'opérer un choix d'objet significatif en dehors de la sphère hétérosexuelle. Certes, Anna Freud non plus ne manque ni d'aptitude à s'imposer ni de compétence professionnelle, si bien qu'on peut la juger capable de gérer l'héritage paternel. Mais à la différence d'Anna G., elle porte manifestement un fardeau supplémentaire : au sein de l'organisation familiale, elle a été placée dans une position qui, selon une formulation moqueuse évoquée parfois ici ou là, la porte à être le meilleur fils de Freud.

L'analyse d'Anna G. est dès le départ limitée dans le temps, mais elle l'est aussi d'un point de vue thématique, dans la mesure où elle se voit exposée à certaines pressions : dans la septième année de ses fiançailles – cette « satanée septième année » n'est pas un signifié anodin du signifiant « sept » qui s'impose constamment au cours de l'analyse –, se voyant confrontée à l'imminence d'un mariage non désiré, c'est-à-dire redouté, et ayant l'intuition d'une nouvelle vie amoureuse, elle n'a pas trop de temps pour travailler sur son conflit principal. Comme dans la plupart de ces cas où la séparation d'avec un partenaire est en jeu, la résolution de ce conflit va consister à prendre sur soi consciemment quelque chose qui est déjà accompli inconsciemment. Par ailleurs, Freud est pressé aussi, car il a laissé miroiter à trop de personnes intéressées la possibilité d'une analyse avec lui, si bien qu'il va s'efforcer de s'acquitter de sa tâche dans le plus court laps de temps possible. En consultant Freud, c'est chez le « bon Dieu » qu'Anna G. se rend résolument et avec la plus grande motivation, et non chez l'un de ses saints ; elle obtient ainsi une place chez le grand maître dont elle a probablement lu quelques-unes des œuvres les plus récentes à l'époque. Car si l'on en croit son journal, elle commence avec un souvenir de son enfance qui ne peut laisser Freud indifférent. Le sujet de cette ouverture, ce sont différentes variantes d'actes sadiques infantiles qui ont manifestement donné lieu à d'autres élaborations fantasmatiques et qui sont en relation avec de premières expériences de masturbation. De manière lapidaire, on peut dire que le complexe se résume à la phrase : « Je bats un enfant. »

Même si un tel thème a probablement fait l'effet d'un appât pour Freud et s'il pouvait apparaître comme un présent précoce dont le caractère séducteur aurait pu le conduire à une intervention en ce sens, il semble l'ignorer consciencieusement, préférant faire l'éloge de l'excellente capacité mnésique de sa patiente (ce qui correspond en fait à une interprétation dans le transfert plutôt qu'à une interprétation du transfert). Dans le droit fil de ses principes analytiques et des objectifs qui lui sont liés, à savoir s'attaquer avant tout à la suppression de l'amnésie infantile et rétablir le lien entre la sexualité infantile et la constellation œdipienne en tant que complexe fondamental de la névrose, il traite le souvenir comme un souvenir-écran et à partir de là, il dégage le nœud des conflits essentiels.

Tout d'abord, un conflit d'autonomie et de dépendance, comme reste d'une avancée émancipatoire, pour lequel Anna G. apporte elle-même une possible solution. En effet, son allusion à une nouvelle de Schnitzler (*Die Hirtenflöte* [*La Flûte du pâtre*] dont elle se souvient sous le titre erroné de *Der Flötenton* [« Le Son de la flûte »]), que Freud a identifiée comme une métaphore du conflit névrotique central, renvoie au paradoxe selon lequel l'autonomie consiste certes en une auto-autorisation, mais qui ne peut venir que de l'Autre. Quand le vieil homme, dans la nouvelle, libère sa jeune épouse de façon soudaine et inattendue – ce qui la plonge dans un abîme de perplexité –, elle n'en est pas moins préservée par là d'une chute dans un néant, à savoir qu'un désir présent en elle est à même de répondre de manière adéquate à une séduction venue de l'extérieur (incarnée chez Schnitzler de façon significative par le son de la flûte). Il s'agit donc ici de la position du père (idéal). Assumant une double fonction de désir vis-à-vis de sa mère, c'est-à-dire tant comme désiré que comme désirant et donc comme un père disposant d'un manque, il est d'une importance déterminante pour l'évolution de l'enfant. Nous avons déjà évoqué la difficulté manifeste de Freud par rapport à cette question.

Comme il faudra le montrer par la suite, Anna G. n'est pas épargnée par cela, même si Freud s'efforce de ne pas barrer inutilement le chemin qui doit la mener à un désir autonome sans choix normatif de l'objet d'amour (comme chez Dora).

En tout cas, partant de là, il peut entreprendre de dégager les implications et les intrications du drame œdipien non résolues pour l'instant, mais, bien sûr, dans le sens de sa conception de l'œdipe en tant que relation à trois concrète, avec ses intrications libidinales et agressives, ce qui présuppose une différenciation de l'objet et de l'Autre déjà accomplie, et non pas comme des relations d'objet fantasmatiques essentiellement intrasubjectives datant d'une période plus précoce (comme chez Klein), ou comme point de cristallisation pour appréhender des structures logiques et des catégories médiumniques avec la possibilité de l'expérience de la différence par l'incidence et l'effet du symbolique (comme chez Lacan). À cet égard, le système de l'appareil psychique – à entendre d'un point de vue topique et temporel – des trois instances dirigées sur le développement des relations d'objet, que Freud souligne à plusieurs reprises grâce à ce cas – amant/amante, puis frères et sœurs, et enfin, au niveau inférieur, parents –, ne devient pertinent qu'à l'intérieur de son cadre théorique. Les lignes directrices et la méthode de traitement qui en découle suffisent apparemment pour correspondre à l'idée que se font tant Anna G. que Freud de l'objectif de l'analyse, alors que les générations postérieures d'analystes considéreront cela plutôt comme une thérapie focalisée.

En l'occurrence, ce qui reste en dehors, c'est-à-dire en-dedans, ce qui ne peut être soumis à un travail plus intensif par la simple fixation des rendez-vous et la concentration sur un ou plusieurs conflits névrotiques, ne reste évidemment pas totalement muet, même dans cette cure si brève. Si les fantasmes ne peuvent être amenés à une verbalisation complète et si l'on ne peut parvenir à les traverser dans toute leur étendue, ces fantasmes qui fondent les différentes positions subjectives de la patiente et qui déterminent sa vie – à commencer par ses pratiques du plaisir de la jouissance, en passant par ses choix d'objet d'amour et de partenaires jusqu'aux motivations plus ou moins conscientes de ses orientations professionnelles – trouvent leur expression dans les différentes formations de l'inconscient et surtout dans une profusion de rêves.

Ce dont il s'agit avant tout, ce sont les fondements narcissiques, originaires de toutes les constellations relationnelles œdipiennes ultérieures ; ce sont ces positions restées en éveil et vivantes, dans lesquelles l'objet du désir et celui de l'identification se confondent encore en un seul, si bien que l'on est amené dans le même temps à occuper la place de l'objet et à le désirer : effet d'aliénation aisément concevable dont résultent cette agressivité primaire et cette rivalité immédiate avec l'Autre imaginaire, conceptualisées par Lacan en tant qu'identification spéculaire dans le cadre de la construction du moi au-delà de la constitution du sujet liée à l'incidence du symbolique. Freud les perçoit tout à fait, ces petits compagnons dont Anna G. semble faire les objets d'une collection et avec lesquels elle se livre à ses jeux oscillant entre préjudice et réparation (dans une sorte d'inversion de la tendance typiquement hystérique à la séduction et à la frustration). Il les perçoit en tant que tels quand il dit : « Vous glissez de l'un à l'autre comme avec vos amants. Vos amants sont des substituts de vos frères, c'est pourquoi ils ont tous le même âge, alors qu'en réalité ils sont plus jeunes. » Cependant, il voit en eux principalement des objets substitutifs du père dans une constellation œdipienne au lieu de les relier à ces positions plus archaïques dont la patiente offre des preuves tout à fait pertinentes en évoquant des fantasmes et des souvenirs : des images et des documents de violence orale et d'incorporation agressive qui trouvent leur expression archaïque à travers des représentations d'ogres, donc dans des représentations qui sont considérées comme une identification avec la figure de la mère, associée à une sorcière, ou alors – puisqu'il s'agit du père – avec une imago paternelle (*Urvater*), correspondant à Cronos, des représentations, finalement, dans la proximité associative desquelles se retrouvent des questions qu'Anna G. se pose sur la schizophrénie (et sur sa propre folie qu'elle redoute ?).

Amour-haine, morcellement de l'identité, formations d'identité multiples se trouvent ainsi à l'arrière-plan du rapport au monde conscient d'Anna G. dans lequel, d'une part, elle peut s'appuyer sur une capacité à aimer aboutie, une identité relativement solide, mais où d'autre part ces états narcissiques résiduels ne cessent d'interférer comme fantasmes névrotiques fondamentaux. Ils conduisent d'un côté à des collusions inquiétantes dans les relations qu'elle a vécues jusque-là, où les investissements libidinaux et agressifs de son propre moi et de l'Autre débouchent sur la même chose : « Je pense tour à tour que c'est lui qui doit mourir ou moi », déclare Anna G. dans un contexte où résonnent ses aspects structuraux obsessionnels et qui sont évoqués par la question, typique en l'occurrence : « Suis-je morte ou vivante[22] ? » D'un autre côté, ils fondent l'hésitation quant à son identité sexuelle, avec son oscillation entre une position féminine et masculine, que Lacan considère comme caractéristique de la structure hystérique et donc, d'une façon générale, de l'essence de la féminité. À cet égard, la question existentielle inconsciente de la femme, par-delà toutes les évolutions pathologiques au sens d'une hystérie manifeste, ramène toujours à cela : « Suis-je une femme ou un homme[23] ? » À partir de cette donnée structurelle, et dans le cadre de l'évolution du sujet déterminée sur le plan psychosexuel, se développe un jeu d'identification complexe. Contrairement à l'identification symbolique en tant que mécanisme opérant à l'intérieur d'une structure obsessionnelle, voire masculine, dans laquelle le « trait unique » de l'objet élaboré par Freud est déterminant, dans l'identification hystérique, c'est-à-dire imaginaire, se produisent des identifications tant avec les deux parties du couple d'amants ou de parents qu'avec la relation (sexuelle) entre eux en tant que telle. Comme Freud l'a déjà montré dans le cas Dora, celle-ci, en tant qu'identification fantasmatique avec l'objet sous forme d'excitation névrotique de plus en plus

22. B. Fink, *Eine klinische Einführung in die Lacansche Psychoanalyse. Theorie und Technik*, Wien, Turia + Kant, 2005, p. 166.
23. *Ibid.*

intense, peut donner lieu à différents symptômes de conversion hystérique[24].

La phrase où Lacan – délibérément ambiguë – dit que c'est l'hystérique qui fait l'homme renvoie aux aspects de l'identification hystérique selon lesquels le sujet hystérique d'une part produit le maître (pour le dominer finalement par l'intermédiaire de son désir insatisfait), mais façonne d'autre part sa représentation de soi de telle sorte qu'il se voie comme un homme ou comme un objet phallique. Il en résulte divers phénomènes qui peuvent être considérés comme caractéristiques de l'hystérie. C'est d'abord celui de la mascarade, qui représente une topique presque constamment présente dans l'analyse des rêves et des souvenirs d'Anna G. et qui trouve son expression vivante dans les nombreuses thématiques de vêtements et d'accessoires. Les nombreux objets phalliques y sont liés sous leur forme métaphorique et métonymique dans les endroits les plus divers où ils sont conservés et dans leurs divers camouflages. Dans cette zone de tension entre l'être et l'avoir, ces objets amènent le sujet à la fois à s'identifier à eux et à se les approprier, voire à les détruire et les anéantir. On constate ici la confirmation sans équivoque de la tendance de Freud à se livrer à l'interprétation des symboles, qui privilégie la valeur picturale de ces éléments oniriques et fantasmatiques par rapport à leur valeur de signe, ce qui, en l'occurrence, signifie un relatif retour en arrière, en amont de sa propre position antérieure (*L'Interprétation des rêves*, *Le Mot d'esprit et*

24. Voir à ce sujet J. D. Nasio, *Enseignement de 7 concepts cruciaux de la psychanalyse* [1988], Paris, Payot et Rivages, 2001, p. 177 *sqq*.

sa Relation à l'inconscient, *Psychopathologie de la vie quotidienne*).

Dans la mesure où Anna G. parvient à se faire une idée de ce qui sous-tend sa constellation pulsionnelle au niveau imaginaire et narcissique, si bien que les imagos et les représentations d'objets partiels parviennent à la surface psychique, un désir peut surgir dans le même temps sur le plan de l'amour, désir dirigé vers l'Autre idéal. Il s'agit fondamentalement d'un idéal fantasmatique qui correspond à ce père idéal grâce auquel la représentation de l'Autre parfait se construit dans l'inconscient, dans la mesure où le sujet est soumis à un discours androcentrique. À cet égard, en se référant à la disparité du rapport sexuel, Lacan parle d'un fantasme typiquement féminin. L'homme est porté par la croyance et par l'espoir qu'il en est au moins Un qui ne soit pas soumis à la fonction de la castration[25] (contrairement à la position de la femme qui est de n'être « pas-toute » soumise à la fonction phallique[26]. L'angoisse de castration fait surgir chez l'homme le mythe de l'Un qui les posséderait toutes[27].) Parallèlement à l'histoire d'Amphitryon, l'aspect mystico-religieux de cette représentation de l'homme sans manque en tant que

25. Formule complète de Lacan in *Encore*, Le Séminaire, Livre XX [1972-1973], Paris, Seuil, 1975. Merci à Eva-Marie Golder pour cette indication [NdT].

26. Formule complète de Lacan, *ibid.* D'où la disparité du rapport sexuel, son « impossibilité ». Merci à Eva-Marie Golder pour cette indication [NdT].

27. C'est le propre du père de la horde, du père mort. Par conséquent, tous les autres hommes sont soumis à la fonction de la castration (*ibid.*). Merci encore à Eva-Marie Golder pour cette indication [NdT].

subversion du désir conscient suscite un doute chez Lacan : nos femmes nous trompent toujours avec un dieu quelconque[28].

D'ailleurs, Anna G. a un certain nombre d'attentes vis-à-vis de cette figure idéale, et notamment un désir d'enfant, en tant que point final idéal de son aspiration phallique sur la voie des équations imaginaires qui nous sont familières. Ainsi, elle finit par faire le rêve de l'idéal de l'immaculée conception (11 juin/16 juin), même si elle se contente de la conception maculée dans le compromis du rêve manifeste : c'est bien pour cela qu'elle dira à propos des taches faites sur sa robe par l'artiste et plus tard par le sculpteur : « Cela ne fait rien » et « Cela ne fait rien du tout » (16 juin).

Avant que ce désir – dont la relation d'objet pourrait être un troisième type dans l'ordre freudien, en plus du type narcissique et de celui de l'étayage du choix d'objet – puisse s'épanouir dans le transfert, il faut cependant évincer littéralement quelques petits rivaux. Même si les gifles et les coups distribués à cette occasion suggèrent essentiellement un chenapan sadique chez la petite fille querelleuse, Freud s'efforce tout de même de faire ressortir et d'élaborer, par-delà les pulsions actives, des fantasmes de fustigation passifs. Après tout, et notamment au regard de la conférence de sa fille Anna devant l'Association viennoise de psychanalyse, il y voit son intérêt d'augmenter le nombre des cas qui lui permettront d'étayer sa théorie du masochisme féminin. Sauf que l'intérêt d'Anna G. semble prendre une autre

28. Voir A. Ruhs, « Mangel/Differenz/Geschlecht », *Texte/Psychoanalyse, Ästhetik, Kulturkritik*, 1, 1995, p. 47-59.

direction. Défier le sadisme de son père pour satisfaire son besoin d'amour sexuel n'est probablement pas vraiment son affaire. S'intéressant plutôt au démon de midi s'emparant d'un génie vieillissant et évoquant explicitement l'exemple de Goethe (25 avril), le transfert correspondant débouche sur une déclaration d'amour qui, par son côté « Ô Seigneur, je ne suis pas digne de toi » allié à une demande en mariage, vise un but sexuel plus sublime (26 avril).

Comment Freud manie-t-il cela ?

On est tenté de dire : *business as usual* (comme d'habitude). Même s'il a compris très tôt que d'une part le transfert débouche systématiquement sur l'amour (ce qui peut receler également son retournement en haine en tant qu'autre forme de la passion ; Lacan invente pour cela le néologisme *hainamoration*), et que d'autre part tout amour est en même temps transfert, qu'un tel désir lui soit adressé lui pose quelques problèmes dans sa vie et son travail de tous les jours. Si l'on s'en tient à Dora et au cas de la jeune homosexuelle (et si l'on ne tient pas compte de l'analyse de sa fille, dont les conditions sont difficilement comparables et dont nous ne savons en outre pas grand-chose), on peut constater sa tendance à ne pas laisser se développer un tel transfert ou à éteindre son feu prématurément, si bien qu'il n'est pas question d'une traversée du fantasme. Freud procède de façon analogue dans le cas d'Anna G. : au lieu de profiter de la relation et de se laisser aussi porter par le transfert pour faire son travail interprétatif dans le cadre de son effectuation, il l'interprète précipitamment pour le présenter comme un amour non opportun, déplacé et donc non authentique :

Fr : Il s'agit là du transfert sur moi de l'ancien amour et du sentiment amoureux que vous éprouviez autrefois à l'égard de votre père. La déception, la jalousie douloureuse, etc. viendront alors elles aussi [25 avril].

On ne peut exclure que les dispositions prises grâce à cette prophétie ont aussi pour conséquence qu'Anna G. se sent rabaissée pendant la séance suivante, et ce d'autant plus quand sa mortification est confrontée à une déclaration de Freud dans laquelle elle s'entend comparer à une dame ayant des hémorroïdes (26 avril). Le fait que pendant un petit moment plus rien ne lui vient à l'esprit est probablement dû davantage à la sidération provoquée par l'association déroutante de Freud qu'à la constatation de sa résistance au transfert. Ainsi se reproduit ici un traumatisme que Freud interprète certes comme un événement historique, c'est-à-dire qu'il le reconstruit comme une déception lourde de conséquences infligée par le père, mais dont il n'est manifestement pas prêt à admettre la réactualisation par lui-même à cause de son propre contre-transfert. Car dans la mesure où ses sentiments paternels à l'égard d'une fille entrent en jeu grâce au traitement d'Anna G., on ne peut exclure leur caractère ambivalent au vu de sa situation personnelle. N'avait-il pas déjà été contraint de brider son désir dans d'autres cas et finalement sous son propre toit ? Et n'était-ce pas précisément cette ascèse émotionnelle qui lui avait permis – à la différence de Breuer – de poursuivre le développement de « sa » psychanalyse ? Dans ces conditions, un conflit entre impulsion et défense va finalement apparaître, qui trouvera son expression dans une rhétorique projective et non moins traîtresse : « Quand vous vous dépréciez, vous le faites pour me dégoûter de l'amour, comme par exemple la dame aux hémorroïdes » (26 avril).

Cette part de vérité quant à sa propre constellation de désir, qui se révèle ce faisant, pourrait s'articuler comme aveu de contre-transfert à peu près sous la forme suivante : « Si j'interprète le plus rapidement possible comme un transfert les sentiments érotiques que vous éprouvez à mon égard, je le fais pour vous gâcher l'amour qui m'effraie tout autant que mes propres émotions amoureuses, et je dois me protéger dans les deux cas de leurs conséquences. »

On voit bien que, comme pour la jeune homosexuelle, Freud se prépare ici aussi à être laissé tomber par sa patiente, et c'est bien la raison pour laquelle il laisse tomber lui-même cet amour comme un objet anal : comme des hémorroïdes qu'il s'agit d'exciser, comme le fruit d'un amour dont il faut avorter.

D'ailleurs, lorsque Anna G. passe à un environnement anal-urétral grâce à l'équation signifiante *Abort/Abortus*, elle lui offre une telle interprétation en répondant aux interventions frustrantes de Freud par des fantasmes de castration et en infligeant au désir naissant le sort d'une fausse couche ou de l'avortement d'un enfant non désiré (26 avril).

Si l'on considère les réactions critiques de Lacan à propos de la façon de procéder de Freud au cours de l'analyse de la jeune homosexuelle, on ne peut s'empêcher de penser que Freud, là aussi, laisse tomber sa patiente.

Cependant, c'est à la fois malgré son attitude indirectement rejetante et à cause d'elle que s'ouvre pour

Anna G., par la suite, un champ de connaissance dans lequel elle peut continuer de suivre les traces de ses déceptions œdipiennes et de leurs conséquences fantasmatiques ou réelles. Ce sont en majorité des rancunes vis-à-vis des agents et des intermédiaires de ce qu'elle considère comme déterminants pour son destin (féminin) : une mère qui l'a fait naître « fille indolente », des frères et des petits camarades, au sens de *petits amis*[29], avec lesquels elle entretient des rapports de rivalité et est empêtrée dans des relations imaginaires qui se situent entre l'identification et le désir, et finalement les figures paternelles décevantes qui semblent ne manquer de rien et qui, à se refuser à leur propre désir, refusent d'accorder leur reconnaissance au désir de leur fille.

Ayant été laissée tomber, Anna G. prend le rôle de la jeune fille déchue, du moins dans ses rêves et ses fantasmes, et elle déroule son répertoire dans toute la diversité des arrangements et mises en scène de la promiscuité, de la prostitution et des objectifs donjuanesques.

Dans la mesure où, malgré l'urgence imposée – ou à cause d'elle ? – elle perlabore partiellement les formations fantasmatiques en rapport avec cela et les met au moins partiellement en acte, son analyse s'engage manifestement vers une issue heureuse.

De même qu'elle renonce dans un rêve (10 juin) à la saccharine, elle semble se diriger également vers un renoncement aux satisfactions et aux objets de substitution qui, jusqu'alors, n'ont jamais pu offrir à son existence un accomplissement véritable.

29. En français dans le texte [NdT].

Elle rejoindra son sculpteur, dont elle peut espérer qu'il contribuera à la destruction de ses imagos infantiles et que, tel un Pygmalion, il fera d'elle un objet d'amour idéal.

Elle conservera comme un souvenir précieux, pour elle et pour la génération suivante, son travail finalement fructueux avec Freud, Du coup, l'affaire semble réglée : la psychanalyse a rempli son office, elle peut s'en aller. Et avec elle aussi probablement Freud lui-même. Le désir de donner un enfant à son père est élaboré. Contrairement à Anna Freud, Anna la Zurichoise ne sera contrainte ni de s'imposer une abstinence sexuelle ni de renoncer à avoir des enfants. Il en résulte peut-être quelques réponses à la question de savoir pourquoi Anna G. n'est pas devenue analyste. En l'occurrence, l'expérience montre que les analyses dont l'issue consiste pour l'analysant à devenir analyste lui-même ne sont pas forcément les meilleures.

REMERCIEMENTS

L'accord de ma famille était une condition préalable pour la parution de ce livre. Mes remerciements s'adressent avant tout à ma mère Anne Roth-Huggler et à ses frères et sœur, qui m'ont confié le journal d'Anna G.

Je tiens à remercier ici tous les coauteurs d'avoir accepté de participer à cette expérience.

Cette publication n'aurait jamais pu voir le jour sans l'aide d'un grand nombre de personnes. Ma gratitude va tout particulièrement à Hans-Jürgen Wirth (Giessen, Psychosozial Verlag), qui a immédiatement accepté avec enthousiasme mon projet de livre et m'a donné carte blanche.

Entre-temps, Sylvie Fenczak a défendu ce projet et sa traduction française avec énergie pour les éditions Aubier/Flammarion. Je lui exprime ici mon immense gratitude.

Mais ma reconnaissance s'adresse avant tout à Jean-Claude Capèle qui a traduit les textes – souvent exigeants et ardus – de cet ouvrage. Les questions qu'il m'a posées sans relâche de même que l'acuité avec laquelle il a lu et analysé les textes allemands sont à mes yeux inestimables. Ces échanges, nombreux et fructueux, resteront pour moi un souvenir inoubliable. C'est grâce à eux que cette édition française a pu voir le jour.

Le soutien important de tous ceux qui ont suivi mon projet avec intérêt pendant toutes ces années a consisté à m'accompagner de leur réflexion et de leurs discussions, à relire le texte et à le corriger, à faire des traductions, à mettre des photographies à ma disposition et à proposer sans cesse de nouvelles idées.

Merci aux deux comédiens qui ont mis en espace le journal de ma grand-mère – Graziella Rossi et Helmut Vogel – et au théâtre *SOGAR* de Zurich qui les a accueillis.

Merci aussi à mon groupe de réflexion psychanalytique (Karl Fallend, Ulrike Körbitz, Cornel Textor), à Gaby Alioth, Ralf Binswanger, Sophinette Becker, Ernst Falzeder, Gerhard Fichtner, Lilli Gast, Sylvia Huggler, Waltraud Kruschitz, Sebastian Krutzenbichler, Judith Kuckart, Jean Laplanche, Ulrike May, Robert Malfait, Wilfried Meichtry, Pierre Passett, Barbara Roth, Claudia Roth, Elisabeth Rutishauser – ainsi qu'à mon compagnon Christoph Iseli !

BIBLIOGRAPHIE

Patiente chez Freud en 1921. Journal intime d'une analysante (Anna Koellreuter)

BLANTON, S., *Journal de mon analyse avec Sigmund Freud*, trad. de l'anglais par I. David, Paris, PUF, 1973.

CREMERIUS, J., « Freud bei der Arbeit über die Schulter geschaut », in *Vom Handwerk des Psychoanalytikers : Das Werkzeug der psychoanalytischen Technik*, Stuttgart, Frommann-Holzboog, 1984.

DEUTSCH, H., *Autobiographie* [1973], trad. de l'américain par C. Davenet-Rousseau, Paris, Mercure de France, 1986.

DOOLITTLE, H. [H. D.], *Visage de Freud…* [1956], trad. par F. de Gruson, avec en appendice « Lettres de S. Freud à H. Doolittle » (trad. de l'allemand et de l'anglais), Paris, Denoël, 1977.

FERENCZI, S., *Journal clinique : janvier-octobre 1932*, trad. du manuscrit par le groupe de traduction du Coq-Héron, Paris, Payot, 1986.

FREUD, S., *L'Interprétation des rêves* [1900], trad. de l'allemand par I. Meyerson, révisée par D. Berger, PUF, 1967. Le lecteur pourra également consulter la traduction parue sous le titre *L'Interprétation du rêve*, in *Œuvres complètes. Psychanalyse*, vol. IV, 1899-1900, trad. de l'allemand par J. Altounian, P. Cotet, R. Lainé *et al.*, dirigée par A. Bourguignon, P. Cotet, éd. de J. Laplanche, Paris, PUF, 2003.

– *Sur le rêve* [1901], trad. de l'allemand par C. Heim, Paris, Gallimard, 1988.

– « La Méthode psychanalytique de Freud » [1904], in *La Technique psychanalytique*, trad. de l'allemand par A. Berman, Paris, PUF, 1953.

– « Fragment d'une analyse d'hystérie (Dora) » [1905], in *Cinq Psychanalyses*, trad. de l'allemand par M. Bonaparte et R. M. Loewenstein, Paris, PUF, 1954. Le lecteur pourra également se reporter à la traduction parue sous le titre *Dora. Fragment d'une analyse d'hystérie*, trad. de l'allemand par F. Kahn, F. Robert, Paris, PUF, coll. « Quadrige », 2010.

– « Conseils aux médecins sur le traitement analytique » [1912], in *La Technique psychanalytique*, trad. de l'allemand par A. Berman, Paris, PUF, 1953.

– « Sigmund Freud présenté par lui-même » [1925], trad. de l'allemand par F. Cambon, Paris, Gallimard, 1984.

– « Constructions dans l'analyse » [1937], trad. de l'allemand par E. R. Hawelka, U. Huber, J. Laplanche, in *Résultats, Idées, Problèmes II, 1921-1938*, Paris, PUF, 1985.

FREUD, S., FREUD, A., *Briefwechsel 1904-1938*, I. Meyer-Palmedo (éd.), Frankfurt am Main, Fischer Verlag, 2006.

FREUD, S., PFISTER, O., *Correspondance avec le pasteur Pfister 1909-1939*, trad. de l'allemand par L. Jumel, Paris, Gallimard, 1966.

GAY, P., *Freud, une vie* [1987], trad. de l'anglais par T. Jolas, Paris, Hachette, 1995.

JONES, E., *La Vie et l'Œuvre de Sigmund Freud*, tome III [1961], trad. de l'anglais par A. Berman, Paris, PUF, 1992.

KARDINER, A., *Mon analyse avec Freud*, trad. de l'américain par A. Lyotard-May, Paris, Belfond, 1978.

LAPLANCHE, J., *La Révolution copernicienne inachevée. Travaux 1965-1992*, Paris, Aubier, 1992 ; rééd. PUF, coll. « Quadrige », 2008.

– *Nouveaux fondements pour la psychanalyse*, Paris, PUF, 1994.

– « La psychanalyse : mythes et théorie », *Revue philosophique*, 2, 1997.

– « Psychanalyse et psychothérapie », in *Sexual. La sexualité élargie au sens freudien*, Paris, PUF, 2007, p. 269-274.

MAY, U., « Freuds Patientenkalender : Siebzehn Analytiker in Analyse bei Freud (1910-1920) », *Luzifer-Amor : Zeitschrift zur Geschichte der Psychoanalyse*, 19 (37), 2006, p. 43-97.

– « Neunzehn Patienten in Analyse bei Freud (1910-1920), Teil I : Zur Dauer von Freuds Analysen », *Psyche – Z Psychoanal.*, 61 (6), 2006, p. 590-625.

– « Neunzehn Patienten in Analyse bei Freud (1910-1920), Teil II : Zur Frequenz von Freuds Analysen », *Psyche – Z Psychoanal.*, 61 (7), 2007, p. 686-709.

POHLEN, M., *Freuds Analyse. Die Sitzungsprotokolle Ernst Blums*, Reinbek bei Hamburg, Rowohlt Verlag, 2006.

RANK, O, FERENCZI, S., *Perspectives de la psychanalyse. Sur l'indépendance de la théorie et de la pratique* [1924], trad. de l'allemand par M. Pollak-Cornillot, J. Dupont et M. Viliker, Paris, Payot, 1994.

ROAZEN, P., *La Saga freudienne*, trad. de l'anglais par A. Zouboff, révisée par P.-E. Dauzat, Paris, PUF, 1986.

– *Dernières Séances freudiennes. Des patients de Freud racontent*, trad. de l'américain par Roland Havas, Seuil, 2005.

WORTIS, J., *Psychanalyse à Vienne. Notes sur mon analyse avec Freud*, trad. de l'américain par P. Rousseau, Paris, Denoël, 1974

Le journal (édité par Ernst Falzeder)

CREMERIUS, J., « Freud bei der Arbeit über die Schulter geschaut », in *Vom Handwerk des Psychoanalytikers : Das Werkzeug der psychoanalytischen Technik*, Stuttgart, Frommann-Holzboog, 1984.

FREUD, S., *L'Interprétation des rêves* [1900], trad. de l'allemand par I. Meyerson, révisée par D. Berger, Paris, PUF, 1967. Le lecteur pourra également consulter la traduction parue sous le titre *L'Interprétation du rêve*, in *Œuvres complètes. Psychanalyse*, vol. IV, 1899-1900, trad. de l'allemand par J. Altounian, P. Cotet, R. Lainé *et al.*, dirigée par A. Bourguignon, P. Cotet, éd. de J. Laplanche, Paris, PUF, 2003.

– « Fragment d'une analyse d'hystérie (Dora) » [1905], in *Cinq Psychanalyses*, trad. de l'allemand par M. Bonaparte et R. M. Loewenstein, Paris, PUF, 1954. Le lecteur pourra également se reporter à la traduction parue sous le titre *Dora. Fragment d'une analyse d'hystérie*, trad. de l'allemand par F. Kahn, F. Robert, Paris, PUF, coll. « Quadrige », 2010.

– « Remarques psychanalytiques sur un cas de paranoïa (*dementia paranoides*) décrit sous forme autobiographique (Le président Schreber) » [1911], in *Cinq Psychanalyses*, trad. de l'allemand par M. Bonaparte et R. M. Loewenstein, Paris, PUF, 1954. Le lecteur pourra également se reporter à la traduction parue sous le titre *Le Président Schreber. Remarques psychanalytiques sur un cas de paranoïa (dementia paranoides) décrit sous forme autobiographique*, trad. de

l'allemand par P. Cotet, R. Lainé, Paris, PUF, coll. « Quadrige », 2004.
– « Un enfant est battu » [1919], in *Névrose, Psychose, Perversion*, trad. de l'allemand sous la direction de J. Laplanche, Paris, PUF, 1973.
– « Constructions dans l'analyse » [1937], trad. de l'allemand par E. R. Hawelka, U. Huber, J. Laplanche, in *Résultats, Idées, Problèmes, II, 1921-1938*, Paris, PUF, 1985.

FREUD, S., FREUD, A., *Briefwechsel 1904-1938*, I. Meyer-Palmedo (éd.), Frankfurt am Main, Fischer Verlag, 2006.

FREUD, S., PFISTER, O., *Correspondance avec le pasteur Pfister 1909-1939*, trad. de l'allemand par L. Jumel, Paris, Gallimard, 1966.

GOETHE, J. W. von, *Faust*, traduit par H Lıchtenberger, Paris, Aubier-Flammarion, 1976.

JONES, E., *La Vie et l'Œuvre de Sigmund Freud* [1961], 3. vol., trad. de l'anglais par A. Berman, Paris, PUF, 1992.

JUNG, C.G., « Sur la psychologie de la démence précoce » [1907], in *Psychogenèse des maladies mentales*, trad. de l'allemand par J. Rigal, Paris, A. Michel, 2001.
– *Sur la psychologie de la démence précoce* [1907], in *Psychogenèse des maladies mentales*, trad. de l'allemand par J. Rigal, Paris, A. Michel, 2001, p. 107.

LAPLANCHE, J., « La psychanalyse comme anti-herméneutique », in *Entre séduction et inspiration : l'homme*, Paris, PUF, 1999.

MAY, U., « Freuds Patientenkalender : Siebzehn Analytiker in Analyse bei Freud (1910-1920) », *Luzifer-Amor : Zeitschrift zur Geschichte der Psychoanalyse*, 19 (37), 2006, p. 43-97.

POHLEN, M., *Freuds Analyse. Die Sitzungsprotokolle Ernst Blums*, Reinbek bei Hamburg, Rowohlt Verlag, 2006.

RANK, O, FERENCZI, S., *Perspectives de la psychanalyse. Sur l'indépendance de la théorie et de la pratique* [1924], trad. de l'allemand par M. Pollak-Cornillot, J. Dupont et M. Viliker, Paris, Payot, 1994.

ROAZEN, P., *Animal mon frère, toi. L'histoire de Freud et Tausk*, trad. de l'anglais par Th. [Dr Marie-Thérèse] Neyraut-Sutterman, Paris, Payot, 1971.

– *Dernières Séances freudiennes. Des patients de Freud racontent*, trad. de l'américain par Roland Havas, Seuil, 2005.

SACHS, E., « Psychoanalyse oder Psychanalyse ? », *Internationale Zeitschrift für ärztliche Psychoanalyse*, 1 (100), 1913.

SCHNITZLER, A., *La Flûte du pâtre* [1911], in *L'Appel des ténèbres*, trad. par S. Clauser, Paris, Stock, 1932.

WIESER, A., « Zur frühen Psychoanalyse in Zürich 1900-1914 », *Med. Diss.*, Zürich, 2001.

WORTIS, J., *Psychanalyse à Vienne. Notes sur mon analyse avec Freud*, trad. de l'américain par P. Rousseau, Paris, Denoël, 1974.

YOUNG-BRUEHL, E., *Anna Freud*, trad. de l'anglais par J.-P. Ricard, Paris, Payot, 1991.

« Le professeur Freud demande de la tolérance ! » et : des points de suspension qui ont agité le divan et la politique (Karl Fallend)

BERNFELD, S., *Die neue Jugend und die Frauen*, Wien, Leipzig, Kamoenenverlag, 1914.

CORIAT, I. H., « Sex and Hunger », *Psychoanalytic Review*, 8, 1921, p. 375-381.

COUCH, L. S., « Der Reigen : Schnitzler und Sigmund Freud », *Österreich in Geschichte und Literatur*, 16 (1), 1972, p. 217-227.

ERDHEIM, M., *Die gesellschaftliche Produktion von Unbewusstheit. Eine Einführung in den ethnopsychoanalytischen Prozeß*, Frankfurt am Main, Suhrkamp, 1982.

FALLEND, K., « Von der Jugendbewegung zur Psychoanalyse », *in* J. Reichmayr (éd.), *Siegfried Bernfeld oder die Grenzen der Psychoanalyse*, Frankfurt am Main, Stroemfeld, 1992, p. 48-69.

– *Sonderlinge, Träumer, Sensitive : Psychoanalyse auf dem Weg zur Institution und Profession*, Protokolle der Wiener Psychoanalytischen Vereinigung und biographische Studien, Wien, Jugend & Volk, 1995.

FEDERN, P., « Zur Psychologie der Revolution : Die vaterlose Gesellschaft », *in* H. Dahmer (éd.), *Analytische Sozialpsychologie*, tome I, Frankfurt am Main, Suhrkamp, 1980.

FLIEDL, K., *Arthur Schnitzler*, Stuttgart, Reclam Verlag, 2005.

FREUD, S., « La morale sexuelle "civilisée" et la maladie nerveuse des temps modernes » [1908], in *La Vie sexuelle*, Paris, PUF, 1969.

– « Psychologie des foules et analyse du moi » [1921], in *Essais de psychanalyse*, trad. de l'allemand sous la responsabilité d'A. Bourguignon, Paris, Payot, 1981.

FREUD, S., EITINGON, M., *Correspondance, 1906-1939*, trad. de l'allemand par O. Mannoni, Paris, Hachette, 2009.

FREUD, S., FREUD, A., *Briefwechsel 1904-1938*, I. Meyer-Palmedo (éd.), Frankfurt am Main, Fischer Verlag, 2006.

GRODDECK, G., *Der Seelensucher. Ein psychoanalytischer Roman* [1921], Wiesbaden, München, Limes Verlag, 1983 (*Le Chercheur d'âmes*, trad. de l'allemand par R. Lewinter, Paris, Gallimard, 1982).

HAUCH, G., « Welche Welt ? Welche Politik ? Zum Geschlecht in Revolte, Rätebewegung, Parteien und Parlament », *in* H. Konrad, W. Maderthaner (éd.), *Das Werden der Republik*, Wien, Carl Gerold's Sohn Verlagsbuchhandlung, 2008.

– *Vom Frauenstandpunkt aus : Frauen im Parlament 1919-1933*, Wien, Verlag für Gesellschaftskritik, 1995.

JONES, E., *La Vie et l'Œuvre de Sigmund Freud*, tome III [1961], trad. de l'anglais par A. Berman, Paris, PUF, 1992.

KOEBNER, T., *Erläuterungen und Dokumente. Arthur Schnitzler. Reigen*, Stuttgart, Reclam Verlag, 1997.

PFOSER, A., PFOSER-SCHEWIG, K., RENNER, G., *Schnitzlers « Reigen »*, tome I, *Der Skandal*, Frankfurt am Main, Fischer Verlag, 1993.

– *Schnitzlers « Reigen »*, tome II, *Die Prozesse*, Frankfurt am Main, Fischer, 1993.

REIK, T., *Arthur Schnitzler als Psycholog*, München, J.C.C. Bruns, 1913.

SCHNITZLER, A., *La Flûte du pâtre* [1911], in *L'Appel des ténèbres*, trad. par S. Clauser, Paris, Stock, 1932.

– *La Ronde. Dix dialogues* [1903], trad. par M. Rémon, W. Bauer et S. Clauser, Paris, Stock, 1984.

– *Reigen. Zehn Dialoge*, Wien, Burgtheater, Programmheft, 2006.

TESLIN, E., *Massenpsychologie und Selbsterkenntnis*, Olten (Verlag), 1919.

ZWEIG, S., *Le Monde d'hier. Souvenirs d'un Européen*, trad. par S. Niémetz, Belfond, 1995.

« J'étais dans mon lit. Freud était là aussi. » Quelques remarques sur le journal d'Anna G. (Thomas Aichhorn)

ANZ, Th., PFOHLMANN, O., *Psychoanalyse in der literarischen Moderne*, tome I, Marburg, Verlag LiteraturWissenschaft, 2006.

FREUD, S., *Sur le rêve* [1901], trad. de l'allemand par C. Heim, Paris, Gallimard, 1988.

– *Conférences d'introduction à la psychanalyse* [1916-1917], trad. de l'allemand par F. Cambon, Paris, Gallimard, 1999.

– *Lettres à Wilhelm Fliess, 1887-1904*, trad. de l'allemand par F. Kahn et F. Robert, Paris, PUF, 2006.

– « La morale sexuelle "civilisée" et la maladie nerveuse des temps modernes » [1908], in *La Vie sexuelle*, trad. de l'allemand par D. Berger, J. Laplanche *et al.*, Paris, PUF, 1969.

– « Sur le plus général des rabaissements de la vie amoureuse » [1912], in *La Vie sexuelle*, Paris, PUF, 1969.

– « L'organisation génitale infantile » [1923], trad. de l'allemand par D. Berger, J. Laplanche *et al.*, in *La Vie sexuelle*, Paris, PUF, 1969.

FREUD, S., FERENCZI, S., *Correspondance, 1920-1933*, trad. de l'allemand par le groupe de traduction du Coq-Héron, Paris, Calmann-Lévy, 2000.

FRÜH, F., « Warum wird die infantile Sexualität sexuell genannt ? », *in* I. Quindeau, V. Sigusch (éd.), *Freud und das Sexuelle*, Frankfurt am Main, New York, Campus Verlag, 2005, p. 97-111.

KUPPER, H. I., ROLLMAN-BRANCH, H. S., « Freud and Schnitzler-Doppelgänger », *J. Amer. Psychoanal. Assn.*, 7, 1959, p. 109-126.

LAPLANCHE, J., « Le temps et l'Autre » [1991], in *La Révolution copernicienne inachevée. Travaux 1965-1992*, Paris, Aubier, 1992 ; rééd. PUF, coll. « Quadrige », 2008.

– « Inceste et sexualité infantile », in *Sexual. La sexualité élargie au sens freudien, 2000-2006*, Paris, PUF, 2007.

– « Le crime sexuel », *Adolescence*, 43, Paris, Greupp, 2003, p. 163-178.

NUNBERG, H., FEDERN, E., *Protokolle der Wiener Psychoanalytischen Vereinigung* [1967], tome II, 1908-1910, Frankfurt am Main, S. Fischer, 1977.

SCHNITZLER, A., *La Flûte du pâtre* [1911], in *L'Appel des ténèbres*, trad. par S. Clauser, Paris, Stock, 1932.

– *Tagebuch 1920-1922*, Wien, Verlag der Österreichischen Akademie der Wissenschaften, 1993.

URBACH, R., *Schnitzler-Kommentar zu den erzählenden Schriften und dramatischen Werken*, München, Winkler, 1974.

WEINZIERL, U., *Arthur Schnitzler. Lieben Träumen Sterben*, Frankfurt am Main, S. Fischer, 1994.

WITTELS, F., *Die sexuelle Not*, Wien, Leipzig, C.W. Stern, 1909.

La névrose de transfert mouvementée d'Anna G. Sur l'usage et l'abus de l'abstinence (John Forrester)

APPIGNANESI, L., FORRESTER, J., *Die Frauen Sigmund Freuds*, München, List, 1994.

CAINE, B., « The Stracheys and psychoanalysis », *History Workshop Journal*, 45, 1998, p. 145-169.

FORRESTER, J., « Remembering and forgetting Freud in early twentieth century dreams », *Science in Context*, 19 (1), 2006, p. 65-85.

FREUD, S., *L'Interprétation des rêves* [1900], trad. de l'allemand par I. Meyerson, révisée par D. Berger, Paris, PUF, 1967. Le lecteur pourra également consulter la traduction parue sous le titre *L'Interprétation du rêve*, in *Œuvres complètes. Psychanalyse*, vol. IV, 1899-1900, trad. de l'allemand par J. Altounian, P. Cotet, R. Lainé *et al.*, dirigée par A. Bourguignon, P. Cotet, éd. de J. Laplanche, Paris, PUF, 2003.

– *Conférences d'introduction à la psychanalyse* [1916-1917], trad. de l'allemand par F. Cambon, Paris, Gallimard, 1999.

– « Observations sur l'amour de transfert » [1915], in *La Technique psychanalytique*, trad. de l'allemand par A. Berman, Paris, PUF, 1953.

FREUD, S., PFISTER, O., *Correspondance avec le pasteur Pfister 1909-1939*, trad. de l'allemand par L. Jumel, Paris, Gallimard, 1966.

GUTTMAN, S. A., *The concordance to « The standard edition of the complete psychological works of Sigmund Freud »*, 2e éd., New York, International Universities Press, 1984.

MEISEL, P., KENDRICK, W. (éd.), *Bloomsbury/Freud. The Letters of James and Alice Strachey, 1924-1925*, London, Chatto & Windus, 1986.

STRACHEY, A. S., « Analysis of a Dream of Doubt and Conflict », *I. J. Psycho.-Anal.*, 3, 1992, p. 154-162.

Freud observé pendant l'interprétation : d'une *vernünftigkeit* spécifique dans le dialogue psychanalytique (Peter Passett)

KLÄUI, C., « Psychoanalyse nach Freud », *RISS*, 22 (68), 2008.

KOELLREUTER, A., *Als Patientin bei Freud 1921 – Aus dem Tagebuch einer Analysandin*, manuscrit, 2007 (l'article est reproduit *supra*, p. 19).

LAPLANCHE, J., *La Révolution copernicienne inachevée. Travaux 1965-1992*, Paris, Aubier, 1992 ; rééd. PUF, coll. « Quadrige », 2008.

– *Nouveaux fondements pour la psychanalyse*, Paris, PUF, 1994.

– « La psychanalyse : mythes et théorie », *Revue philosophique*, 2, 1997.

– « Psychanalyse et psychothérapie », in *Sexual. La sexualité élargie au sens freudien, 2000-2006*, Paris, PUF, 2007.

MEICHTRY, W., *Verliebte Feinde : Iris und Peter von Roten*, Zürich, Ammann, 2007.

POHLEN, M., *Freuds Analyse. Die Sitzungsprotokolle Ernst Blums*, Reinbek bei Hamburg, Rowohlt Verlag, 2006.

POHLEN, M., BAUZ-HOLZHERR, M., *Eine andere Aufklärung. Das Freudsche Subjekt in der Analyse*, Frankfurt am Main, Suhrkamp, 1991·

RANK, O, FERENCZI, S., *Perspectives de la psychanalyse. Sur l'indépendance de la théorie et de la pratique* [1924], trad. de l'allemand par M. Pollak-Cornillot, J. Dupont et M. Viliker, Paris, Payot, 1994.

SCHNEIDER, P., *Gedanken zur Zukunft der Psychoanalyse oder von was geben uns die bildgebenden Verfahren ein Bild ?*, manuscrit inédit, 2008.

SCHNITZLER, A., *La Flûte du pâtre* [1911], in *L'Appel des ténèbres*, trad. par S. Clauser, Paris, Stock, 1932.

WORTIS, J., *Psychanalyse à Vienne. Notes sur mon analyse avec Freud*, trad. de l'américain par P. Rousseau, Paris, Denoël, 1974.

Freud analyste et thérapeute (Ernst Falzeder)

BERTIN, C., *La Dernière Bonaparte*, Paris, Perrin, 1982.

BINSWANGER, L., « Souvenirs sur Freud », in *Analyse existentielle et Psychanalyse freudienne. Discours, parcours et Freud* [1956], trad. de R. Lewinter, Paris, Gallimard, 1981.

BLANTON, S., *Journal de mon analyse avec Sigmund Freud*, trad. de l'anglais par I. David, Paris, PUF, 1973.

CREMERIUS, J., « Freud bei der Arbeit über die Schulter geschaut. Seine Technik im Spiegel von Schülern und Patienten », *Jb. d. Psa.*, 6, 1981, p. 123-158.

DEUTSCH, H., *Autobiographie* [1973], trad. de l'américain par C. Davenet-Rousseau, Paris, Mercure de France, 1986.

DORSEY, J. M., *An American Psychiatrist in Vienna, 1935-1937, and His Sigmund Freud*, Detroit, The Center for Health Education, 1976.

EDMUNDS, L., « His Master's Choice », *Johns Hopkins Magazine*, avril 1988, p. 40-49.

FERENCZI, S., *Journal clinique : janvier-octobre 1932*, trad. du manuscrit par le groupe de traduction du Coq-Héron, Paris, Payot, 1986.

FREUD, S., *L'Homme aux rats. Journal d'une analyse* [1907-1908], trad. par E. Ribeiro Hawelka, Paris, PUF, 1974. Le lecteur pourra également se reporter à la traduction parue sous le titre *L'Homme aux rats. Remarques sur un cas de névrose de contrainte*, trad. de l'allemand par P. Cotet et F. Robert, Paris, PUF, coll. « Quadrige », 2004.

– *Conférences d'introduction à la psychanalyse* [1916-1917], trad. de l'allemand par F. Cambon, Paris, Gallimard, 1999.

– *Sigmund Freud présenté par lui-même* [1925], trad. de l'allemand par F. Cambon, Paris, Gallimard, 1984.

– *La Question de l'analyse profane* [1926], trad. de l'allemand par J. Altounian, A. Bourguignon, O. Bourguignon, P. Cotet, et A. Rauzy, Paris, Gallimard, 1985.

– *Lettres à Wilhelm Fliess, 1887-1904*, trad. de l'allemand par F. Kahn et F. Robert, Paris, PUF, 2006.

– « La Méthode psychanalytique de Freud » [1904], in *La Technique psychanalytique*, trad. de l'allemand par A. Berman, Paris, PUF, 1953.

– « De la psychothérapie » [1905], in *La Technique psychanalytique*, trad. de l'allemand par A. Berman, Paris, PUF, 1953.

– « Fragment d'une analyse d'hystérie (Dora) » [1905], in *Cinq Psychanalyses*, trad. de l'allemand par M. Bonaparte et R. M. Loewenstein, Paris, PUF, 1954. Le lecteur pourra également se reporter à la traduction parue sous le titre *Dora. Fragment d'une analyse d'hystérie*, trad. de l'allemand par F. Kahn, F. Robert, Paris, PUF, coll. « Quadrige », 2010.

– « Conseils aux médecins sur le traitement analytique » [1912], in *La Technique psychanalytique*, trad. de l'allemand par A. Berman, Paris, PUF, 1953.

– « Le début du traitement » [1913], in *La Technique psychanalytique*, trad. de l'allemand par A. Berman, Paris, PUF, 1953.

FREUD, S., ABRAHAM, K., *Correspondance, 1907-1925*, trad. de l'allemand par F. Cambon, Paris, Gallimard, 2006.

FREUD, S., FERENCZI, S., *Correspondance, 1908-1914*, trad. de l'allemand par le groupe de traduction du Coq-Héron, Paris, Calmann-Lévy.

– *Correspondance, 1914-1919*, trad. de l'allemand par le groupe de traduction du Coq-Héron, Paris, Calmann-Lévy.

– *Correspondance, 1920-1933*, trad. de l'allemand par le groupe de traduction du Coq-Héron, Paris, Calmann-Lévy, 2000.

FREUD, S., GRODDECK, G., *Ça et Moi. Lettres à Freud, Ferenczi et quelques autres*, trad. de l'allemand par R. Lewinter, Paris, Gallimard, 1977.

FREUD, S., JONES, E., *Correspondance complète, 1908-1939*, trad. de l'anglais et de l'allemand par P.-E. Dauzat, Paris, PUF, 1998.

FREUD, S., JUNG, C. G., *Correspondance, 1906-1909*, tome I, trad. de l'allemand et de l'anglais par R. Fivaz-Silbermann, Paris, Gallimard, 1975.

– *Correspondance, 1910-1914*, tome II, trad. de l'allemand et de l'anglais par R. Fivaz-Silbermann, Paris, Gallimard, 1975.

FREUD, S., PFISTER, O., *Correspondance avec le pasteur Pfister 1909-1939*, trad. de l'allemand par L. Jumel, Paris, Gallimard, 1966.

FREUD, S., WEISS, E., *Lettres sur la pratique psychanalytique*, trad. par J. Etoré, Toulouse, Privat, 1975.

GAY, P., *Freud. Une vie* [1987], trad. de l'anglais par T. Jolas, Paris, Hachette, 1995.

GOLDMANN, S. (éd.), « Sigmund Freuds Briefe an seine Patientin Anna v. Vest. Eine Kur aus der Frühzeit der Psychoanalyse », *Jb. d. Psa.*, 17, 1985, p. 269-337.

GRINKER, R. R., *Fifty Years in Psychiatry : A Living History*, Springfield, Charles C. Thomas, 1979.

– « Reminiscences of Dr. Roy Grinker », *Journal of the American Academy of Psychoanalysis*, 3, p. 211-221.

H. D. [H. DOOLITTLE], *Visage de Freud…* [1956], trad. par F. de Gruson, avec, en appendice, lettres de S. Freud à H. Doolittle, Paris, Denoël, 1977.

HAYNAL, A., « Freud psychothérapeute. Essai historique », *Psychothérapies*, 27.

JONES, E., *La Vie et l'Œuvre de Sigmund Freud*, 3 vol. [1961], trad. de l'anglais par A. Berman, Paris, PUF, 1992.

KARDINER, A., *Mon analyse avec Freud*, trad. de l'américain par A. Lyotard-May, Paris, Belfond, 1978.

KRISER, R., *Erinnerungen*, Unpubliziertes Manuskript, Library of Congress, Manuscript Division.

LEITNER, M., *Ein gut gehütetes Geheimnis. Die Geschichte der psychoanalytischen Behandlungstechnik von den Anfängen in Wien bis zur Gründung der Berliner Poliklinik im Jahr 1920*, Gießen, Psychosozial Verlag, 2001.

LÉVY-FREUND, K., « Dernières vacances des Freud avant la fin du monde », *Coq-Héron*, 117, juillet 1990, p. 39-44.

LYNN, D. B., « Sigmund Freud's psychoanalysis of Albert Hirst », *Bulletin of the History of Medicine*, 71 (1), p. 69-93.

LYNN, D. B., VAILLANT, G. E., « Anonymity, Neutrality, and Confidentiality in the Actual Methods of Sigmund

Freud : A review of 43 cases, 1907-1939 », *American Journal of Psychiatry*, 155 (2), p. 163-171.

MAY, U., « Freuds Patientenkalender : Siebzehn Analytiker in Analyse bei Freud (1910-1920) », *Luzifer-Amor : Zeitschrift zur Geschichte der Psychoanalyse*, 19 (37), 2006, p. 43-97.

– « Neunzehn Patienten in Analyse bei Freud (1910-1920) » (« Zur Dauer von Freuds Analysen » [partie I], « Zur Frequenz von Freuds Analysen und weitere Beobachtungen » [partie II]), *Psyche – Z Psychoanal*, 61, 2007, p. 590-625, 686-709.

– « Nineteen Patients in Analysis with Freud (1910-1920) », *American Imago*, 65 (1), p. 41-105.

OBHOLZER, K., *Entretiens avec l'Homme aux loups. Une psychanalyse et ses suites*, trad. de l'allemand par R. Dugas, préface de M. Schneider, Paris, Gallimard, 1981.

PANKEÏEV, S., *L'Homme aux loups par ses psychanalystes et par lui-même* [1972], textes réunis et présentés par M. Gardiner, trad. de l'allemand et de l'anglais par L. Weibel, Paris, Gallimard, 1981.

POHLEN, M., *Freuds Analyse. Die Sitzungsprotokolle Ernst Blums*, Reinbek bei Hamburg, Rowohlt Verlag, 2006.

ROAZEN, P., *Animal mon frère, toi. L'histoire de Freud et Tausk*, trad. de l'anglais par Th. [Dr Marie-Thérèse] Neyraut-Sutterman, Paris, Payot, 1971.

– *La Saga freudienne*, trad. de l'anglais par A. Zouboff, révisée par P.-E. Dauzat, Paris, PUF, 1986

– *Dernières Séances freudiennes. Des patients de Freud racontent*, trad. de l'américain par R. Havas, Seuil, 2005.

– « Freud's Patients : First-Person Accounts », *in* T. Gelfand, J. Kerr (éd.), *Freud and the History of Psychoanalysis*, Hillsdale, The Analytic Press, 1992.

RUITENBEEK, H. M. (éd.), *Freud As We Knew Him*, Detroit, Wayne State University Press, 1973.

SCHUR, M., *Das Es und die Regulationsprinzipien des psychischen Geschehens*, Frankfurt am Main, S. Fischer, 1973.

STERN, A., « Some Personal Psychoanalytical Experiences with Prof. Freud », New York, *State Journal of Medicine*, 22, 1922, p. 21-25.

TANCO-DUQUE, R., « Bemerkungen zur Abstinenz in der analytischen Situation », in *Memoriam Igor A. Caruso*, Symposionsbericht, Salzburg, 1988.

TÖGEL, C., « Sigmund Freuds Praxis. Visiten und Ordination – Psychoanalysen – Einnahmen », *Psyche – Z Psychoanal.*, 60, 2006, p. 860-880.

WALTER, B., *Thème et Variations. Souvenirs et réflexions de Bruno Walter*, trad. de l'allemand par A. Tanner, Lausanne, M. et P. Foetisch, 1952.

WINNICOT, D. W., « Les visées du traitement psychanalytique » [1962], in *Processus de maturation chez l'enfant. Développement affectif et environnement*, Paris, Payot, 1970.

WORTIS, J., *Psychanalyse à Vienne. Notes sur mon analyse avec Freud*, trad. de l'américain par P. Rousseau, Paris, Denoël, 1974.

Anna G. : fragment d'un autre cas de petite hystérie (Juliet Mitchell)

DAVID-MÉNARD, M., *L'Hystérique entre Freud et Lacan. Corps et langage en psychanalyse*, Paris, Éditions universitaires, 1983.

FREUD, A., « Fantasme d'être battu et rêverie diurne » [1922], trad. de l'allemand dans *Féminité mascarade. Études psychanalytiques réunies par M.-C. Hamon*, textes traduits de l'anglais et de l'allemand par P. Penisson, C. Christien *et al.*, Paris, Seuil, 1994, p. 57-76.

FREUD, S., *L'Interprétation des rêves* [1900], trad. de l'allemand par I. Meyerson, révisée par D. Berger, Paris, PUF, 1967. Le lecteur pourra également consulter la traduction parue sous le titre *L'Interprétation du rêve*, in *Œuvres complètes. Psychanalyse*, vol. IV, 1899-1900, trad. de l'allemand par J. Altounian, P. Cotet, R. Lainé *et al.*, dirigée par A. Bourguignon, P. Cotet, éd. de J. Laplanche, Paris, PUF, 2003.

– « Fragment d'une analyse d'hystérie (Dora) » [1905], in *Cinq Psychanalyses*, trad. de l'allemand par M. Bonaparte et R. M. Loewenstein, Paris, PUF, 1954. Le lecteur pourra également se reporter à la traduction parue sous le titre *Dora. Fragment d'une analyse d'hystérie*, trad. de l'allemand par F. Kahn, F. Robert, Paris, PUF, coll. « Quadrige », 2010.

– « Un enfant est battu » [1919], in *Névrose, Psychose, Perversion*, trad. de l'allemand sous la direction de J. Laplanche, Paris, PUF, 1973.

– « La féminité » [1933], in *Nouvelles Conférences d'introduction à la psychanalyse*, trad. de l'allemand par R.-M. Zeitlin, Paris, Gallimard, 1984.

FREUD, S., BREUER, J., *Études sur l'hystérie* [1895], trad. de l'allemand par A. Berman, Paris, PUF, 1956.

KOELLREUTER, A., « Being Analysed by Freud in 1921 : The Diary of a Patient », *Psychoanalysis and History*, 9, 2007, p. 137-152 (l'article est reproduit *supra*, p. 19).

LAING, R. D., « Series and Nexus in the Family », *New Left Review*, 15, 1962, p. 7-14.

MITCHELL, J., *Siblings : Sex and Violence*, Cambridge, Polity Press, 2003.

– *Frères et Sœurs. Sur la piste de l'hystérie masculine* [2000], trad. de l'anglais par F. Barret-Ducrocq, Paris, Des Femmes-A. Fouque, 2008.

– « From King Lear to Anna O. and Beyond : some speculative theses on hysteria and the traditionless self », *The Yale Journal of Criticism*, 5 (2), 1992, p. 91-107.

– « "Seitwärts schauen". Die Psychoanalyse und das Problem der Geschwisterbeziehung », The Karl Abraham Lecture, Berlin, *Jb. D. Psa.*, 43, 2001.

– « A Conversation with Juliet Mitchell » (avec T. Garb et M. Nixon), *October 113*, été 2005, p. 9-26.

– « From Infant to Child : The Sibling Trauma, the Rite of Passage and the Construction of the "Other" in the Social Group », *Fort Da*, 12 (2), 2006, p. 35-49.

– « Sibling trauma : a theoretical consideration », *in* P. Coles (éd.), *Sibling Relationships*, London, Karnac Books, 2006.

– « Procreative Mothers (Sexual Difference) and Child-Free Sisters (Gender) », *in* J. Browne (éd.), *The Future of Gender*, Cambridge, Cambridge University Press, 2007.

SHOWALTER, E., *Hystories : Hysterical Epidemics and Modern Culture*, London, Picador, 1997.

YOUNG-BRUEHL, E., *Anna Freud*, trad. de l'anglais par J.-P. Ricard, Paris, Payot, 1991.

Notes et questions adressées à Freud et à Anna G. à propos du « cas Anna G. » (André Haynal)

FERENCZI, S., *Journal clinique : janvier-octobre 1932*, trad. du manuscrit par le groupe de traduction du Coq-Héron, Paris, Payot, 1986.

FONAGY, P., TARGET, M., *Psychoanalytic Theories. Perspectives from Developmental Psychopathology*, London, Whurr Publishers, 2003.

FREUD, S., *La Question de l'analyse profane* [1926], trad de l'allemand par J. Altounian, A. Bourguignon, O. Bourguignon, P. Cotet et A. Rauzy, Paris, Gallimard, 1985.

– *Nouvelles Conférences d'introduction à la psychanalyse* [1933], trad. de l'allemand par R.-M. Zeitlin, Paris, Gallimard, 1984.

– *Lettres à Wilhelm Fliess, 1887-1904*, trad. de l'allemand par F. Kahn et F. Robert, Paris, PUF, 2006.

– « Fragment d'une analyse d'hystérie (Dora) » [1905], in *Cinq Psychanalyses*, trad. de l'allemand par M. Bonaparte et R. M. Loewenstein, Paris, PUF, 1954. Le lecteur pourra également se reporter à la traduction parue sous le titre *Dora. Fragment d'une analyse d'hystérie*, trad. de l'allemand par F. Kahn, F. Robert, Paris, PUF, coll. « Quadrige », 2010.

– « Remémoration, répétition et perlaboration » [1914], in *La Technique psychanalytique*, trad. de l'allemand par A. Berman, Paris, PUF, 1953.

– « Un enfant est battu » [1919], in *Névrose, Psychose, Perversion*, trad. de l'allemand sous la direction de J. Laplanche, Paris, PUF, 1973.

FREUD, S., BREUER, J., *Études sur l'hystérie* [1895], trad. de l'allemand par A. Berman, Paris, PUF, 1956.

KOELLREUTER, A., *Als Patientin bei Freud 1921 – Aus dem Tagebuch einer Analysandin*, manuscrit, 2007 (l'article est reproduit *supra*, p. 19).

REIK, Th., *Écouter avec la troisième oreille. L'expérience intérieure d'un psychanalyste*, Paris, Bibliothèque des introuvables, 2002.

ROUDINESCO, E., Plon, M., *Dictionnaire de la psychanalyse*, Paris, Fayard, 1997.

Freud travaillait autrement. Remarques sur le journal de l'analyse d'Anna G. (Ulrike May)

BLANTON, S., *Journal de mon analyse avec Sigmund Freud*, trad. de l'anglais par I. David, Paris, PUF, 1973.

COUCH, A. S., « Anna Freud's adult psychoanalytic technique : a defence of classical analysis », *I. J. Psycho-Anal.*, 76, 1995, p. 153-171.

– « Therapeutic functions of the real relationship in psychoanalysis », *Psa Study Child*, 54, 1999, p. 130-168.

DEUTSCH, H., *Autobiographie* [1973], trad. de l'américain par C. Davenet-Rousseau, Paris, Mercure de France, 1986.

DORSEY, J. M., *An American Psychiatrist in Vienna, 1935-1937, and his Sigmund Freud*, Detroit, Center for Health Education, 1976.

FERENCZI, S., *Journal clinique : janvier-octobre 1932*, trad. du manuscrit par le groupe de traduction du Coq-Héron, Paris, Payot, 1986.

FREUD, S., *Trois Essais sur la théorie sexuelle* [1905], trad. de l'allemand par P. Koeppel, Paris, Gallimard, 1987.

– *Conférences d'introduction à la psychanalyse* [1916-1917], trad. de l'allemand par F. Cambon, Paris, Gallimard, 1999.

– « Analyse d'une phobie chez un petit garçon de cinq ans (Le petit Hans) » [1909], in *Cinq Psychanalyses*, trad. de l'allemand par M. Bonaparte et R. M. Loewenstein, Paris, PUF, 1954. Le lecteur pourra également se reporter à la traduction parue sous le titre *Le Petit Hans. Analyse de la phobie d'un garçon de cinq ans*, trad. de l'allemand par R. Lainé, J. Stute-Cadiot, Paris, PUF, coll. « Quadrige », 2006.

– « Perspectives d'avenir de la thérapeutique analytique » [1910], in *La Technique psychanalytique*, trad. de l'allemand par A. Berman, Paris, PUF, 1953.

– « Extrait de l'histoire d'une névrose infantile (L'homme aux loups) » [1918], in *Cinq Psychanalyses*, trad. de l'allemand par M. Bonaparte et R. M. Loewenstein, Paris, PUF, 1954. Le lecteur pourra également se reporter à la traduction parue sous le titre *L'Homme aux loups. À partir de l'histoire d'une névrose infantile*, trad. de l'allemand par J. Altounian et P. Cotet, Paris, PUF, coll. « Quadrige », 2009.

– « Les voies de la thérapie psychanalytique » [1919], in *La Technique psychanalytique*, trad. de l'allemand par A. Berman, Paris, PUF, 1953.

– « Sur la psychogenèse d'un cas d'homosexualité féminine » [1920], In *Névrose, Psychose, Perversion*, trad. de l'allemand sous la direction de J. Laplanche, Paris, PUF, 1973.

– « Au-delà du principe de plaisir » [1920], in *Essais de psychanalyse*, trad. de l'allemand sous la responsabilité d'A. Bourguignon, Paris, Payot, 1981.

FREUD, S., EITINGON, M., *Correspondance, 1906-1939*, trad. de l'allemand par O. Mannoni, Paris, Hachette, 2009.

FREUD, S., FREUD, A., *Briefwechsel 1904-1938*, I. Meyer-Palmedo (éd.), Frankfurt am Main, Fischer Verlag, 2006.

FREUD, S., PFISTER, O., *Correspondance avec le pasteur Pfister 1909-1939*, trad. de l'allemand par L. Jumel, Paris, Gallimard, 1966.

H. D. [H. DOOLITTLE], *Palimpsest*, Carbondale, Southern Illinois University Press, 1968.

– *Visage de Freud…* [1956], trad. par F. de Gruson, avec, en appendice, lettres de S. Freud à H. Doolittle, Paris, Denoël, 1977.

KARDINER, A., *Mon analyse avec Freud*, trad. de l'américain par A. Lyotard-May, Paris, Belfond, 1978.

KLEMANN, M., « "Wer nicht hören will, muß fühlen !" Übertragungsanalyse und die unbewußten Wünsche des Analytikers », *Psyche – Z Psychoanal.*, 62, p. 397-422.

KOELLREUTER, A., *Als Patientin bei Freud 1921 – Aus dem Tagebuch einer Analysandin*, manuscript, 2007 (l'article est reproduit *supra*, p. 19).

LAMPL-DE-GROOT, J., « Personal experiences with psychoanalytical technique and theory during the last half century », *Psa Study Child*, 31, 1976, p. 283-296.

MAY, U., « Freuds Patientenkalender : Siebzehn Analytiker in Analyse bei Freud (1910-1920) », *Luzifer-Amor : Zeitschrift zur Geschichte der Psychoanalyse*, 19, 2006, p. 43-97.

– « Neunzehn Patienten in Analyse bei Freud (1910-1920) » (« Zur Dauer von Freuds Analysen » [partie I], « Zur Frequenz von Freuds Analysen und weitere Beobachtungen » [partie II]), *Psyche – Z Psychoanal*, 61, 2007, p. 590-625, 686-709.

MONEY-KYRLE, R. E., « Looking backwards – and forwards », *I. J. Psycho-Anal.*, 6, 1979, p. 265-272.

PANKEÏEV, S., *L'Homme aux loups par ses psychanalystes et par lui-même* [1972], textes réunis et présentés par M. Gardiner, trad. de l'allemand et de l'anglais par L. Weibel, Paris, Gallimard, 1981.

POHLEN, M., *Freuds Analyse. Die Sitzungsprotokolle Ernst Blums*, Reinbek bei Hamburg, Rowohlt Verlag, 2006.

ROAZEN, P., *Dernières Séances freudiennes. Des patients de Freud racontent*, trad. de l'américain par R. Havas, Seuil, 2005.

RUITENBEEK, H. M., *Freud as we knew him*, Detroit, Wayne State University Press, 1973.

SANDLER, A.-M., « Psychoanalyse in Deutschland heute und morgen », in *Psychoanalyse – heute ?*, Gießen, Psychosozial Verlag, 2007.

SEGAL, H., « Après-coup. Response to a letter to the editor », *Amer. Imago*, 64, p. 124-125.

– « Reflections on truth, tradition, and the psychoanalytic tradition of truth », *Amer. Imago*, 63, 2006, p. 283-292.

WORTIS, J., *Psychanalyse à Vienne. Notes sur mon analyse avec Freud*, trad. de l'américain par P. Rousseau, Paris, Denoël, 1974.

« Je bats un enfant ». Quelques remarques sur le cas d'Anna G. (August Ruhs)

ALLOUCH, A., « Die Fehlbezeichnung "passage à l'acte" », *Texte/Psychoanalyse, Ästhetik, Kulturkritik*, 3, p. 41-62.

FINK, B., *A Clinical Introduction to Lacanian Psychoanalysis : Theory and Technique*, Cambridge (Mass.), London, Harvard University Press, 1997 (trad. citée par A. Ruhs : *Eine klinische Einführung in die Lacansche Psychoanalyse. Theorie und Technik*, Wien, Turia + Kant, 2005).

FREUD, A., « Fantasme d'être battu et rêverie diurne » [1922], trad. de l'allemand dans *Féminité mascarade. Études psychanalytiques réunies par M.-C. Hamon*, textes traduits de l'anglais et de l'allemand par P. Penisson, C. Christien *et al.*, Paris, Seuil, 1994, p. 57-76.

FREUD, S., « Sur la psychogenèse d'un cas d'homosexualité féminine » [1920], in *Névrose, Psychose, Perversion*, trad. de l'allemand sous la direction de J. Laplanche, Paris, PUF, 1973.

– « Un enfant est battu » [1919], in *Névrose, Psychose, Perversion*, trad. de l'allemand sous la direction de J. Laplanche, Paris, PUF, 1973.

JONES, E., *La Vie et l'Œuvre de Sigmund Freud*, 3 vol. [1961], trad. de l'anglais par A. Berman, Paris, PUF, 1992.

KOELLREUTER, A., « Als Patientin bei Freud 1921 – Aus dem Tagebuch einer Analysandin », *Werkblatt. Zeitschrift für Psychoanalyse und Gesellschaftskritik*, 58 (1), 2007, p. 3-23 (l'article est reproduit *supra*, p. 19).

LACAN, J., *La Relation d'objet*, Le Séminaire, Livre IV [1956-1957], Paris, Seuil, 1994.

– *L'Angoisse*, Le Séminaire, Livre X [1962-1963], Paris, Seuil, 2004.

– *Encore*, Le Séminaire, Livre XX [1972-1973], Paris, Seuil, 1975.

NASIO, J. D., *Enseignement de 7 concepts cruciaux de la psychanalyse* [1988], Paris, Payot et Rivages, 2001.

RUHS, A., « Freud 1919 : Ein Fall von weiblicher Homosexualität und gewisse Folgen... », *in* C. Diercks, S. Schlüter (éd.), *Sigmund-Freud-Vorlesungen 2006. Die großen Krankengeschichten*, Wien, Mandelbaum Verlag, 2008, p. 119-128.

– « Mangel/Differenz/Geschlecht », *Texte/Psychoanalyse, Ästhetik, Kulturkritik*, 1, 1995, p. 47-59.

YOUNG-BRUEHL, E., *Anna Freud*, trad. de l'anglais par J.-P. Ricard, Paris, Payot, 1991.

TABLE

Remerciements des éditions Aubier

Nous remercions vivement Christian Hoffmann d'avoir attiré notre attention sur la parution de ce livre en Allemagne ; Anna Koellreuter et Jean-Claude Capèle, le traducteur, pour leur implication sans faille dans l'édition française ; Eva-Marie Golder pour ses éclairages théoriques sur de nombreux points et Jean-François de Sauverzac pour sa collaboration éditoriale.

Composition et mise en page

NORD COMPO
multimédia

Cet ouvrage a été imprimé
en février 2010 par

CPI
FIRMIN-DIDOT

27650 Mesnil-sur-l'Estrée
N° d'édition : L.01EHVN000134.N001
N° d'impression : 98544
Dépôt légal : février 2010

Imprimé en France